질병사회

현대의학에 대한 맹신을 정면으로 돌파하는 김태훈의 Question

대한민국 최고의 전문가
4인이 답하다

질병
사회

김태훈&박용우 서재걸 양재진 임종필 지음

블루페가수스

질병사회

초판 1쇄 발행 2020년 6월 24일

지은이 김태훈
펴낸이 조자경
펴낸곳 블루페가수스

책임편집 최서윤
디자인 데시그 이하나
홍보 이선미
마케팅 천정한
경영지원 이진희

출판등록 2017년 11월 23일(제2017-000140호)
주소 07327 서울시 영등포구 여의나루로71 동화빌딩 1607호
전화 02)780-1222 **주문팩스** 02)6008-5346 **이메일** hanna126@hanmail.net

ⓒ 2020, 김태훈

ISBN 979-11-89830-07-6 03510

* 책값은 뒤표지에 있습니다.
* 잘못된 책이나 파손된 책은 구입하신 서점에서 바꾸어드립니다.

건강과 삶의 주권을 찾기 위해 우리는 끊임없이 질문해야 한다

현대는 질병사회다. 과학과 문명에 대한 찬사가 이어지지만, 그 발전의 속도만큼이나 다양한 질병들이 새롭게 발명되거나 몇몇의 특수한 사례였던 질병들이 대중에게 확산되고 있다. 비만은 그 대표적인 질병이다. 1970년대 이전까지 선택된 소수의 인류만이 감히 경험해봤던 이 희귀질병은 현재 기아에 고생하는 아프리카 대륙을 제외하면 전 세계인들을 위협하는 가장 두려운 존재로 떠올랐다. 비만은 고혈압과 당뇨 같은 파생상품을 만들어내며 무서운 속도로 세계를 감염시키고 있다.

의학은 인간의 수명을 연장시켰다. 그러나 신의 영역에 도전한 대가를 치러야 하는 시대를 펼쳐놓았다. 100세 시대라는 과학의 자랑스러운 슬로건 속에서 우리는 생전에 어떤 종류의 암이든 한 번은 경험해야만 하는 인류 최초의 세대가 되었다. 이제 암이란 질병은 걸린 사람과 걸리지 않은 사람으로 나뉘는 확률의 병이 아닌, 모두가 겪게 될 기본 옵션이 된 것이다.

현대의 질병은 육체에만 국한되지 않는다. 우울증과 공황장애는 현대인의 대표적인 정신질환이다. 정신건강의학과에서 진단하는 이 질병은 개인의 영역을 넘어서 새로운 사회적 질병이 되고 있다. 그렇게 우린 질병의 세기를 살아간다.

질병은 의학이라는 제한된 범주에만 머물러 있지 않다. 병은 삶을 위협하는 실질적인 공포가 되었다. 그래서 이것을 정의하고 이해하는데 인문학이 동원된다. 발생의 동기와 요인을 찾아가는 과정을 통해 역사학과 사회학의 범주로까지 확장된다. 비만의 사회적 질병화가 1971년 미국의 농무부장관 얼 버츠의 정책에 의해 시작되었다는 것은 공공연한 비밀이다. 고과당옥수수시럽의 탄생이 불러온 재앙임을 역사학자들과 사회학자들은 지적한다.

암의 영역도 그렇다. 삶의 질에 대한 자기 결정권과 생명연장을 위한 치료의 가능성에 대한 격론은 현재 진행형이다. 항암치료 논쟁은 의학을 넘어 철학의 범주에 들어서고 있다. 우울증과 공황장애 역시 그렇다. 고도산업사회의 스트레스를 자양분 삼아 전파된 이 질병은 인간과 사회의 합작품이기 때문이다. 우리 시대의 질병은 역사학이자 철학이며 사회학이 되었다.

우리 시대에 대한 의문과 질병에 대한 고민 속에서 질문이 만들어졌다. 그리고 그 대답을 찾아줄 사람들을 찾았다. 박용우 교수는 명실공히 대한민국 최고의 비만전문가이다. 비만이 질병임을 인식하고 비만클리닉을 전문적으로 시행해온 그의 연구와 경력이 그것을 증명한다. 더 이상의 비교 대상이 없었다.

암은 가장 고민한 부분이다. 국립 암센터를 비롯해 대형병원에는 수많은 전문의들이 있다. 그러나 서재걸 원장을 선택했다. 대형병원을 중심으로 한 시스템에서 한 발 빗겨서 말기 암 치료에 대한 대안을 연구 중인 의사였기 때문이다. 지난 수십 년간 현대의학에 의해 암은 곧 정복될 것이라고 선전되어왔지만, 아직도 항암치료 이외의 뚜렷한 방법을 찾지 못한 주류연구로부터 벗어나 새로운 질문을 던져보고 싶었다.

우울증과 공황장애는 비교적 젊은 전문의를 찾고 싶었다. 무엇보다도 과거와는 달라진 현대 사회의 삶을 가장 근접해 보고 경험한 세대의 의사이길 원했기 때문이다. 양재진 원장은 그런 의미에서 당연한 결과였다. 알코올 치료 전문병원과 정신건강의학상담, 그리고 TV 출연을 통한 다양한 사례의 연구가 해답을 찾는 과정을 순조롭게 해줄 것이라고 생각했기 때문이다.

그러나 이 세 명의 전문의 섭외 이후 가장 고심한 부분이 있다. 바로 트레이너 임종필이다. 현대질병에 대한 질문과 답을 의학의 영역으로만 놓았다면 그와의 대담은 필요 없었을 것이다. 그러나 질문의 출발점이 '몸과 정신'이라는 삶의 영역 안에 있었기에 이론적 지식과 함께 그것을 적용시킬 육체의 운영이라는 당연한 결론에 닿을 수밖에 없었다.

임종필은 우리나라 1세대 PT 트레이너이다. 배용준, 권상우, 차인표, 이나영 등을 트레이닝 시킨 인물이다. 경력도 중요했지만, 그의 섭외는 무엇보다 박용우, 서재걸, 양재진 원장의 추천에 의한 것임을 밝힌다. 자기분야의 최고 전문가들인 의사들을 개인지도하는 트레이너인 임종필은 '닥터스 트레이너'라는 별칭으로 더 유명한 인물이다.

'병에 걸렸다'는 표현은 마치 '교통사고를 당했다'는 표현과 흡사하다. '어쩌다 재수 없어서'라는 운명론적 사고가 담겨 있다. 4명의 전문가와 나눈 대담의 핵심은 우리 시대의 질병은 우리와 사회, 곧 우리들의 세상이 만들어낸 발명품이라는 것이다. 어느 날 하늘로부터 갑자기 도착한 것이 아닌, 사회의 진화와 함께 성장해온 생물이라는 의미이다.

질병을 대하는 태도, 혹은 그것에 대한 정의에 따라 우리의 대응과 답도 달라질 것이다. 운명의 저주가 선사한 것이 아닌, 우리들에 의해 만들어진 질병이라면 그것은 분명한 해결책을 갖고 있을 것이기 때문이다. 그런 믿음 속에서 묻고 답을 구했다. 아직은 그 답이 미완성일지라도 질문이 계속되는 한 결국 찾아질 것이다.

우리 삶의 주인은 우리 자신이다. 당연한 말이다. 그러나 복잡해진 사회와 환경 속에서 우린 삶의 주도권을 소위 전문가라는 사람들에게 넘겨주고 있다. 무엇을 먹을지, 어떻게 살아야 할지, 가장 기본적인 질문에 대한 답을 스스로 찾지 못한다. 그래서 아침방송을 보곤 토마토를 먹다 저녁방송을 들곤 블루베리를 사기 위해 마트로 향한다.

이반 일리치는 《누가 나를 쓸모없게 만드는가》에서 전문가에게 의존한 삶이 우리를 쓸모없는 이들로 만들었다고 말했다. 우리가 우리의 삶에 쓸모 있는 사람이 되기 위해선, 역설적으로 전문가들에게 더욱 적극적으로 묻고 그들의 답 속에서 우리의 답을 찾는 훈련을 해야만 한다. 그것이 우리 삶의 주권을 찾는 출발점이다. 묻는 이의 직업이 의학전문가이건 칼럼니스트이건, 중요하지 않은 이유이다.

이 책에 등장하는 이야기들이 모두가 정답이라는 오만은 없다. 단지 답을 찾아가는 과정에서 만나게 되는 다양한 보기를 제시하고, 그 과정에서 유의미하고 새로운 이야기를 나눴다는 데 만족한다. 그리고 그것이면 이 한 권의 책이 지닌 효용성은 충분할 것이라 생각한다.

김태훈

차례

chapter 1

비만에 대한
오해와 진실

interviewee ● 박용우

interviewer ○ 김태훈

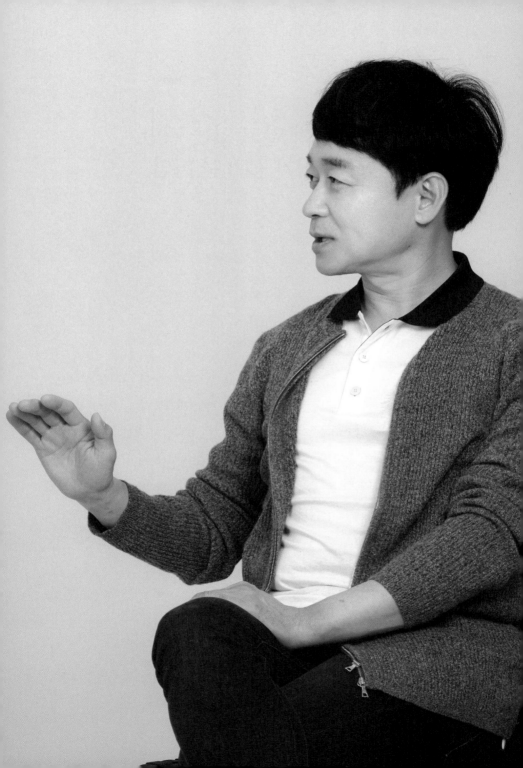

우리가 알고 있는 비만,
우리가 몰랐던 비만

김태훈　　　우리 몸에 발생하는 질병은 우리가 어떤 시대를 살아가고 있는지를 보여주는 또 하나의 거울이라고 생각합니다. 그렇다면 현대사회에 많이 나타나는 질병은 무엇이고, 그 원인과 치료방법은 무엇일까요? 그 질병들의 발생에 혹시 사회구조적인 문제가 원인이라면, 어떤 해결책을 찾을 수 있을까요? 현대의학이 지금 현대인의 몸과 생활에 대해 어떻게 진단하고 어떤 치료방법을 제시하는지 묻고 대답을 들어보려 합니다. 그 첫 번째로 가정의학과 전문의 박용우 교수와 이야기 나눠보겠습니다. 안녕하세요, 교수님.

박용우　　　네, 안녕하세요. 박용우입니다.

김태훈　　　현대사회를 일컬어 '질병사회'라고 합니다. 과학과 의학은 발전했지만, 전 세계인의 절반 이상이 어떤 형태로든 약을 복용하고 있다는 거지요. 이제 질병은 어떤 특정한 사람의 일이 아닙니다. 평균수명의 증가와 함께, 거의 모든 사람이 질병을 삶의 한 형태로 끌어안은 채 살아가야 하는 시대가 된 것이죠.

그런데 이렇듯 일상화된 각종 질병의 원인으로 과체중을 지목하는 연구가 점점 더 많아지고 있습니다. 못 먹어서 아팠던 시대를 끝내자마자 비만이 유발하는 질병으로 고통을 당하는 시대가 도래한 셈이지요. 그래서 우선 이런 질문으로 시작해야 할 것 같습니다. 의학적으로 비만이란 정확히 어떤 상태를 말하는 겁니까? 어떤 절대적인 수치를 기준으로 비만인지 아닌지를 판단할 수 있는 건가요?

"스스로 뚱뚱하다고 생각하는 사람들은 모두 비만환자다!"

박용우   질병을 진단할 때 정확히 어떤 수치를 기준으로 제시하기는 어렵습니다. 고혈압을 예로 들어볼까요. 현재 국내에서는 140/90mmHg 이상이면 고혈압이라고 진단합니다. 그런데 이 수치가 계속 바뀝니다. 과거에는 160/100mmHg 이상이 고혈압이었고, 최근 미국심장학회에서는 고혈압환자 기준을 130/80mmHg로 하향 조정했습니다. 또 어떤 사람들은 120/80mmHg가 정상이고, 이 기준을 벗어나면 '높은 혈압'이라고 이야기하기도 합니다. 그러니까 어떤 기준이 절대적이라고 할 수 없는 것이지요.

　　고혈압의 기준 수치가 이렇게 계속 떨어진 데는 이유가 있습니다. 과거에 정상 범위 혈압이라고 생각했던 사람들에게 나중에 혈관합병 증이 발생하더라, 그러니 지금부터라도 그 범위에 대한 관리가 필요하다고 판단해서 기준을 낮춘 것입니다.

　　게다가 비만은 고혈압과는 좀 다릅니다. 의사나 의학자들이 판단하기에, 이 수치를 넘어서면 나중에 당뇨병이나 심혈관질환 같은 합병증으로 힘들어질 것이다, 그러니까 이 수치 밑으로 내려서 관리해야 한다, 그런 수치가 있다면 비만의 기준으로 볼 수 있겠죠. 그러나 비만은 고혈압처럼 혈압을 재서 수치를 정하는, 그런 간단한 방법으로는 기준을 마련할 수 없습니다.

　　우리는 흔히 체중이 많이 나가면 비만이라고 생각하지만, 의학적으로는 체지방이 과다한 상태를 뜻합니다. 그러니까 우리 몸에 생리적인 수준, 적어도 이 정도는 지방이 있어야 한다는 수준을 벗어나서, 이만큼 있으면 질병 상태로 들어간다고 이야기하는 선이 비만입니다. 그리고 그런 판단을 하려면 복잡한 검사장비가 필요하지요. 반면에 체중은 아주 간단하게 확인해볼 수 있습니다. 또 체중은 결국 체지방과 비례한다고 생각하기 쉽기 때문에, 체중을 비만의 기준으로 삼는 경우가 많은 것입니다.

　　여기에 키가 큰 사람도 있고 작은 사람도 있는데 똑같은 체중을 기준으로 삼아서는 안 된다는 생각에 키의 개념이 추가되었죠. 그래서 BMI(Body Mass Index), 즉 신체질량지수가 도입된 겁니다. BMI는 자기 체중을 키의 제곱으로 나눠서 얻게 되는 수치인데, 이것이 그나마 손쉽게 구할 수 있는 방법이어서 비만의 기준이 되었습니다. 그런데 이 기준이 나라마다 다릅니다. 비만의 제국인 미국이나 북아메리카, 유럽에서는 BMI 30 이상을 비만으로 보는 데 비해, 아시아권에서는 25 이상을 비만으로 봅니다.

자, 이런 경우에는 어떻게 판단해야 할까요? 어떤 환자가 비만클리닉을 찾아왔는데 BMI를 계산해보니 24.9입니다. 아직은 비만이 아니니까 "25 넘으면 다시 오세요" 하고 돌려보내야 할까요? 그래서는 안 된다는 말이죠. 이 'BMI 25'라는 기준은 학자들이 논문을 쓰고 연구를 할 때 객관적인 데이터를 내기 위해서 객관적인 기준이 필요하기 때문에 만든 것일 뿐입니다.

누군가 저에게 "도대체 비만의 정의가 뭡니까? 어떤 사람들이 비만클리닉에 가야 합니까?"라고 묻는다면, "일차적으로 스스로 뚱뚱하다고 생각하는 사람들, 비만클리닉을 가야 한다고 생각하는 사람들은 다 비만환자입니다"라고 대답하겠습니다. 심지어 체중이 정상인데 더 빼고 싶어하는 것도 정신적인 병입니다. 그래서 일단은 비만클리닉을 찾아오는 사람들을 저는 다 환자라고 보지요. 이것은 물론 저의 주관적인 정의입니다.

김태훈　　비만의 의학적 정의를 먼저 여쭌 것은, 현대사회에서 비만이란 분명히 의학적인 용어인데, 사실 우리 주변에서는 비전문가들에 의해 '비만'이라는 단어가 정말 많이 사용되고 있기 때문입니다. 결국 '인상적 정의'가 많다는 얘기겠지요. 간단한 예로, 옷을 입었는데 좀 뚱뚱해 보인다든지, 몸을 움직이는 게 좀 불편해 보인다든지 해도 바로 비만이라고 합니다. 뚱뚱하다는 말은 물론이고 '통통하다', 심지어는 '마르지 않았다'도 비만이라는 말과 유사어로 사용되는 경우를 종종 보곤 합니다. 그래서 사실 비만에 대해 오히려 정확히 모른다는 생각이 듭니다.

교수님이 방금 말씀하신 것처럼 어떤 수치까지는 비만이고, 그 밑으로는 비만이 아니다, 서양에서는 BMI 30 이상을 비만으로 보는데 우리는 25를 기준으로 본다, 이 이야기는 사실 지역이나 문화적인 특성에 의해서 인위적으로 기준이 정해진 것이기 때문에, 한 사람이 어느 지역에서는 지극히 정상인데, 다른 지역에 가면 비만이 될 수도 있다는 뜻입니다.

그래서 제가 이야기하고 싶은 것은, 수치가 어느 정도 됐을 때 질병이 유발된다, 유발 확률이 두 배가 되고 세 배가 된다… 그런 구체적인 기준이 없는 상태에서 과연 비만을 그 자체로 질병이라고 할 수 있는가 하는 문제입니다.

> "풍만한 허리와 엉덩이, 커다란 가슴…
> 구석기시대의 미인은 고도비만!"

박용우　　　일단 비만이 질병이라는 생각에서 잠시 벗어나 뚱뚱하다, 날씬하다, 통통하다, 살쪘다, 말랐다… 이런 개념을 먼저 생각해볼까요. 이런 말들의 기준도 사실 앞에서 이야기한 것처럼 장소에 따라 다르지만, 같은 지역에서도 시대에 따라 달랐습니다. 우리나라만 보더라도 지금 기준으로 보면 살짝 살이 쪄 보이는 달덩어리 같은 얼굴에 엉덩이가 큼직한 여성을 부잣집 맏며느릿감이라고 이야기했단 말입니다. 과거와 지금, 미의 기준이 그만큼 다른 것이죠. 실제로 오스트리

아의 빌렌도르프에서 발견된 구석기시대의 여성상을 보면 허리와 엉덩이가 무척 풍만하고 유방도 큽니다. 현대의 기준으로 보면 고도비만이라고 할 정도예요. 그런데 이런 기준이 당시의 비너스상이었단 말입니다. 지금으로부터 2만 5,000년 전에는 고도비만이 미인이었다는 얘기죠. 그것이 다산의 상징이었고, 건강하다는 의미였던 겁니다.

이처럼 시대에 따라 달라진 기준을 이야기할 때, 맞춤한 예가 하나 있습니다. 바로 담배입니다. 우리가 담배의 해악을 알게 된 것이 사실 얼마 안 됩니다. 1950년대만 해도 미국 의사들은 너도나도 담배를 피웠어요.

김태훈　　　당시 찍은 사진들을 보면 아이를 안은 채 담배를 물고 있는 엄마의 모습을 흔히 볼 수 있습니다.

박용우　　　그게 세련되고 도시적인 모습으로 비춰졌기 때문이겠죠. 말보로 광고 같은 것을 보면 젊은 아이들이 그걸 따라 해야만 그 트렌드를 따라가는 것 같은 느낌이 들었던 겁니다.

그런데 의사들을 중심으로 한 코호트연구(Cohort Study, 전향성 추적조사)라는 게 있어요. 한 집단을 20~30년 끌고 가면서 연구를 하는 거예요. 이 연구에서 폐암 발병률이 급격하게 증가하기 시작하는데, 살펴보니까 이 사람들이 30년 전부터 담배를 피우고 있었다는 거죠. 이를 통해 흡연과 폐암의 연관성이 부각되면서 담배의 해악이 알려진 겁니다. 하지만 그때는 이미 널리 퍼져 있는 담배를 법적으로 규제할 수 없었기 때문에, 담배가 건강을 해친다는 걸 엄연히 알면서도 금연을 유도할 뿐 담배 자체를 없애지는 못했단 말입니다.

비만에 대해서도 비슷하지 않을까요. 우리가 어쨌든 좀 못살다가 경제 수준이 조금 나아졌던 시절에 남자들이 배가 나오면 사장 타입이라고, 저 집 돈 많은 모양이라면서 좋은 의미로 이야기했잖아요.

그러다가 미국에서 심장병과 비만이 밀접한 관련이 있다는 사실이 본격적으로 부각된 게 1970년대입니다. 심장병은 미국 사람들의 사망원인 1위를 차지하고 중풍 같은 뇌혈관질환까지 포함할 경우 미국 사람 10명 중 3명 이상이 혈관질환으로 사망합니다. 그리고 의료현장에서 비만한 사람들이 실제로 수명이 짧아지고, 당뇨환자가 급격하게 늘어나기도 했죠. 그래서 그때부터 비만 퇴치 운동, 즉 '비만의 적은 지방이니, 지방을 줄이자'는 운동이 시작되었습니다.

우리나라는 뒤늦게 1980년대 후반 서울올림픽을 전후로 비만에 대한 경각심이 일면서, 1990년대 들어서면서부터는 역전이 되었습니다. 있는 사람들은 운동을 하고 유기농식품을 먹으면서 체중을 조절하는 반면, 경제적으로 어려워 제대로 식사를 못하고 인스턴트 음식으로 끼니를 때우는 사람들 사이에 비만이 늘어나기 시작한 거죠. 그러니까 비만이라는 것이 묘하게도 사회경제적인 흐름과 맥을 같이하는 거예요. 지금 개발도상국에서도 비슷한 현상이 나타나고 있습니다. 중국만 하더라도, 과거 주로 돈 있는 사람들이 뚱뚱했어요. 하지만 지금은 저소득층에서 비만 인구가 늘면서 사회적인 문제가 되고 있잖아요.

자, 그럼 이제 비만을 질병으로 볼 것이냐 아니냐 하는 문제에 대해 이야기해볼까요. 지금까지 나온 의학적인 연구결과들을 종합해보면, 뚱뚱한 사람이 일찍 사망할 위험이 높다는 것은 거의 사실로 드러났습니다. 대표적으로 당뇨와 심혈관질환의 주요 원인이 비만이죠.

우리나라의 경우, 과거 사망 원인 부동의 1위는 뇌졸중 즉 중풍이었어요. 그런데 2013년부터 심근경색이나 협심증 같은 심혈관질환이 1위로 올라섰습니다. 과거 미국 사람들의 주요 사망 원인이었던 심혈관질환이 우리나라에서도 빠르게 증가한 거예요. 왜 그런 걸까요? 우리가 서구식 식습관에 익숙해지면서 똑같이 비만 인구가 급증했기 때문입니다.

그래서 지금은 비만하면 결국 심혈관질환이나 당뇨병 같은 질병으로 일찍 죽거나 그 후유증으로 평생을 고생하겠구나, 그러니까 마치 폐암에 걸리지 않기 위해서 담배를 끊어야 하듯이 비만해지지 않도록 노력을 해야겠구나, 이런 인식에 기초해서 국가사업으로 비만 인구를 줄이기 위한 노력을 하고 있는 거죠.

비만은 질병인가
나태함의 산물인가

김태훈　　　과거에도 뚱뚱하다는 표현은 존재했죠. 수천 년 전에도 있지 않았을까요? 하지만 최근에 특히 '비만'이라는 표현이 많이 사용된다는 것은, 현재의 어떤 현상과 맞물려 있다는 것인데요. 현대인들에게 나타난 질병을 연구하는 과정에서 그 결과물로 등장한 단어가 비만이다, 이렇게 이해를 해볼 수 있겠군요.

그렇게 본다면 결국, 비만은 질병이다, 라고 생각할 수 있을 것 같은데… 아직도 의사들 입장에서는 논쟁이 많은 것으로 알고 있습니다. 비만을 과연 질병으로 규정할 것이냐에 대해서 말이죠.

사실 비만에 의해 발생하는 고혈압, 당뇨, 중풍, 심근경색 등은 분명히 질병의 범주에 들어가고, 의약품이나 치료법도 어느 정도 마련되어 있습니다. 그런데 그 원인인 비만은 딱히 질병으로 규정되어 있지 않습니다. 그렇다 보니 사회적으로 경각심을 고취하거나 대처방안을 마련하기보다는 그저 개인의 책임으로 돌리는 듯한 느낌이 강하지요.

박용우　　사실 비만은 이미 질병으로 규정이 되어 있습니다. 내과 교과서에도 질병으로 분류돼 있고, WHO(세계보건기구)에서도 1998년에 비만을 질병으로 규정했습니다. 그런데 일반인들의 인식은 아직도 비만이 정말 병일까 하는 수준에 머물러 있는 거죠. 심지어 의사들 중에도 그렇게 생각하는 사람들이 있고요.

> "비만은 고혈압처럼 질병인가,
> 흡연처럼 질병으로 가는 위험요인인가?"

김태훈　　'의사들의 교과서에 비만이 질병으로 규정되었다'라는 것과 국가적인 의료시스템 안에서 질병으로 인지하는 것과는 좀 다른 개념이지 않습니까?

박용우　　다른 개념이긴 한데, 그럴 수밖에 없는 이유가 있어요. 고혈압과 비만, 비만과 흡연을 예로 들어보죠. 비만이 질병이라고 주장하는 쪽이 있는가 하면, 질병이 아니라 질병으로 가는 위험요인일 뿐이라고 주장하는 사람들이 있습니다. 질병으로 가는 위험요인이라고 할 때, 좀 비슷하게 맞출 수 있는 게 흡연이에요. 담배를 피운다고 병이 있다고 이야기하지는 않잖아요. 사회적인 통념에서 흡연을 하면 나중에 병에 걸린다는 것이지, "너 지금 병 걸렸구나"라고 하지는 않는다는 거죠. 그러면 비만이 흡연 쪽에 가까울까요, 아니면 우리가 이미 질병이라고 규정한 고혈압 쪽에 가까울까요? 어느 쪽일 거 같으세요?

김태훈　　　저는 사실 흡연 쪽에 더 가깝지 않을까 싶어요. 왜냐하면… 질병이라는 것은 어떤 증상이 나타난 것을 말하는데, 비만은 앞서 이야기한 것처럼 흡연의 상태일 뿐, 아직 폐암에 걸렸다거나 기관지염이 왔다거나 하는 결과는 아니라는 거죠.

박용우　　　거기에 대해서 제가 좀 반론을 하자면, 이를테면 고혈압은 질병인데, 증상이 없습니다. 혈압이 180/100mmHg여도 자각증상이 없어요. 감기 때문에 병원에 갔다가 우연히 재봤더니 높게 나와서 내가 고혈압인가, 하는 거죠. 혈압환자들은 늘 고민해요. 아무런 증상이 없는데 약을 먹어야 하나? 하지만 지금 안 먹으면 나중에 중풍이나 심근경색이 올 수 있다고 하니까….

김태훈　　　사실 당뇨 초기 환자들도 마찬가지 아닙니까?

박용우　　　그렇죠. 그래서 증상이 있어야 질병이라는 말이 반드시 맞지는 않다는 겁니다. 고혈압환자나 당뇨환자들이 약을 먹음으로써 적극적으로 혈압이나 당을 조절해야 하는 이유는, 그냥 방치하면 중풍으로 가거나, 당뇨합병증으로 눈이 멀고 평생 혈액투석을 해야 할 수도 있기 때문이죠. 그런 심각한 상태를 미리 막거나 아니면 늦춰보자는 거예요.
　　　그런데 비만은 정말 증상이 없을까요? 저는 비만의 증상을 크게 세

가지로 봅니다. 첫 번째가 대사이상이에요. 당뇨까지는 안 가더라도 지방간, 중성지방혈증, 고요산혈증 같은 이상이 오거나 콜레스테롤 수치가 올라갈 수도 있죠. 두 번째는 메커니컬한 증상이에요. 무릎이 쉽게 아프고, 허리가 자주 불편하고, 조금만 움직여도 숨이 차고… 뚱뚱하기 때문에 나타나는 증상들이죠. 세 번째가 저는 가장 중요하다고 보는데, 바로 정신적인 증상입니다. 내가 뚱뚱하다고 생각하기 때문에 대인관계에 문제가 생기고, 자긍심과 자존감이 떨어지고, 그러다 보면 우울증에 빠질 수 있고… 이런 것들이 어떻게 보면 현대인들이 비만 때문에 겪는 가장 큰 문제가 아닐까 생각합니다. 그러니까 비만도 증상이 없는 것은 아니라는 게 제 개인적인 생각입니다.

아까 비만이 흡연과 가깝다고 하셨는데, 저는 고혈압 쪽에 더 가깝다고 생각합니다. 예를 한번 들어볼까요? 어느 날 혈압을 재보니 180/100mmHg가 나왔어요. '아, 나는 이제 평생 혈압약을 먹어야 하나' 하고 고민하다가, '내 의지로 한번 120/80mmHg로 떨어뜨려봐야지' 하고 다짐을 합니다. 당장 오늘부터 음식을 싱겁게 먹고 운동하고 살 빼고… 그러면 혈압이 정말 120/80mmHg로 떨어질까요?

김태훈　　　사실 거의 불가능에 가깝다고 봐야겠죠. 고혈압이라고 하는 것이 일종의 노화현상일 수도 있고, 혹은 지금까지 수십 년에 걸쳐서 누적된 생활의 습관적인 측면 탓도 있을 텐데, 그것을 단기간에 의지력으로 바꾸기는 어렵지 않을까요.

박용우　　　맞습니다. 불가능합니다. 담배를 피우는 사람이 담배를 끊는 것은 어떨까요?

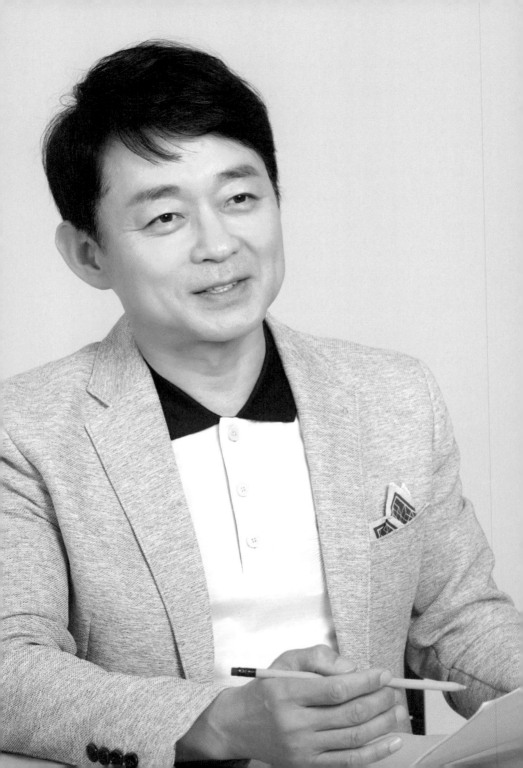

누군가 저에게 "도대체 비만의 정의가 뭡니까? 어떤 사람들이 비만 클리닉에 가야 합니까?"라고 묻는다면, "일차적으로 스스로 뚱뚱하다고 생각하는 사람들, 비만클리닉을 가야 한다고 생각하는 사람들은 다 비만환자입니다"라고 대답하겠습니다. 심지어 체중이 정상인데 더 빼고 싶어하는 것도 정신적인 병입니다. 그래서 일단은 비만클리닉을 찾아오는 사람들을 저는 다 환자라고 보지요. 이것은 물론 저의 주관적인 정의입니다.

김태훈　　그것도 사실 성공률이 그리 높다고는 할 수 없겠지만, 그래도 끊을 수는 있을 것 같습니다.

박용우　　그래요, 저는 실제로도 많이 끊게 했습니다. (웃음) 진료실에 흉부X선사진 걸어놓고, "폐가 많이 지저분하네요. 나중에 만성폐질환으로 고생 좀 하시겠는데요. 여기 상처도 있고 하니 폐암에 걸릴 위험도 높고…" 이렇게 말하면 보통 끊습니다. 왜냐하면 사람들은 담배가 나쁘다는 것을 알고 언젠가는 끊어야지 생각하는데, 그 계기가 없었던 거예요. 그런데 병원에 와서 의사에게 저렇게 심한 소리를 들었으니 이번 기회에 끊어야지, 하고 결심하는 거죠. 무슨 이야기냐 하면, 담배는 본인의 의지로 끊을 수 있다는 말입니다.

그러면 다시 비만으로 넘어가서… 비만을 본인의 의지로 해결할 수 있느냐, 아니면 전문가의 도움이 필요하냐에 따라서 비만이 질병이냐, 질병으로 가는 위험요인이냐를 판가름할 수 있지 않을까요? 저는 "비만은 본인의 의지로 해결할 수 없다"라고 주장하는 쪽입니다. 그래서 비만은 질병에 가깝다고 보지요. 사실 전문가들도 비만 치료에 어려움을 겪고 있습니다. 고혈압이나 당뇨처럼 획기적으로 부작용 없이 장기간 쓸 수 있는 약이 아직 개발되지 못했기 때문입니다.

다시 담배 이야기를 해보죠. 해마다 우리나라 흡연율은 줄어들고 있지만, 제가 대학에 다닐 때만 해도 우리나라 남자의 흡연율은 70~75퍼센트였습니다.

김태훈　　대학 때 같은 과에서 담배를 안 피우는 남자 찾기가 쉽지 않았죠.

박용우　　제가 대학생일 때는 인사가 "담배 한 대 피우시죠"였었
죠. 그런 상황에서 흡연에 대한 경각심을 높이고 금연의 필요성을 널
리 알리는 범국가적인 노력이 더해지면서, 흡연율이 50퍼센트 밑으로
떨어졌어요. 지금은 40퍼센트를 기준으로 왔다갔다 하고 있습니다. 담
배는 그런 노력으로 끊을 수 있습니다.

자, 비만도 지금 국가 차원에서 어떻게든 해결하려는 노력을 하고
있습니다. 비만세를 도입한다는 이야기도 나오고 있죠. 그럼에도 불구
하고 비만 인구는 계속 늘고 있습니다. 이것은 본인의 노력과 의지만
으로 비만을 해결하는 데는 한계가 있다, 다시 말해서 질병으로 규정
하고, 전문가의 도움이 있어야 해결할 수 있는 문제라는 겁니다.

> "비만의 주적으로 매도된 지방,
> 그러나 지방은 죄가 없다?"

김태훈　　비만을 질병으로 규정할 것이냐, 아니면 질병으로 가는
위험요인으로 볼 것이냐? 이 문제에 대해서 '개인이 혼자서 해결할 수
없다'는 근거를 들어 질병으로 규정해야 한다는 게 교수님의 생각이시
네요.

박용우　　그런 면도 있고, 학자들 사이에서 또 정의가 바뀐 것이
있는데… 과거에는 우리 몸속에 있는 지방을 단순한 에너지의 저장창
고로만 이해했거든요. 만일의 사태에 대비해서 여분의 에너지를 저장

하는 창고의 개념으로 본 거죠. 그런데 지금은 지방조직을 또 하나의 내분비 장기로 인식하고 있습니다. 갑상선이나 췌장처럼 호르몬을 분비하는 장기로 보는 거죠. 그러니까 이 내분비 기관이 고장이 나서 비만해지고, 비만이 더 심해지면 질병이라고 봐야 한다는 겁니다.

김태훈　　　단순한 에너지원이라는 정의에서 또 하나의 내분비 장기로 인식하게 되었다는 것은 어떤 의미입니까? 말하자면 지방이 쌓이면 쌓일수록 몸이 망가지는 속도가 점점 더 빨라진다고 볼 수 있는 건가요?

박용우　　　갑상선호르몬 분비가 과다하면 갑상선기능항진증이라 진단하고, 분비가 부족하면 갑상선기능저하증으로 진단합니다. 둘 다 치료가 필요한 질병이죠. 췌장에서 분비되는 인슐린의 분비량이 줄어들어도 당뇨병이라는 질병이 생깁니다.

　그런데 지방조직에서도 각종 호르몬들이 분비된다는 사실이 밝혀졌습니다. 식욕을 억제하는 렙틴호르몬이 대표적이고, 에스트로겐 같은 성호르몬, 당뇨를 유발할 수 있는 레지스틴, 거꾸로 당뇨와 비만을 막아주는 아디포넥틴 등이 분비됩니다. 몸에 만성염증을 유발하는 염증물질들도 분비되죠. 따라서 체지방이 몸에 필요한 양 이상으로 쌓이게 되면 이런 호르몬들의 밸런스가 깨지면서 몸이 망가집니다. 망가진 몸은 식욕 조절을 못하고 체지방을 계속 쌓으면서 더 비만해지고 당뇨병이나 심혈관질환으로 이어지게 됩니다.

비만은 우리 몸을
어떻게 파괴하는가

김태훈　　　자, 이제 비만이 질병인지 아닌지를 판단하는 2라운드에 들어가볼까요. 그러기 위해서는 먼저 몇 가지 짚어봐야 할 문제가 있을 텐데요. 그중 첫 번째는 비만이 구체적으로 우리 몸을 어떻게 파괴하는가 하는 문제일 것 같습니다. 사실 비만에 의해서 고혈압, 당뇨, 호르몬이상에 의한 우울증 등의 정신적 질병이 촉발된다는 것은 우리가 익히 알고 있습니다. 그런데 이것이 구체적으로 어떻게 작동하는지를 알아야, '비만이 정말로 질병이다'라고 말할 수 있지 않을까요?

　　앞서 이야기하신 것처럼 고혈압은 증상이 없고, 당뇨도 초기에는 증상이 별로 없기 때문에, 그대로 방치하다가 심각한 병을 초래하는 경우가 매우 많습니다. 하지만 사람들이 살을 빼겠다고 하는 이유는 대부분 건강상의 문제라기보다는 외적인 이미지 때문이죠. 건강상의 이유로 살을 빼겠다는 사람은 10명 중에 한두 명밖에 안 되는 것으로 알고 있습니다.

그렇다면 우리가 비만을 좀더 잘 이해하고, 비만에 대해 좀더 경각심을 갖기 위해서는 비만이 과연 어떤 시스템 아래서 우리 몸을 파괴해가는지를 살펴볼 필요가 있다고 생각합니다. 어떻게 보면 가장 중요한 질문이 아닐까 싶습니다. 대표적인 질병들을 하나씩 거론하면서 설명을 해주시면 좋겠습니다.

박용우　　　설명을 하기 전에 하나 짚고 넘어가야 할 것이 있습니다. 앞에서 제가 비만의 증상으로 대사이상, 메커니컬한 것, 정신적인 것이 있다고 이야기했는데요. 대사이상 같은 경우에는 얼마나 지방이 많은가보다 지방이 어디에 분포하느냐가 더 큰 영향을 미칩니다. 그러니까 체중을 재봤을 때 BMI는 정상 범위지만, 검사를 해보면 지방간에, 고콜레스테롤혈증에, 중성지방과다에 요산 수치는 높고… 마치 비만한 사람에게 나타나는 대사이상 증상을 보이는 경우가 있습니다.

이런 분들은 예외 없이 배가 나와 있습니다. 특히, 복부 내장지방 이야기를 많이 하지 않습니까. 내장지방이 과다하게 축적되어 있는 가장 심각한 비만이라고 할 수 있습니다. 그리고 체중이 많이 나가면서 나타나는 다양한 증상들은 그냥 지방이 많아서 나타나는 것입니다. 마지막으로 정서적·정신적인 증상들은 본인이 주관적으로 느끼는 감정이지요.

김태훈　　　주관적으로 느끼는 감정이라고 간략하게 말씀하셨습니다만, 사실 정서적·정신적 증상들이 거식증이나 폭식증 같은 심각한 다른 증상으로 나타나기도 하지 않나요? 정신건강의학과에 해당되는 질문이기도 합니다만, 임상에서 경험하신 것을 토대로 여기에 대해서도 간략히 설명을 좀 해주시죠. 어떤 연관관계를 갖게 되는지.

박용우 　 앞서도 정서적·정신적 증상들이 더 문제일 수 있다고 말했습니다만, 비만한 사람들 중에 우울증 환자들이 많습니다. 대인관계를 기피하게 되고 성격도 바뀝니다. 자신감이 떨어지고 자긍심을 잃게 되니 삶의 질도 떨어져 있습니다. 행복한 삶을 살아가기 어렵다는 얘깁니다. 우울증은 폭식, 탄수화물중독, 수면장애 등을 초래할 수 있어 결국 더 살찌게 만드는 원인이 되기도 합니다.

　거식증, 대식증, 폭식증, 야간식이장애증후군 등은 약물치료가 필요할 수 있는 식이장애 질병으로 일반적인 비만과는 조금 차이가 있습니다. 정신건강의학과의 치료가 필요하지만 외형적으로 비만의 형태로 나타나는 경우가 많아 비만클리닉에 많이 찾아옵니다. 사실 살을 빼고 싶어서 병원을 찾아오는 비만환자들은 대부분 정신과적 치료를 병행해야 하는 경우가 많습니다. 정신건강의학과와 내과의 중간쯤에 위치한 가정의학과 전문의들이 비만환자들을 전문적으로 보는 이유도 정신과적 문제와 내분비적 문제를, 동시에 접근해서 함께 봐야 하기 때문입니다.

김태훈 　 이 부분에서 또 다른 궁금증이 생깁니다. 같은 음식을 먹고 같은 생활을 하고 있는데, 어떤 사람은 배로 가서 내장지방이 늘고, 어떤 사람은 몸에 피하지방이 골고루 분포된단 말입니다. 무슨 이유 때문에 이렇게 각기 다른 현상들이 벌어지는 걸까요?

박용우　　　그 문제는 꽤 복잡한 설명을 필요로 하는데, 그 전에 일단 이런 생각을 한번 해볼까요. 인류가 불과 50년 전, 길게 봐서는 100년 전에 비해서 훨씬 더 많이 먹고 덜 움직인다는 것은 분명한 사실이죠. 미국 같은 경우 자동차가 보급되고 값싼 인스턴트 음식이 빠르게 확산되면서, 칼로리 과잉에 신체 활동량이 부족한 시대가 일찍 왔습니다. 현재 미국 인구의 3분의 1은 심각한 비만이고, 3분의 1은 과체중이고, 3분의 1은 정상입니다. 우리 상식으로는 다 같이 살이 쪄야 할 것 같은데, 그렇지 않단 말이지요.

> "같은 환경과 음식, 똑같은 생활에도 불구하고
> 모두 똑같이 뚱뚱해지지 않는 건 왜일까?"

김태훈　　　그렇다면 질문을 이렇게 바꿔볼 수도 있겠네요. 왜 같은 환경에서 같은 음식을 먹고, 같은 일을 하는데, 누구는 비만이 되고, 누구는 말랐고, 누구는 정상 체중인가?

박용우　　　그렇죠. 그런데 그 질문에 대한 답은 '모른다'입니다.

김태훈　　　모른다?

박용우　　　네. 그러니까 지금 현대의학이 암을 정복할 정도로 급격하게 발전해왔음에도 불구하고, 비만은 아직도 황무지예요.

김태훈　　　　사실 우리가 일상생활에서 흔히 이런 이야기를 하잖아요. "저 친구는 엄청나게 먹는데 살이 안 쪄." "쟤는 별로 먹지도 않는데 저렇게 살이 쪄." 이때 또 전가의 보도처럼 하는 말이 있죠. "저 친구 체질이야, 아버지도 저렇게 말랐어." "쟤 유전이야, 몸집이 좋은 게 어머니를 꼭 닮았어." 그런데 여기에 대해서도 아직 확실하지 않다는 말씀이신가요?

박용우　　　　체질이나 유전적인 요인이 크게 작용한다는 데는 학자들도 일치된 견해를 보입니다. 그런데 사실 체질이라고 그냥 막 갖다 붙이는 것이야말로 잘 모른다는 이야기거든요. 그래서 적당히 얼버무리며 넘어가는 거죠.

　　실제로 연구를 해보면, 우리가 보통 유전이냐 아니냐를 볼 때, 가장 많이 하는 게 쌍둥이나 입양아들을 대상으로 하는 연구입니다. 일란성 쌍생아는 유전적으로 동일합니다. 이들이 다른 환경에서 성장했어도 체중은 강한 연관성을 보입니다. 입양아들을 대상으로 한 연구도 비슷합니다. 이들 중 고아가 되었거나 어떤 사정이 있어 서로 다른 곳으로 입양된 경우, 성인이 됐을 때 추적조사를 해봤더니, 이들의 체중은 양부모보다는 원래 부모의 체중과 강한 연관관계를 보였습니다.

김태훈　　　　어떤 입양아는 가난한 집으로 가서 밥을 잘 못 먹고, 또 다른 입양아는 부잣집으로 가서 잘 먹고 자랐음에도 불구하고, 나중에 비교해보니 둘 다 원래 부모가 뚱뚱했다면 뚱뚱하고, 원래 부모가 말랐다면 말라 있더라는 거죠?

박용우   맞습니다. 이 사례가 환경보다는 유전이 더 강하게 작용한다는 주장에 힘을 실어주었다면, 또 다른 재밌는 연구도 있습니다. 미국 남서부 애리조나주에 사는 피마인디언이라는 종족은 오랫동안 수렵과 채집생활을 해왔습니다. 그런데 백인들이 들어와 땅을 빼앗으면서 굶어 죽지 않게 해준다는 명목으로 햄버거와 콜라 같은 인스턴트 식품을 공급했죠. 지금 피마인디언의 비만율은 70퍼센트입니다. 40퍼센트가 당뇨를 앓고 있고요.

그런데 이들과 같은 유전자를 가진, 멕시코에 거주하는 피마인디언들은 지금도 조상 대대로 내려온 수렵과 채집에 의한 생활습관을 유지하고 있습니다. 이들에게는 비만이나 당뇨가 거의 없습니다.

그러니까 유전도 작용하고, 환경도 작용한다는 이야기죠. 어느 쪽이 더 크게 작용하는지는 아직 모르지만, 분명한 것은 이겁니다. 지금처럼 이렇게 비만을 유발하는 환경에 살고 있으면서도 비만하지 않고 정상 체중을 유지하는 사람들은 좋은 유전자를 가지고 태어났다는 사실입니다.

물론 좋은 유전자, 나쁜 유전자라고 이야기하기는 조금 애매한 점이 있습니다. 어떻게 보면 조금 다른 유전자라고 이야기할 수도 있는데, 지금으로서는 상대적으로 많이 뚱뚱한 사람들은 나쁜 유전자를 가지고 태어났다고 할 수 있겠죠.

또 이런 이야기를 해볼 수도 있습니다. 지금 우리 현대인들은, 적어도 우리나라를 비롯해 잘사는 나라 사람들은 먹을 게 없어서 며칠씩 굶거나 주변 사람들이 굶어 죽는 경험을 한 적이 없습니다. 하지만 불과 얼마 전까지만 해도 우리 선조들은 흉년으로 기근이 들어서 먹을 게 없어지면, 초근목피로 연명해야 했고, 그것마저 없으면 굶어 죽었습니다. 그런 환경에서 용케 살아남은 사람들이 자손을 퍼뜨립니다. 그러다가 기근이 들어 또 굶어 죽습니다. 거기서 용케 살아남은 사람이 또 자손을… 우리는 그렇게 극심한 기아 상태에서도 죽지 않고 용케 살아남은 선조들의 후손입니다. 그러니 우리 유전자는 생존에, 또 굶어 죽는 환경에 얼마나 강하겠습니까. (웃음)

"비만, 유전적 요인이 지배하나, 환경적 요인이 좌우하나?"

김태훈　　아마추어적으로 분석하자면, 이렇게 말할 수 있을까요? 그렇기 때문에 우리의 몸 안에는 아주 적은 양의 음식물이 들어와도 그것을 가지고 연명할 수 있고, 혹은 조금 과한 영양분이 들어오면 그것을 최대한 저장해서 위험에 대비하는 시스템이 갖춰져 있다, 그런 DNA로 만들어진 후손들이다, 라고요.

박용우　　그렇죠. 그것을 학자들은 '절약유전자'라고 표현합니다. 물론 이것도 일부 학자들의 주장이기는 합니다. 그래도 설득력이 있는 것은… 우리 몸은 인류의 긴 역사에서 지금처럼 식량이 남아도는 시절은 한 번도 경험하지 못했기 때문에, 식량이 부족하고 적은 환경에서는 어떻게든 생존하고자 하는 욕구가 본능적으로 있었어요. 하지만 식량이 넘쳐나는 상황에 대해서는 어떻게 할지 모르는 겁니다. 그럼 우리 몸의 유전자들은 처음 겪어보는 이 환경에 어떻게 대처할까요? 방금 김 작가가 이야기한 것처럼 앞으로 닥칠 위기에 대비해서 비축해야겠다고 판단했을 거라고 보는 겁니다. 이것은 우리의 의지가 아니라 본능인 것이죠.

김태훈　　그럼 이렇게 말할 수 있겠군요. "인류의 역사는 수십만 년을 이어왔고, 그동안 인류를 살아남게 해준 유전자의 힘이 있었다. 그런데 최근 100년간 '음식물이 너무너무 풍부한 시대'를 살면서, 수십만 년을 이어온 이 유전자가 급속하게 인류를 비만하게 만들어버렸다."

박용우　　그렇죠. 원시시대에는 너무 마르면 병에 걸릴 확률이 높기 때문에 생존에 불리하고, 반대로 너무 뚱뚱하면 사냥을 나가서 사나운 동물과 맞닥뜨렸을 때, 나무에 올라가거나 동굴 속으로 뛰어들어가지 못해 동물들의 먹잇감이 될 가능성이 높았죠. 그래서 적절한 체중을 유지하는 유전자를 가진 종속들만 생존할 수 있었던 겁니다.

김태훈　　당시 뚱뚱했던 사람들은 다 죽었겠군요.

박용우　　그랬겠죠. (웃음)

김태훈　　같은 양의 음식을 먹고도 쉽게 뚱뚱해지지 않았던 사람들의 유전자가 지금까지 남아 있다는 말이네요.

박용우　　그런 상황에서 지금 갑작스러운 환경의 변화가 우리 몸을 변화시킨 겁니다. 그 짧은 시간의 변화에도 우리 몸이 이렇게 바뀔 수 있을까? 불과 30년 전, 한 세대만 놓고 봐도 지금 우리 자식 세대와 부모 세대의 키와 체중이 다릅니다. 멀리 갈 것도 없이 북한과 남한 젊은이들의 신장이 다르고, 체중도 차이가 나죠.

그리고 우리는 우유를 먹으면 유당불내증 때문에 설사하는 사람이 많아요. 하지만 덴마크나 북유럽 사람들은 거의 없습니다. 그들이 낙농을 한 게 7,000년밖에 안 됩니다. 그 짧은 기간에 우리 몸의 유전자는 환경에 적응을 한 겁니다. 그렇기 때문에 지금 우리 사회에서 비만이 늘어나고 있는 것이고요. 비만을 유발하는 환경은 현대인들이 누구나 겪고 있는 문제지만, 유전자도 중요한 역할을 하고 있는 것이죠.

김태훈 어떻게 보면 유전자가 비만의 가장 최초 원인일 수 있겠네요. 물론 개인적인 유전자일 수도 있겠지만, 환경적 요인 때문에 형성된 유전자일 수도 있고요.

박용우 유전적으로 비만할 가능성이 있는 사람들이 과거에는 음식이 풍족하지 않았기 때문에 비만해지지 않고 살아갔다면, 지금처럼 음식이 풍족한 시대를 만나서 쉽게 뚱뚱해지는 거죠.

김태훈 수십만 년 동안 가지고 있던 그 위험요인이 외부적인 환경 때문에 발화되지 못하고 있다가, 지난 100년간 갑자기 어마어마한 농업혁명을 통해 먹을 수 있는 음식이 풍부해지자 비로소 스위치가 켜졌다고 볼 수 있는 거네요.

박용우 네, 그렇습니다.

김태훈　　　거기에 각 개인의 차이는, 사실 엄밀히 이야기하자면, 그 원인을 알 수 없다는 것 아닙니까. 단지 추측을 해보자면 어떤 유전 형질에 담겨 있거나 혹은 기타 요인들이 있을 텐데, 아직 거기까지는 밝혀지지 않았다는 거죠. 좀 억울할 수도 있겠습니다. 같은 종류, 같은 양의 음식을 먹어도 비만인 사람과 아닌 사람으로 갈리는 거니까요.

박용우　　　그렇죠. 재밌는 연구가 또 있어요. 동물실험을 통해서 유전적으로 비만한 생쥐를 만들어놓고, 이 쥐에게 일부러 쳇바퀴를 돌리게 하면서 운동을 시켰더니 살이 빠지는 거예요. 유전적으로 비만해질 수밖에 없는 운명을 가지고 태어났다고 해도 후천적으로 관리를 잘하면 비만해지지 않을 수 있다는 희망적인 이야기죠. (웃음)

김태훈　　　희망적이라고 하기에는 너무 많이 들어온 이야기라 크게 와닿지는 않네요. (웃음)

인간과 식사,
그리고 비만의 상관관계

김태훈   비만의 원인에 대해서 조금 더 여쭙고 싶습니다. 지역적인 차이가 분명히 존재한다고 생각합니다. 사실 아프리카처럼 지금도 기아에 허덕이는 지역이 있기는 하지만, 많은 지역이 최소한의 생계를 걱정하지 않을 정도로 풍부한 식량자원을 보유하고 있습니다. 특히 '비만의 제국'이라고 불리는 미국 등 어떤 특정 지역에서 비만 인구가 급증하고 있다는 것은 분명한 이유가 있다고 이야기할 수 있지 않을까요? 또 어떤 시기에, 우리나라 같은 경우 1980년대 이후에 비만 인구가 조금씩 늘어나기 시작했다는 것도 분명히 구체적인 이유가 있을 것 같은데요.

박용우   맞습니다. 일단 미국의 경우에는 도시를 중심으로 비만 인구가 급격하게 늘어났습니다. 도시부터 시작되어 마치 전염병 퍼지듯이 급격히 전국으로 확산됐죠. 도시라는 곳의 특징이 그렇지 않습니까. 일단은 인스턴트 음식, 바쁜 사람들이 간편하게 먹을 수 있는 음식들이 상대적으로 고당질 고지방식이었어요. 그다음에 자동차로 이동하고, 의자에 앉아 있는 시간이 길어지면서 신체활동량이 급격하게 떨어졌죠. 그리고 시골 지역은 어두워지면 자야 합니다. 할 게 없어요. 하지만 도시는 24시간 휘황찬란하게 불빛이 비치는 곳이다 보니 수면 사이클에도 영향을 미치게 됩니다. 또 늘 스트레스에 시달리죠. 우리 몸의 에너지 조절 시스템에 영향을 줄 수 있는 위험요인을 전부 가지고 있는 곳이 도시인 거예요. 그렇게 도시에서 먼저 일상화된 문명의 이기들이 점점 퍼져나가면서, 시골 지역에서도 인스턴트 음식을 먹고, 차로 이동하고… 그런 생활습관의 변화가 비만 인구를 늘린 것이죠.

"인스턴트 음식이
건강에 해로운 진짜 이유"

김태훈 　　저도 그와 관련해 재밌는 이야기를 들었습니다. 현대인들은 하루에 한 번 잠을 자는데, 고대에는 두 번 잤다고 합니다. 고래를 통해 값싼 기름을 얻을 수 없었던 시대에는, 해가 지면 다음 날 아침 해가 뜰 때까지 빛을 사용할 수 있는 방법이 전혀 없었던 거죠. 그래서 한번 잠이 들었다가 새벽에 깨도 계속해서 어둠이 이어지니까 또 잘 수밖에 없었던 겁니다. 그래서 수면시간이 아주 길었다는 거예요.

　각설하고… 좀더 구체적으로 여쭙겠습니다. 인스턴트 음식이 왜 안 좋은 건가요? 사실 햄버거 하나를 놓고 분석을 해보자면, 일반인 입장에서, 국수를 만드는 밀가루로 만든 빵과, 집에서 먹는 고기를 갈아서 만든 패티가 있고, 심지어 토마토나 양상추 같은 채소도 들어가 있는데… 이 음식이 일반적으로 집에서 먹는 음식에 비해 왜 유독 비만을 야기하는 음식이 됐는지 쉽게 이해가 되지 않습니다.

박용우　　사실 햄버거 입장에서는 좀 억울합니다. (웃음) 햄버거는 나름 완전식품이에요. 적절한 탄수화물, 거기에 채소류와 고기 단백질까지… 기름이 좀 많다고는 해도 필요한 거대영양소는 다 들어 있습니다. 그런데 보통 햄버거를 먹는 사람들이 햄버거만 먹는 것이 아니라, 감자를 얇게 썰어서 기름에 튀긴 프렌치프라이를 함께 먹게 되고, 콜라를 곁들입니다. 결국 그렇게 세트메뉴로 먹으면 탄수화물의 비중이 굉장히 높습니다. 특히 혈당을 빠르게 높이는 당류의 비중이 높죠.

　햄버거로 대표되기는 하지만, 사실 인스턴트 음식의 특징은 기본적으로 고당류 고지방입니다. 사람들이 당이나 지방에 쉽게 중독이 되기 때문이죠. 인스턴트 음식이라고 표현하지만, 어떻게 보면 정제가공식품입니다. 이런 식품을 만드는 쪽에서는 소비자들의 입맛에 맞춰서 만들 뿐만 아니라, 또 찾도록 만들어야 합니다. 그러려면 당과 지방과 약간의 소금이 절묘하게 결합되어 있어야 하죠. 정제가공식품과 인스턴트 음식의 특징이 바로 그런 점인데, 그중에서도 특히 당류가 문제입니다. 제가 왜 당을 문제 삼느냐면, 우리 인류 역사에서 탄수화물은 그다지 중요한 영양소가 아니었습니다. 농경시대 이전을 생각해보면 말이지요.

김태훈　　네, 수렵시대에는 사실 단백질류를 더 많이 섭취했습니다.

박용우　　　그렇죠. 고기를 잡든 사냥을 하든. 채취를 하더라도 채소 아니면 견과류나 과일인데, 과일은 제철이 있어서 항상 먹을 수는 없었죠. 그나마 당을 많이 섭취할 수 있었던 게 우연히 발견한 벌집 정도 아니었을까요.

그러다가 농경시대로 접어들면서 정착을 하게 되고, 곡류를 재배하면서 안정적으로 탄수화물을 섭취했지만, 그때만 해도 힘들여 농사를 짓고 먼 길을 걸어 다녀야 했죠. 탄수화물은 급성 에너지원이에요. 우리 몸에 들어오면 바로바로 써야 하죠. 그래서 당이 떨어지는 것을 붙잡는 시스템은 많은데, 당이 올라가는 것을 떨어뜨리는 시스템은 인슐린 하나밖에 없습니다. 그만큼 우리 인류는 당이 급격하게 올라가는 시대를 겪어보지 못했기 때문에, 올라가는 것을 떨어뜨리는 시스템에는 우리 몸이 크게 신경을 안 쓴 거예요. 그리고 농경시대에는 탄수화물 섭취량이 증가했음에도, 몸을 많이 움직여야 했기 때문에 바로바로 소비할 수 있었던 겁니다.

그런데 어느 순간부터 움직임이 줄어들었습니다. 차로 이동하고 의자에 앉아 일하면서 신체활동량이 감소했죠. 탄수화물을 소비할 수 있는 기회가 줄었음에도 불구하고, 탄수화물 섭취량은 점점 늘어나니까 우리 몸이 "어? 이건 우리가 겪어보지 못한 상황인데!" 하며, 특히 인슐린이 당황하는 거죠. 인슐린은 우리 몸의 근육들이 당을 사용하게끔, 당이 들어가는 문을 활짝 열어놓고 "너희들, 당을 먼저 써"라고 유도하는 역할을 합니다. 그렇게 해서 우리 몸의 당을 떨어뜨리는 거죠. 당이 너무 올라가면 우리 몸이 망가지거든요.

하지만 이렇게 높이 올라간 적이 없었기 때문에 사용하라고 아무리 유도해도 결국 남아요. 그러니까 지방에도 문을 열고, "야, 지방세포들. 너희도 이것 좀 비축해"라고 하는 거죠. 그러면서 엉겁결에 지방까지 같이 늘어나버리게 된 겁니다.

이런 상황을 만든 주요인으로는 신체활동량 부족이 가장 크죠. 급성 에너지원인 당을 바로바로 썼어야 하는데, 신체활동량이 적어진 상태에서 상대적으로 탄수화물 섭취를 많이 하다 보니까 살이 찌고 몸이 망가지는 겁니다. 그래서 당뇨나 심혈관질환이 생기는 거죠. 이런 이유 때문에 당이 우리 몸을 망가뜨리는 주범이라고 하는 건데, 사실 당 입장에서는 좀 억울하죠.

"많이 먹고 적게 움직이는 현대인,
비만과 게으름의 상관관계"

김태훈　　　말하자면, 당이 우리 몸에 많이 들어와서 살이 찌게 만드는 것도 있지만, 그보다 더 큰 문제는 과거의 인류와 비교했을 때 현대인의 움직임이 적어진 것이 핵심이라는 얘기군요. 그걸 오직 음식과 당의 문제로 떠넘기는 것도 문제고요.

박용우　　　원시시대를 돌이켜보면 우리는 먹기 위해서 걷고 뛰고 움직여야 했습니다. 지금은 살이 쪄서, 먹고 나서 살을 빼기 위해 운동을 하는 반면 과거에는 거꾸로 먹기 위해서는 움직여야 했던 거죠.

김태훈　　　그렇죠, 먹기 위해서는 노동을 해야 했죠.

박용우　　　그렇게 에너지를 다 쓰고 난 후에야 다시 에너지를 집어넣을 수 있었던 겁니다. 그런데 어느 순간부터 가만히 앉아서 냉장고 문만 열면 필요한 에너지가 들어오는 시대가 되어버린 거죠.

움직여야 먹을 게 생기고 노력을 해야 그 대가로 보상을 받았던 몸이, 가만히 있어도 알아서 음식이 들어오는 시대가 돼버리니까 더 게을러지고 더 편한 쪽으로 갈 수밖에 없는 거죠.

김태훈　　　교수님 말씀 중에 두 가지가 아주 인상적이네요.

첫 번째는 인슐린 얘기입니다. 당이 떨어질 때 그것을 붙잡기 위한 호르몬은 인류가 그동안 굶주려왔기 때문에 많이 개발되어 있었습니다. 그런데 당이 올라가는 시대, 쉽게 말해서 음식을 풍족하게 먹을 수 있었던 시대는 거의 없었기 때문에 올라가는 당을 떨어뜨리는 호르몬은 오직 인슐린밖에 없었다는 거죠? 말하자면, 북쪽에서는 오랑캐들의 침입이 많았기 때문에 성벽을 여러 겹으로 쌓아놨는데, 남쪽은 바다로 둘러싸여 있었기 때문에 무방비 상태로 있다가 갑자기 수많은 왜구가 배를 몰고 쳐들어오니까 정신없이 당한 것과 비슷한 상황이네요.

두 번째는 억울한 음식 이야기입니다. (웃음) 우리는 흔히 패스트푸드 등 음식에게 비만의 죄를 묻습니다. 물론 그 요인도 있지만, 과거에 비해 현저하게 줄어든 움직임이 사실 더 큰 문제라는 얘기 말이에요. 과거에 비해 우리의 음식 섭취량이 두 배로 늘었다면, 운동량은 절반 이하로 떨어졌다는 것이죠?

박용우　　　맞습니다. 거의 움직이지 않는다고 봐도 무방합니다.

김태훈   '음식 섭취량과 운동량의 균형이 파괴되면서 살이 쪄버렸다'고 할 수 있겠네요. 그러면 거꾸로 이렇게 물어볼 수도 있지 않을까요? 햄버거나 패스트푸드를 아주 많이 먹는 사람이 하루에 한두 시간씩 꾸준히 운동을 해나간다면, 음식을 좀 과하게 먹거나 혹은 질이 좋지 않은 음식을 먹더라도, 신체의 균형을 유지하는 데는 더 효과적이지 않을까요?

박용우   지금 김 작가의 이야기는 우리 몸의 에너지 균형을 단순히 칼로리로만 계산한다면 맞는 말입니다. 하지만 우리 몸은 매우 복잡미묘합니다. 지금까지 살펴본 칼로리 과잉도 현대인들의 건강을 위협하지만 더 큰 문제는 이거예요. 칼로리는 과잉인데 정작 우리 몸에 필요한 영양소는 결핍 상태라는 겁니다. 바로 이 문제 때문에 인스턴트 음식과 정제가공식품들이 욕을 먹는 거죠.

김태훈   음식을 많이 먹고는 있는데, 그 안에 비타민도 부족하고… 뭐, 이런 경우라는 말씀이죠?

박용우   네, 알찬 내용물이 없다는 거죠. 대표적인 정제가공식품인 설탕이나 흰 밀가루의 경우, 원재료는 사탕수수와 밀입니다. 하지만 그나마 있던 필수지방산이라든지 일부 비타민과 미네랄 등의 영양분은 다 떼어내고, 순수한 에너지, 칼로리만 있는 영양소만을 가지고 오는 거죠.

　지금 현대인들의 문제가 뭐냐 하면, 음식은 풍족하게 넘쳐나는데 정말 내 몸을 더 건강하게 해주는, 쉽게 말해서 칼로리 밀도보다는 영양소 밀도가 높은 음식이 턱없이 부족하다는 겁니다.

"중독성 있는 음식이
우리 몸의 생리적인 조절 시스템을 파괴한다"

김태훈 저는 패스트푸드라는 단어를 썼지만, 교수님은 정제가 공식품에 대해서 이야기하셨는데요. 천연의 재료에서 오직 칼로리를 사용하기 위한 요소들만 골라내고, 나머지는 가공 과정에서 다 사라지게 만든다는 말씀이시네요. 이 영양가 없는, 오직 칼로리만 있는 음식을 제조할 때 회사 입장에서는 이 음식을 소비자들이 계속 찾게끔 하기 위해 단맛, 짠맛, 혹은 지방… 이런 것들을 첨가한다는 거죠? 결국 그렇게 영양가는 없고 칼로리는 높은 음식들에 의해서 비만화되어가는 거군요.

박용우 중독성은 더 커지고….

김태훈 의존성이라고도 할 수 있겠군요.

박용우 중독성이라는 말에 지금 말씀하신 의존성도 포함이 되죠. 우리 몸의 생리적인 조절 시스템을 능가한다는 얘기예요. 생리적인 조절 시스템이 무엇이냐면… 우리 선조들은 배고프면 먹을 것을 찾고, 배가 부르면 먹지 않았습니다. 그런데 지금 우리는 뷔페에서 본전 생각에 여덟 접시를 먹어서 배가 터질 지경인데도 눈앞의 티라미수케이크에 손이 간다는 거죠. 왜? 내가 예전에 저걸 먹었을 때 기분이 좋았고 행복했던 기억이 있으니까요. 생리적인 조절 시스템은 "야, 이제 배불러. 음식이 더 들어올 필요가 없어!"라는 신호를 보내지만, 내 손은 어느새 케이크를 집고 있습니다. 이것이 바로 지금 이야기하는 중독, 의존… 이런 현상들이죠.

현대인들이 좋아하는 음식 중에 그런 중독성과 의존성이 있는 것들이 꽤 됩니다. 대부분 칼로리가 과도한 음식들이죠. 그런 음식들을 자주 먹다 보면 우리 몸의 생리적인 조절 시스템이 기능을 하지 못하게 됩니다.

'생리적'이라는 표현이 무슨 뜻인가 하면… 우리가 흔히 '항상성'이라는 말을 하는데, 우리가 어떤 스트레스를 받았을 때 내 몸이 잠깐 그 스트레스에 저항을 하거나 또는 순응을 하다가 결국은 다시 원래 상태로 돌아오는 것입니다. 감기에 걸려 열이 38도까지 올라갔다가도 결국에는 36.5도로 다시 내려오는 것이 항상성입니다. 하지만 체중은 그렇지 못합니다. 우리 몸은 맥박도 그렇고 대부분이 항상성이라는 시스템에 의해 움직이는데, 체중은 늘어났다가 다시 돌아오지 못하고 그 자리에 머문단 말이죠. 이 시그널이 중요합니다. 몸에 문제가 생겼다는 의미니까요.

김태훈   하지만 체중도 항상성이 있는 것 같은데요. 우리가 독감에 걸리거나 배탈이 나서 하루이틀 식욕이 떨어지면 체중이 2~3킬로그램 빠졌다가도, 며칠 후 정상적인 식사를 하면 금세 이전 체중으로 돌아오지 않나요?

박용우   그렇죠. 약속이 많아져서 며칠 과식을 한 경우에도 2~3킬로그램이 쉽게 찌지만, 다시 정상적인 생활을 하게 되면 스스로 의식하지 않아도 원래 체중으로 돌아오죠. 이것이 바로 항상성입니다. 우리 몸이 생리적인 조절 시스템 안에서 움직이고 있다는 의미죠.

> "살이 찌는 것은, 많이 먹어서가 아니라
> 몸이 망가졌기 때문이다"

김태훈   우리 몸의 시스템이 정상적으로 작동할 때 항상성이 가동된다는 말씀이시군요. 말하자면, 체중이 늘었다 줄었다를 몸이 알아서 자율적으로 조절한다는 거죠, 특별한 변화 없이.

박용우   예를 들어, 내가 직장을 옮기면서 하는 일이 달라졌어요. 그전에는 영업직이어서 외부활동이 많았는데, 이제 하루 종일 내근을 해야 해요. 게다가 왜 그렇게 회식이 많은지 하루가 멀다 하고 저녁식사에 술자리가 이어져요. 환경이 완전히 바뀌어버린 거죠. 이런 일이 어쩌다 하루이틀 일어나는 게 아니라, 매일 반복되면 우리 몸의 생리적인 조절 시스템 아래서 작동하던 그 로딩을 벗어나게 됩니다. 어쩌다 한번 벗어났다가 다시 원상태로 돌아오면 다행인데, 계속 과한 로딩이 부여되면 아예 고장이 나버릴 수도 있습니다.
　　우리 몸은 예측 가능한 변화에 대해서는 민첩하게 움직입니다. 이를테면 '가을이 지나면 겨울이 오고, 겨울이 오면 식량이 안 들어올 거야', 이것은 우리가 살아오면서 수없는 경험을 통해 본능적으로 예측할 수 있는 변화입니다. 여기에는 바로 적응을 하죠. 그래서 겨울철에는 지방을 좀 아꼈다가 봄·여름이 되면 많이 사용합니다.

그렇지만 앞의 예처럼 환경이 갑자기 바뀐 경우, 우리 몸은 적절하게 대응하지 못합니다. "어, 이거 어떻게 해야 하지" 하며 혼란스러워하는 거죠. 그러면서 생존을 위해 새로운 환경으로 다시 세팅을 합니다.

이것을 우리는 항상성이라고 하지 않아요. 항상성은 영어로 '호미어스테이시스(homeostasis)'라고 하는데, 이 경우에는 '알로스테이시스(allostasis)'라고 하죠. '생체적응'이라는 뜻입니다. 바뀐 환경에서 생존하기 위해 나를 바꾸는 것이죠.

그런데 비만은 전형적인 생체적응이라고 할 수 있어요. 앞에서 이야기한 것처럼 우리 몸이 건강하고 생리적인 조절 시스템이 잘 작동할 때에는 살이 찌지 않습니다. 어쩌다 한번 회식하고, 어쩌다 한번 술을 마셔서 체중이 는다고 해도 금세 원상태로 회복되죠. 하지만 이 시스템이 반복적이고 지속적인 자극에 의해서 무너지면, 바로 그때 살이 찌는 겁니다.

김태훈　　　단순하게 생각하면, 한 번 먹는 걸로는 살이 찌지 않지만, 자주 먹으면 당연히 칼로리가 올라가 살이 찐다, 이렇게 일차적으로만 이해를 했는데, 그게 아니라는 말씀이네요. 물론 그것도 이유가 되지만 더 문제가 되는 것은, 내 몸이 지금까지 균형을 잡아온 어떤 조절능력이 있는데, 그것이 깨지는 순간 걷잡을 수 없이 살이 찌고 과거와는 다른 체형으로 변해간다는 거죠?

박용우   맞습니다. 바로 그 점이 굉장히 중요한 포인트입니다. 사람들이 다이어트에 실패하는 이유가 바로 이 포인트를 모르기 때문입니다. 살이 찌는 순서가… 몸이 망가지는 게 첫 번째라는 거죠. 외부의 나쁜 요소가 지속적으로 몸 안에 유입되면서 몸이 망가지면, 그다음에 살이 찌는 현상이 나타납니다. 그때 많이 먹는 증상이 보이는데, 사람들은 그것이 살이 찌는 원인이라고 생각합니다. 실제 원인은 이미 망가진 조절기능인데 말이죠. 단지 증상일 뿐인 것을 보고, "그러면 살이 찌니까 적게 먹어야지" 하고 단정합니다. 그렇다면 적게 먹으면 망가진 몸이 회복될까요? 전혀 그렇지 않습니다. 결국 몸이 더 망가지는 결과만 초래할 뿐이지요.

그 모든 다이어트가
실패하는 진짜 이유

김태훈　　　방금 교수님의 이야기는 다이어트와 요요현상에도 시사
하는 바가 있을 것 같습니다. 몸이 망가져서 많이 먹게 되고 살이 찌는
증상이 나타나는 것입니다. 그런데 거꾸로 많이 먹어서 몸이 망가졌다
또는 뚱뚱해졌다고 생각한다고 해보죠. 그럴 경우 음식을 줄이면 당연
히 예전 상태로 돌아가겠지, 하고 생각하게 되겠죠.

　　그런데 사실 주변에서 음식량을 조절하는 방법으로 다이어트하는
사람들을 보면, 정말로 극단적으로 음식량을 줄이지 않으면, 말하자면
하루에 네 끼 먹던 사람이 한 끼를 먹는 식으로 하지 않으면 체중 변화
가 거의 없습니다. 제 어머니가 평생 다이어트를 하시는데, (웃음) "아
침은 안 먹어"라면서 한 끼 정도 슬며시 굶어주거나, 한 공기씩 먹던
밥을 한 수저 정도 덜어내는 식으로는 다이어트 효과를 볼 수 없더란
말입니다. 사실 이론적으로 보면, 분명 먹은 양이 줄었으니까 1킬로그

램이든 2킬로그램이든 빠져야 하는데 말이죠.

박용우   그게 우리 몸입니다. 칼로리를 가지고 이야기하는 것은 사실 1960~1970년대 이론입니다. 제가 늘 강조하는 것이, 사람 몸은 사과상자에 사과를 10개 집어넣었다가 9개 빼내면 1개 남고… 이런 식으로 생각할 수 있는 것이 아니라는 겁니다. 굉장히 유기적이고 다이내믹합니다. 내가 살 빼겠다고 조금 먹는 순간, 내 몸은 신진대사를 뚝 떨어뜨리고 기초대사량을 확 줄여버립니다. 심지어 가짜 피로감을 유발해 안 움직이게 만들기도 합니다. 에너지를 아끼기 위해서 말이죠.

김태훈   실제로는 피곤하지 않은데, 피곤한 척하는 거네요. (웃음)

> "자꾸 허기지고 먹을 것만 찾게 된다면
> 이미 몸이 바뀌었단 증거!"

박용우   그렇습니다. 아침에 헬스클럽을 가야 하는데 도저히 몸이 무거워서 못 일어나겠고… 그렇게 만드는 게 우리 몸입니다. 재미있는 연구결과가 있는데, 뚱뚱한 사람들과 정상 체중인 사람들이 먹는 식단과 칼로리를 비교했더니, 별 차이가 없더랍니다. 먹는 양이 다르지 않았다는 거죠.

김태훈   맞아요. 사실 제 어머니가 저보다 덜 드시는데, 예전부터 좀 뚱뚱하셨거든요. 저는 더 많이 먹는데, 아버지도 더 많이 드시고….

박용우　그게 뭐냐 하면… 방금 말씀드린 연구결과의 연속인데요. 어떤 사람들이 많이 먹는지 봤더니, 체중이 늘고 있는 사람들이 많이 먹더라는 거예요. 이미 뚱뚱한 사람들보다 현재 체중은 비만이라고 하기에는 좀 적은데, 비만으로 변해가는 사람들이 많이 먹는다는 거죠. 이건 굉장히 중요한 메시지입니다.

　내가 살이 찌는 게, 내 몸의 조절 시스템이 무너졌다는 신호라는 거죠. 세트포인트가 상향 조정되면서 내 몸이 지금 지방이 부족하다고 느낀다는 얘기예요. 그렇게 바뀌는 순간, '어? 나는 평소와 비슷하게 먹었는데, 왜 배가 고프지?', '전에는 안 그랬는데, 요즘은 자기 전에 입이 심심해서 냉장고를 열게 돼'… 이런 식으로 변화를 느끼게 됩니다. 평소와 비슷하게 먹었는데 더 허기가 지고 자꾸 먹을 것을 찾게 된다는 것은, 내 몸이 바뀌었단 증거입니다. 앞으로 살이 찔 거라는 징조죠. 그리고 실제로도 찝니다. 그래서 내 몸이 일정 체지방에 도달해 다시 새롭게 세팅이 되면, 그때부터는 그 체중, 그러니까 불어난 체중을 유지하게 되는 겁니다.

김태훈　쉽게 생각하면 이런 건가요? 어느 날 음식을 많이 먹었습니다. 그날 마침 회식까지 있었죠. 그러면 우리는 흔히 "과식했다"라고 이야기합니다. 과식이라는 것은 평상시보다 많이 먹었다는 의미니까 다음 날이 되면 본래의 식습관으로 돌아오죠. 그래서 "어제 너무 많이 먹었어. 아침 안 먹을래" 혹은 "어제 너무 많이 먹었더니 속이 부대끼네, 오늘은 두 끼만 먹을래"라는 이야기를 하게 됩니다. 그런데 어느 날 문득 깨닫고 보니 "어? 얼마 전까지는 아침을 이렇게 많이 안 먹었는데!", "저녁을 많이 먹었는데도 자꾸 과자에 손이 가네!". 이런 식으로 아무런 거부감 없이 음식량이 조금씩 늘고 있다면, 이게 바로 살이 쪄가는 과정이라는 얘기죠? 그리고 이 과정이 진행된다는 것 자체가 몸이 이미 망가졌다는 증거라는 거고요.

박용우   그렇죠. 실제로 외국에 재밌는 연구결과가 많습니다. 24시간 감시하에 있는 감옥의 죄수들에게 의도적으로 음식을 많이 먹여봤는데, 다 살이 찌지 않았습니다. 너무 마른 사람이 살이 찌고 싶어서 일부러 식사량을 늘린다고 해도 쉽게 살이 찌지 않습니다. 왜? 몸의 세팅 자체가 바뀌지 않았기 때문이죠.

김태훈   아직은 몸이 정상적인 시스템을 유지하고 있기 때문에 그렇다는 말씀이죠?

박용우   그렇습니다. 그런 상황에서는 쉽게 살이 찌거나 빠지지 않습니다.

김태훈   일주일 동안 과식했다고 해서 갑자기 막 살이 찌지는 않는다는 거군요.

박용우   네. 그래서 제가 자주 예를 드는 게 있는데, 뚱뚱해진 분들에게 이렇게 말합니다. "예전에 20~30대 시절 뚱뚱하지 않았을 때와 지금 먹는 것을 비교해보세요." 대부분 그렇게 많이 먹지 않습니다. 그때는 몸이 건강했기 때문에 어쩌다 먹는 빵이나 어쩌다 먹는 설탕커피가 몸에 큰 영향을 끼치지 않았을 뿐이지요. 반면에 몸의 시스템이 무너지면, 당분이 조금만 들어가도 이를 처리하는 데 버거워합니다. 그런 상태에서 빵을 먹고 설탕커피를 마시면 몸은 더 쉽게 망가지죠. 살이 더 찝니다. 다음 날 체중이 1~2킬로그램 더 늘어 있죠. 그 차이인 겁니다. 그런데 사람들은 대부분 빵 한 조각, 커피 한 잔을 더 먹어서 살이 찐 거니까 안 먹으면 괜찮아질 거라고 생각하죠. 물론 내 몸이 바뀌었나, 하는 생각도 하지만요.

사실은 몸에 나쁜 음식이 반복적으로 들어와서 시스템이 무너진 거기 때문에 그런 나쁜 음식을 끊고 좋은 음식을 먹어야 하는데, 전체적으로 칼로리를 줄이기 위해 식사량을 확 줄여버리는 거죠. 망가진 몸을 회복하려면 몸에 필요한 영양소들을 충분히 공급해야 하는 상황인데 말이에요. 오히려 치료를 거꾸로 받는 셈입니다. 적게 먹는다는 건 필요한 영양소들을 충분히 공급받지 못한다는 거잖아요? 그러니 몸이 회복되지 않는 거죠.

"비만 치료의 첫 번째 방법,
적게 먹는 것보다 좋은 음식으로 바꿔 먹어라"

김태훈　　　패스트푸드를 아주 많이 먹던 사람의 경우, 비만을 치료하는 첫 번째 방법은 좋은 음식으로 바뀌나가는 것이어야 하는데, 우리는 그렇게 하지 않고 단순하게 양을 줄임으로써 살을 빼려고 하다 보니 문제가 된다는 말씀이시군요.

박용우　　그렇죠, 그것이 가장 큰 문제죠.

김태훈　　저도 사실은 패스트푸드도 먹고, 또 좋은 음식도 찾아
먹으려고 노력하는 편입니다. 그런데 제 개인적인 경험에서 재미있
는 게 뭐냐면, 몸 컨디션이 괜찮을 때는 소위 패스트푸드나 나쁜 음식
이 별로 당기질 않는다는 거예요. 심지어는 맛도 별로 없고, 먹고 나면
약간 불쾌감 같은 것도 남더라고요. 그래서 될 수 있으면 좋은 밥과 좋
은 반찬으로 식사를 하려고 합니다. 하루에 두 끼만 먹는 식단도 꼬박
꼬박 지키게 되고… 일부러 노력하는 게 아니고요. 그런데 가끔 과음
을 한다거나 혹은 몸이 굉장히 피곤한 상태면, 묘하게도 라면이라든지
햄버거, 단 음식, 평소에는 잘 먹지도 않는 콜라… 이런 것들이 막 당겨
요. 그러곤 어느 순간 그런 것들을 주문해서 먹고 있는 자신을 발견하
게 됩니다. 이것도 같은 맥락인가요?

박용우　　비슷합니다. 우리 몸의 조절 시스템이 정상적으로 작동
하고 있을 때는 뇌나 몸이 좋은 것을 찾습니다. 그런데 뇌와 몸이 커뮤
니케이션이 잘 안 되고 부조화할 때에 그런 현상이 나타납니다. 어느
순간, 뇌가 이기적이 되어버리는 거죠. 뇌가 몸을 버리고 자기만 행복
하겠다고 나설 때 몸이 망가지기 시작합니다.
　　지금 아주 중요한 이야기를 하셨는데요, 입맛을 건강하게 유지하면
몸은 절대 망가지지 않습니다. 좋은 음식이 들어왔을 때 그게 입에 잘
맞고, 그런 것들을 먹었을 때 편안하게 느끼는 몸은 절대로 망가지지

아요. 그런데 어느 순간 나쁜 음식들이 당겨서 먹기 시작했다는 것은, 뇌가 내 몸을 버리기 시작했다는 의미입니다.

김태훈　　　자기만 살겠다고? (웃음)

박용우　　　네, 사이가 틀어진 거죠. 커뮤니케이션이 단절된 겁니다.

김태훈　　　뇌가 자기만 살겠다고 한다는 것은, 천천히 소화되는 좋은 음식보다는 즉각즉각 흡수되고 바로 단맛을 느낄 수 있는 패스트푸드 등 가공식 쪽으로 음식적 취향이 바뀐 것이다, 이렇게 볼 수 있겠군요.

박용우　　　네. 뇌는 포도당만을 에너지로 씁니다. 뇌에 24시간 포도당을 잘 공급하기 위해서 간이 당을 보관하고, 인슐린이라는 호르몬이 아주 중요한 작용을 하죠. 하지만 뇌가 스트레스를 받게 되면 과부하가 걸립니다. 그러면 당이 더 많이 필요한 상태가 되는 거죠.

김태훈　　　더 많이 움직여야 하니까 더 많은 연료를 필요로 하게 되는 거군요.

박용우　　　네. 그래서 당을 더 많이 요구하게 됩니다. 우리 몸에서 췌장이나 간 등 다른 장기들이 정상적으로 작동할 때는 각자 알아서 "뇌가 저렇게 당을 많이 요구하니까 일단 다 주자. 우리는 당 대신 지방을 에너지원으로 쓰면 되잖아" 하는 식으로 커뮤니케이션하죠.

탄수화물을 먹지 않을 때, 즉 인슐린이 바닥에 있을 때 우리 뇌는 아주 편안하게 포도당을 취합니다. 뇌는 인슐린의 도움 없이도 당을 공급받을 수 있지만, 다른 조직들은 인슐린이 있어야만 당을 공급받을 수 있기 때문입니다. 이때 다른 조직들은 지방을 쓰죠.

그렇지만 당이 많을 때는 인슐린이 분비되니까, 인슐린이 근육이라든지 지방의 포도당 문을 활짝 열고 "야, 니들 이거 빨리 처리해!" 하는 식으로 작동합니다. 그러면 상대적으로 뇌로 올라가는 포도당의 양이 줄겠죠. 뇌와 몸의 사이가 좋을 경우에는 이렇습니다. 인슐린이 떨어져 있을 때는 뇌가 당을 충분히 흡수하고, 올라가 있을 때는 뇌가 몸에게 좀 양보합니다.

이런 경우를 한번 상상해볼까요. 인슐린이 올라가 있는 상황이라 뇌가 평상시에 비해 충분한 양의 당을 받지 못하는데, 뇌는 과부하가 걸려 있어서 계속 당을 더 달라고 하면 어떤 일이 벌어질까요?

그렇게 되면 인슐린이 올라가 있는 상태가 길어집니다. 인슐린이 떨어져야 뇌가 편안하게 당을 공급받는데, 인슐린이 올라가 있으면 당이 근육이나 지방으로 먼저 가기 때문에 뇌가 당을 공급받지 못하는 상태가 길어지게 되죠. 당을 충분히 공급받지 못하는 뇌는 참지 못하고 당분을 더 많이 먹겠다고 보챕니다. 결국 뇌는 당을 충분히 먹지도 못하면서 근육이나 지방, 특히 지방에 당이 더 많이 쌓이도록 만들고 맙니다.

쉽게 말해 뇌와 몸 사이에 커뮤니케이션이 안 된다는 겁니다. 커뮤니케이션이 망가지면 뇌는 계속해서 당을 요구하지만, 요구한 만큼 당을 충분히 공급받지 못합니다. 당은 결국 지방으로만 쌓이게 되는 거죠. 이런 것들이 몸이 망가지는 원인이 됩니다.

김태훈   뇌는 당을 달라고 해서 음식으로 그것을 계속 섭취하는 데, 섭취해서 소화된 것이 뇌로 올라가지 못하고 몸 안에 쌓이면서 과다한 지방으로 변해가는 거군요. 인체라는 것이 참 복잡하네요.

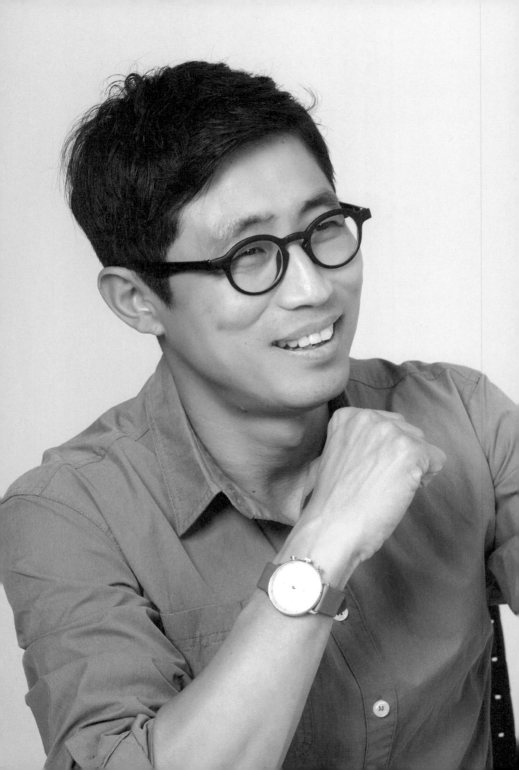

패스트푸드를 아주 많이 먹던 사람의 경우, 비만을 치료하는 첫 번째 방법은 좋은 음식으로 바꿔 나가는 것이어야 하는데, 우리는 그렇게 하지 않고 단순하게 양을 줄임으로써 살을 빼려고 하다 보니 문제가 된다는 말씀이시군요.

비만의 주범,
정말 스트레스일까

김태훈　　　비만의 원인에 대해서 계속 여쭤보고 있는데, 그렇다면 구체적인 비만의 요인으로는 어떤 것들이 있을까요? 우리가 일상생활에서 가장 쉽게 접하는 요인과 또 가장 주된 영향을 미치는 요인은 뭘까요?

박용우　　　스트레스입니다. 현대인들의 비만이 꾸준하게 늘고 있는 요인을 제대로 알아야 합니다. "많이 먹고 안 움직였으니까 뚱뚱해졌지"라고 한다면… 1970년대와 2018년을 비교해보죠. 분명히 그때보다는 많이 먹고 훨씬 덜 움직이죠. 하지만 10년 전인 2008년과 2018년을 비교한다면, 또는 20년 전인 1998년과 2018년을 비교하면, 우리가 정말 그때보다 더 많이 먹고 덜 움직일까요?

　아니거든요. 이미 1998년에 비만을 질병으로 규정했고, 비만클리닉이 2000년대 들어서 우후죽순 늘어났어요. 동네마다 헬스클럽이 생기고, 소식해야 장수한다는 말이 매스컴에서 계속 나오고… 그럼에도 불구하고 비만 인구는 계속 늘고 있습니다. 결국 비만의 원인이 많이 먹고 안 움직여서가 아니라 다른 데 있다는 거죠.

그 첫 번째가 저는 스트레스라고 생각합니다. 왜? 현대인들이 과거에 비해서 훨씬 더 많은 스트레스를 받고, 스트레스를 극복할 수 있는 저항력(?) 같은 것도 많이 떨어졌습니다. 그래서 같은 스트레스라도 더 심하게 느낀다는 거죠. 이런 것들이 현대인들의 비만을 만드는 중요한 원인 중 하나고, 여기에 맞물려서 돌아가는 게 바로 탄수화물입니다. 특히 혈당을 급격하게 높이는 당류가 스트레스와 가장 밀접한 관련이 있지요.

"우리를 살찌게 만드는 스트레스,
그 프로세스의 은밀한 작동법"

김태훈　　　스트레스가 비만의 주요 요인이라는 것은 이해를 하겠는데, 그렇다면 스트레스가 비만을 일으키는 과정은 어떻게 되는가, 그것이 궁금합니다. 우리가 "스트레스 받지 마, 살찐다!"라고 이야기했을 때, 흔히 듣는 말이니까 그럴 수도 있겠다고 넘어가지만, 스트레스를 받는 게 도대체 어떻게 살이 찌는 것과 연결이 되는지에 대해서는 잘 알지 못하거든요.

박용우　　　급성 스트레스와 만성 스트레스로 나눠서 봐야 하는데, 먼저 급성 스트레스를 예로 들어 설명하지요. 원시시대에 사냥을 나갔다가 사나운 동물을 만났어요. 죽기살기로 싸우든지 줄행랑을 쳐야 하는데, 그때 우리 몸은 급성 스트레스 상태가 됩니다. 아드레날린이나 코르티솔 같은 스트레스 호르몬이 왕창 분비되죠. 심장이 마구 뛰고 동공이 커집니다. 그래야 빨리 동굴이나 안전한 곳을 찾을 테니까요. 또 피가 근육 쪽으로 몰려야 싸우든지 도망을 칠 테니 근육도 긴장 상태가 되고… 이것이 바로 스트레스 반응입니다.

아드레날린이나 코르티솔이 많이 분비되면, 핏속에 연료로 이용할 수 있는 포도당과 지방산이 엄청나게 늘어납니다. 일단은 가져올 수 있는 연료를 다 빼오는 거예요. 그래서 죽기살기로 싸우든, 도망치든 해서 스트레스 상황에서 벗어나면, 아드레날린이 떨어지면서 맥박이 정상으로 돌아옵니다. 그다음에 코르티솔이 뒤늦게 떨어지는데, 그 시점에 '배가 고프네! 당분과 지방산을 에너지원으로 많이 썼으니까 얘네들을 보충해야 해' 하는 신호를 줍니다.

때문에 급성 스트레스 상태에서는 배가 안 고파요. 죽기살기로 싸우거나 도망쳐야 할 때 그런 걸 느끼면 안 되니까. 그 상태에서 코르티솔이 많이 분비되는데, 그 코르티솔의 분비를 늘리는, ACTH라는 뇌하수체에서 나오는 호르몬이 있어요. 또 이 호르몬을 많이 분비시키는, 시상하부에서 나오는 CRH라는 호르몬이 있는데, 이것이 강력한 식욕 억제제예요. CRH가 먼저 분비되고, 그다음에 ACTH가 분비되고, 그다음에 코르티솔이 나오는 겁니다. 코르티솔이 떨어지면 자연히 ACTH와 CRH가 떨어지죠. 그러면서 허기가 느껴지는 거예요.

그런데 만성 스트레스라는 건 이런 겁니다. 아침에 편안하고 상쾌한 기분으로 일어나는 게 아니라 자명종 소리를 듣고 억지로 잠에서 깬 거예요. 졸린 눈 비비고 시계를 봤는데, 이게 웬일! "오늘도 또 늦었어!" 하며 정신없이 차를 탔는데, 여지없이 차는 막히고, 결국 지각을 하고, 상사에게 혼나고… 이런 식으로 스트레스가 연속됩니다. 이런 식이면 스트레스 호르몬이 올라갔다가 떨어지는 게 아니라 계속 올라간 상태로 유지되겠죠. 그러면 어떻게 될까요?

우리 몸이 계속 당을 올려야 하는 거예요. 당을 올리기 위해서 몸에 있는 당을 충분히 가동해야 하는데, 이런 상황이 만성이 돼버리면 코르티솔이 계속 올라가 있기 때문에 CRH가 떨어집니다. 그런데 CRH는 강력한 식욕억제제기 때문에 만성 스트레스 상태에서는 배가 고픈 거예요.

김태훈　　　원시인들이 밀림에서 사자를 만난 상황, 즉 급성 스트레스 상황에서는 식욕억제제 성분이 올라와 다른 데 신경 쓰지 말고 오직 사자와 싸우든지 도망가든지 둘 중에 하나를 결정해서 행동하도록 합니다. 그런데 스트레스 상황이 만성이 되면, 처음에는 식욕억제제 성분이 올라왔다가 나중에는 떨어진다는 거죠?

박용우　　　피드백 때문이에요. 코르티솔이 떨어져 있어야 CRH가 올라가서 다시 올리려고 할 텐데, 계속 올라가 있으니까 CRH가 계속 올라가 있을 필요가 없잖아요. 그러니까 떨어지는 거죠.

김태훈　　　이미 올라가 있으니, 더 이상 자극을 할 필요가 없는 거군요. 자신의 임무가 사라졌으니까.

박용우　　　그렇죠. 그럼에도 코르티솔은 계속 올라가 있으니까 당이 필요한 거예요. 옛날 원시 인류는 그래도 도망치든지 싸우든지 신체활동을 해서 칼로리가 고갈된 상태에서 새로운 에너지를 얻었단 말이에요. 그런데 현대인들은 칼로리가 고갈되지도 않은 상태에서 코르티솔은 계속 올라가 있으니까 문제인 거죠. 그래서 스트레스를 받으면 배가 부른데도 계속 당이 당겨서 설탕커피를 마시거나 과자를 집어먹게 되는 거예요.

> "스트레스가 우리 몸에 음식을 끌어들이고
> 결국 비만을 초래한다"

김태훈　　　원시시대까지 거슬러올라가지 않아도 육체를 쓰던 시대에 스트레스는 대부분 육체의 반응으로 느껴야 했겠죠. 그러니까 실제로 칼로리를 소비한 상태에서 허기가 왔을 테고, 칼로리를 다 쓴 후 음식을 먹음으로써 균형을 이뤘다는 얘기네요. 하지만 현대인들의 스트레스라는 건, 정신적인 원인이 많기 때문에 뇌활동으로 칼로리를 소비한다고는 하지만 신체활동처럼 많은 칼로리를 소비하지는 못하는 거죠. 정신적인 스트레스가 있을 때 음식에 대한 허기를 느끼게 되고, 칼로리에 대한 욕망이 생기면, 실제로 소비된 것 이상으로 음식을 먹게 된다는 말이군요.

　　요약해 말하자면 이런 것이겠네요. 위장에서 느껴지는 허기 때문에 음식을 먹는 게 아니라, 배는 이미 가득 차 있음에도 불구하고 스트레스가 음식을 끌어들인다. 그것이 과잉섭취로 이어지고, 결국 비만을 초래한다.

박용우　　그렇죠. 그런데 그게 하필이면 혈당을 빠르게 높이는 음식이란 말입니다. 앞에서 이야기한 인슐린이라든지, 또 제가 자세히 설명하진 않았지만 지방에서 분비되는 렙틴호르몬은 당이 과잉으로 들어왔을 때 영향을 받습니다. 작동능력이 떨어지는 거죠. 앞에서 지방조직이 내분비 장기라고 했던 이유가 이와 관련이 있습니다. 지방조직에서 렙틴이라는 호르몬이 분비되는데, 이 호르몬이 우리 몸의 지방을 일정하게 유지하는 데 중요한 역할을 하기 때문입니다.

　인슐린의 작동능력이 떨어지면 몸은 자꾸 분비량을 늘리려 하고, 분비량이 많아질수록 뇌는 자기한테 오는 당의 양이 줄어드니까 더 예민해지고, 더 먹으려고 하겠죠. 한편, 체지방을 일정하게 유지하는 시스템에 관여하는 렙틴호르몬이 둔감해지면 체지방이 자꾸 올라가도 그걸 컨트롤하지 못하게 됩니다.

　결국 만성 스트레스와 그로 인해 과잉섭취된 탄수화물 때문에 우리 몸의 조절 시스템이 무너지는 것이죠.

김태훈　　쉽게 말해서, 우리 몸에 과다한 탄수화물, 즉 당이 들어왔을 때 몸을 지키고 있던 가드들이 제 능력을 발휘하지 못하게 되는 거군요.

박용우　　그게 바로 앞에서 이야기한 조절 시스템이 무너지고 흔들린다는 거죠.

김태훈　　　축구에 비유하면 양팀 11명이 한 개의 공을 가지고 경기를 해야 하는데, 상대편이 22명쯤 와서 공을 네다섯 개씩 날려댄다면 1명의 골키퍼로는 도저히 막아낼 수 없는 상황이 되는 거네요. 그러면서 몸의 기능 자체가 무너져버리는 상태라고 이야기할 수 있겠군요.

박용우　　　아주 좋은 비유네요. 우리가 보통 '렙틴 저항성' 또는 '인슐린 저항성'이라는 표현을 쓰는데, 저항성이라는 게 뭐냐면… 렙틴이든 인슐린이든 세포막이 있는 수용체라는 곳에 결합을 해야 작동을 합니다. 결국 이 수용체들이 제 기능을 해줘야 우리 몸이 정상적으로 작동을 하죠.

김태훈　　　저항성과 수용체가 무엇인지 간단히 설명을 좀 해주시죠.

박용우　　　저항성이란 쉽게 말해 '내성'이 생기는 겁니다. 약물에 내성이 생기면 같은 용량으로는 동일한 효과를 얻지 못합니다. 점점 양을 늘려야 비슷한 효과를 얻게 됩니다. 렙틴호르몬에 저항성이 생겼다는 말은 렙틴호르몬이 정상보다 더 많이 분비되어야 정상으로 인식한다는 겁니다. 렙틴호르몬은 지방조직에서 분비되는데 정상보다 더 많이 분비되려면 지방조직이 더 많아야겠지요. 지방이 이전보다 더 늘어난 상태가 되어야 비로소 정상이라고 착각(?)합니다. 살이 찌고, 늘어난 체중으로 새롭게 세팅이 된다는 얘기죠.

　　　렙틴호르몬은 렙틴수용체에 달라붙어야 작동이 됩니다. 열쇠와 자물쇠에 비유할 수 있는데 렙틴호르몬이 열쇠라면 렙틴수용체는 자물쇠에 해당합니다. 자물쇠인 렙틴수용체에 이상이 생기면 어떤 현상이 생길까요? 렙틴호르몬은 우리 몸에 지방이 얼마나 있는지 뇌에게 알려주는 호르몬입니다. 그런데 그 신호를 받아들이는 렙틴수용체에 이상이 생겼으니 뇌는 지방이 부족하다고 착각하게 됩니다. 렙틴호르몬이 충분한데도 수용체와 반응을 못하니 뇌는 렙틴이 부족하다고 인식하는 거죠. 결국 식욕을 더 강하게 만들어 지방량을 늘리게 됩니다.

예를 들면, 작은 식당에 종업원이 4명 있는데 손님이 많이 와야 동시에 5명 정도 온다면 식당이 돌아가는 데 아무런 문제가 없습니다. 그런데 갑자기 손님이 20명 이상 한꺼번에 들이닥친다면 당연히 우왕좌왕하지 않겠어요. 그래도 어떻게든 해결은 해야 하니까, 종업원들이 지치는 거예요. 그래서 "나 더 이상 일 못해!"하고 나자빠지면, 우리 몸의 조절 시스템에 이상이 생기는 거죠.

그나마 그 네 사람이 어렵게라도 손님들을 상대할 때는 내가 군것질을 해도 쉽게 살이 안 찌는데, 이들이 두 손 들고 나가떨어지면 그때부터는 살이 찌기 시작하는 겁니다.

"스트레스에 취약한 현대인의 몸이 탄수화물을 만났을 때"

김태훈　　　스트레스가 비만의 첫 번째 요인이라는 교수님의 이야기는 매우 인상적입니다. 지금까지는 우리가 비만의 원인을 대부분 음식으로 풀어오지 않았습니까. 현대인에게 비만이란 음식물의 과잉섭취다, 많이 먹기 때문에 살이 찐다, 라고만 생각해왔죠. 그런데 몸이 망가졌기 때문에 많이 먹게 된다는 교수님의 진단은 현대인의 비만을 바라보는 새로운 시각을 제시하는 것 같습니다.

　현대인들이 과거의 인류에 비해 가장 많이 변한 게 있다면, 음식의 과잉섭취나 운동량의 부족 등에 관한 것보다는 과다한 스트레스를 먼저 생각해야 한다는 것이죠. 결국 스트레스의 과잉이 우리 몸을 망가뜨리면서 비만으로 이어지게 되는 거군요.

박용우　　　　과거에는 스트레스라는 것이 정신적인 측면도 있었지만, 추운 환경에 노출된다든지, 뜨거운 곳에서 오래 일해야 한다든지, 이런 물리적인 면이 많았죠. 이를테면 겨울에 영하 10도 밑으로 떨어질 때도 우리는 밖에 나가서 활동을 했고, 여름철의 그 뜨거운 뙤약볕 아래서도 농사일을 해야 했어요. 그런데 지금은 조금만 추워도 난방을 하고, 조금만 더워도 에어컨을 켭니다. 과거에 비해서 스트레스에 대한 자극이 크지 않다 보니 스트레스를 이겨내는 능력 자체도 떨어진 거예요. 계속해서 적들의 공격을 받다 보면 내부적으로 좀더 방비를 하고 큰 싸움에 대비를 하지만, 그런 것들을 별로 겪어보지 못하면 작은 공격에도 쉽게 무너지는 거죠. 현대인들이 지금 그런 상황입니다. 스트레스에 유달리 취약할 수밖에 없는 현대인들이에요. 스트레스를 받게 되면 본능적으로 혈당을 높이는 것을 찾는데, 지금 우리 주위를 보면 당을 높이는 음식을 단돈 천 원으로도 충분히 살 수 있어요.

김태훈　　　　노점상에만 가도 엄청난 음식들이 있죠.

박용우　　　　스트레스에 취약한 현대인들에게 마약과도 같은 탄수화물이 여기저기 널려 있어요. 스트레스와 탄수화물이 엮이면 몸이 망가지는데 말이죠.

김태훈　　과거에는 스트레스를 받아도 식량이 부족했기 때문에 바로바로 음식을 먹을 수 없었는데, 지금은 노점상부터 편의점까지 음식들이 넘쳐납니다. 스트레스를 받은 상태에서 편의점에 가 초콜릿을 하나 사 먹어도, 길거리 노점상에서 떡볶이를 한 접시 먹어도, 카페에 들어가 라테를 한 잔 마셔도… 그 안에 탄수화물이 엄청나게 들어 있죠. 이렇게 스트레스를 받았을 때 바로바로 음식을 섭취할 수 있는 이 환경 자체가 비만으로 이어진다는 거군요.

박용우　　저는 그렇게 봅니다. 그렇기 때문에 불과 10년, 20년 전에 비해서도 비만 인구가 늘고 있는 것이죠. 요즘 특히 어린이 비만, 청소년 비만이 증가하고 있는데, 그것도 그들이 받는 스트레스의 양, 스트레스에 대한 저항력, 탄수화물 섭취와 다 연관이 있습니다.

그러니까 단순히 많이 먹고 안 움직였기 때문에 살이 쪘지, 하는 구태의연한 논리는 이제 쓰레기통에 버려야 합니다. 그 논리 때문에 비만 치료가 자꾸 '적게 먹고 운동해라'가 되는 거예요. 어떻게 보면 스트레스를 적게 받고, 스트레스를 이겨낼 수 있는 힘을 기르는 것이 급선무죠. 그다음으로 문제가 되는 건 탄수화물 중독이에요. 혈당을 급격하게 올려주는 탄수화물은 중독성이 강한데, 탄수화물 중독에 이미 빠져 있는 뇌를 빨리 건져내는 것이 정상적인 몸으로 되돌릴 수 있는 보다 근본적인 치료입니다.

무조건 "적게 먹고 운동해라!"라고만 해서는 비만을 치료할 수 없어요. 몸은 이미 탄수화물에 중독되어서 탄수화물이 조금만 안 들어와도 짜증나고 우울하고 무기력해집니다. 또 운동을 하려고 해도 몸이 가짜 피로감을 내세우면서 안 움직이게 만들어요. 그런데 그런 것들을 다 무시하고 "너는 왜 이렇게 의지력이 약해, 왜 이렇게 게을러!"라고 윽박질렀던 거죠. 이건 아주 잘못된 접근이에요.

"극단적인 운동보다 명상을 통한 스트레스 관리가 더 효과적이다"

김태훈　　　요가를 보급한 원정혜 박사에게 재밌는 이야기를 들었어요. 그분이 원래 무용과 출신인데, 살이 너무 쪄서 아무리 운동을 해도 빠지지 않더래요. 다이어트에 숱하게 도전했지만 다 실패했다고 하시더라고요. 요가는 왜 하게 됐냐고 여쭸더니, 살을 빼려고 시작한 게 아니라는 겁니다. 스트레스를 너무 받아서 정상적인 생활을 하기가 힘들었고, 그래서 살 빼는 걸 포기한 채 스트레스를 받지 말아야겠다, 정신적으로라도 좀 편해져야겠다고 생각해서 요가와 명상을 시작했다는 거죠. 그런데 놀랍게도 요가와 명상을 하면서 살이 빠지기 시작했다는 거예요.

　　　이분의 이야기도 비만이 스트레스와 직접적인 영향이 있다고 볼 수 있는 사례가 되겠군요.

박용우　　　맞습니다. 스트레스 조절이 됐기 때문에 알게 모르게 탄수화물에 탐닉하던 습관도 고칠 수 있었고, 그랬기 때문에 몸이 회복되면서 다시 정상으로 돌아온 것이죠.

김태훈　더 극단적으로 이야기해본다면, 이제는 살을 빼기 위해서 무조건 체육관으로 갈 것이 아니라 명상을 하는 쪽이 오히려 더 효과적일 수 있는, 그런 시대를 살고 있다는 거네요.

박용우　어떻게 보면 그게 더 중요할 수도 있습니다. 운동량 부족, 활동량 부족도 살이 찌는 주요 원인 중 하나지만, 그보다는 스트레스를 적절하게 조절하지 못하는 내 몸 상태가 더 큰 원인일 수도 있으니까요.

김태훈　같은 양의 음식을 먹어도 상대적으로 그렇게 살이 찌지 않는 사람들도 있는데, 그 원인 중 하나가 스트레스를 관리하는 능력이 뛰어나기 때문이다, 뭐 이렇게 해석해볼 수도 있겠습니다.

박용우　저에게 아주 간단하게 비만의 원인을 물어보면 이렇게 대답합니다. "상대적으로 스트레스에 취약한 사람이, 탄수화물을 처리하는 능력이 떨어지는 유전자를 받았을 때, 그 두 가지가 결합되어 살이 찌기 쉬운 몸이 된다." 그러면 저에게 비만 치료를 받으시는 분들은 이렇게 이야기하죠. "제가 얼마나 성격이 좋은데요."
　일반인들도 뚱뚱한 사람들을 보면 푸근해 보인다면서 '얼마나 성격이 좋고 유하면 저럴까'라고 생각하기 쉬워요. 그런데 다른 사람들 눈에 성격이 좋아 보이는 사람들의 경우 '저 사람들이 나를 좋은 사람으로 보는데' 하는 생각에, 내뱉고 싶은 속마음을 참고 억눌러온 결과일지도 모릅니다. 어떻게 보면 남에게 좋은 사람으로 보이고 싶어하는 착한 마음의 소유자들인 거죠. 이런 사람들이 속에 억눌린 스트레스를 적절하게 해소하지 못해서 살이 찐 게 아닐까? 저는 그런 생각도 해봅니다.

김태훈　　반농담입니다만, 영화나 드라마에서 캐릭터를 설정할 때도 좋은 사람은 넉넉한 체형이고, 못된 사람은 깡마른 체형인 경우가 많죠. (웃음)

박용우　　그 반대의 경우도 있죠. 〈인어공주〉에서 인어공주의 목소리를 빼앗는 마녀는 굉장히 비만하게 그려졌잖아요.

김태훈　　그분은 넉넉한 게 아니라 탐욕스러운 거죠. (웃음)
　사실 이것도 제 이야기입니다만, 저는 사실 남들에 비해 많이 먹어도 살이 덜 찌는 체질이라고 생각합니다. 그런데 운동을 하면 트레이너가 마사지 같은 걸 해주는데 그때마다 하는 이야기가, 뭉친 데가 거의 없다는 거예요. 목 뒤에 뭉치는 게 보통 스트레스에서 많이 온다면서, 제가 스트레스 조절능력이 남들보다 뛰어난 것 같다고 하더라고요. 그리고 그것이 몸매를 유지하는 데도 도움이 되는 것 같다는 거예요. 이 역시 지금 교수님이 해주신 이야기와 연관이 되겠네요.

박용우　　내가 김 작가를 잘 아는데 방송이나 사생활이 거의 똑같습니다. 말하는 거 좋아하고, 말 많고… (웃음) 김 작가의 스트레스 해소법도 나는 알 거 같아요. 내가 말을 할 때 특히 본인이 전문적으로 잘 아는 음악이나 영화 이야기가 나오면 눈이 초롱초롱해지고 신이 난단 말이에요. 그러면서 뭔가 다른 일로 쌓여 있던 것들이 그때 분출되는 느낌을 받았거든요. 그런 것들이 나름대로 스트레스를 해소하는 방법이라는 거죠.

사람마다 각자의 스트레스 해소법이 있어야 해요. 나는 노래하는 거 좋아하죠. (웃음) 어떤 방법으로든 스트레스를 그때그때 풀어야 하는데, 현대인들은 그 방법을 잘 모르는 거예요. 심지어 스스로 스트레스가 쌓여 있다는 사실조차 몰라요. 자꾸 설탕커피가 당기고 초콜릿을 먹어야 정신이 차려지고⋯ 이건 이미 만성 스트레스 상태라는 건데, 그게 스트레스라는 걸 몰라요. 왜? 늘 그 상태이기 때문에. 그래서 스트레스 레벨이 떨어져 있는 상태를 한번 겪어봐야 합니다. 그래야 내가 지금 스트레스 상태에 있구나, 하는 것을 알게 되죠.

스트레스 호르몬은
우리 몸을 어떻게 교란하는가

김태훈　　　직장인들의 아침 풍경을 생각해보면 이런 모습들이 눈앞에 그려집니다. 자명종이나 핸드폰 알람 소리에 찌뿌둥하게 일어납니다. 그때부터 스트레스예요. 아침에 '따르릉' 울리는 소리 자체가 신경을 날카롭게 긁는 거죠. 새소리나 시냇물 소리로도 바꿔보지만 별다른 효과는 없습니다.

시간을 확인한 뒤, 분주히 아침식사를 하고 출근준비를 해 집을 나서면서 오늘 하루 동안 펼쳐질 여러 가지 일들 생각에 또 스트레스를 받습니다. 직장에 도착해서도 역시 마찬가지고요. 계속 그런 식이라면 결국 스트레스가 계속 고점에서 유지될 수밖에 없습니다. 그렇다면 그 상황 자체를 완벽하게 바꿀 순 없다고 해도 조금이라도 스트레스를 낮추기 위한 노력이 필요하지 않을까요? 설사 스트레스가 떨어졌다가 다시 상승한다고 해도 어쨌든 스트레스가 계속해서 높은 상태로 유지되지는 않도록 하는 생활 속의 작은 노력들 말이죠.

박용우   굉장히 중요한 이야기입니다.

"적절한 스트레스 호르몬 관리가 비만은 물론 질병을 예방하는 가장 좋은 방법"

김태훈   아침에 날카로운 알람 소리를 듣고 스트레스를 받으며 잠을 깼지만 좋아하는 온수 샤워를 통해 긴장을 푼다든지, 혹은 샤워기를 들고 노래를 한 곡 부른다든지, 출근길에 차가 막히면 좋아하는 음악을 틀어서 차가 막히는 그 상태의 스트레스를 해소한다든지… 그렇게 올라간 스트레스를 잠시나마 순간적으로라도 떨어뜨려줄 필요가 있을 것 같습니다. 직장에서 상사에게 꾸중을 들으면 또다시 스트레스가 쌓이겠지만, 오후 회의시간에 딴생각이라도 하면서 그 순간에서 벗어나는 것도 괜찮은 방법 아닐까요? 잠깐씩 하는 이런 작은 노력이 사실은 스트레스를 관리하고, 비만을 컨트롤하는 가장 현실적인 방법이 아닐까 싶습니다.

박용우   맞습니다. 스트레스 호르몬에 휴식을 주는 거죠. 스트레스 호르몬이라는 것이 사실… 우리가 중요한 일을 앞두고 있으면 스트레스 호르몬의 분비는 늘어납니다. 만약 내일이 시험이다, 그러면 당연히 오늘은 스트레스 호르몬이 많이 분비되죠. 실제로 스트레스 호르몬이 적정 수준을 유지해야 퍼포먼스가 좋아집니다. 내일이 시험인데 너무 릴랙스되어 있으면 공부했던 것이 머릿속에 쉽게 떠오르지 않아요. 물론 긴장감이 너무 지나치면 오히려 퍼포먼스가 떨어지고요. 그래서 적절한 스트레스가 필요하다는 거예요.

스트레스도 좋은 게 있고 나쁜 게 있습니다. 내일모레 애인과 아주 근사한 곳으로 여행을 갑니다. 그러면 마음속에 설렘 같은 좋은 의미의 스트레스가 생깁니다. 그런 건 좋은 스트레스예요. 그러니까 무조건 스트레스 호르몬을 낮춰야 한다기보다는 탄수화물을 부르는 스트레스에서 벗어나야 한다는 겁니다.

스트레스 반응이라는 것을 보면, 어떤 상황을 내가 스트레스라고 인식할 때부터 시작됩니다. '이거 스트레스야'라고 내가 인식하는 순간, 시상하부 뇌하수체에서 부신피질까지 이어지면서 아드레날린과 코르티솔 같은 스트레스 호르몬이 분비되거든요. 이런 자동 시스템에서 내가 개입할 수 있는 것은 딱 하나밖에 없습니다. 그 상황을 스트레스로 인식하지 않는 것. 처음에 내가 그 상황을 스트레스라고 인식하지 않으면 이 반응은 일어나지 않습니다.

아침에 출근하려고 차를 탔는데, 도로가 꽉 막혀 있단 말이죠. 짜증이 나고, 회의시간에 늦으면 어떡하나 걱정되기 시작하면 스트레스가 올라갑니다. 하지만 '어차피 이렇게 된 거, 운 좋게 제시간에 도착하면 좋고 안 되면 할 수 없지'라며 새로 산 음악이나 들어볼까 하는 겁니다. 그러면 스트레스 호르몬이 분비되지 않겠죠. 결국 매순간 확확 올라가는 스트레스 호르몬을 눌러줄 수 있는 자신만의 방법을 찾는 것이, 현대인들의 건강을 위협하는 여러 가지 질병을 예방하는 가장 좋은 방법입니다. 물론 비만도 포함해서요.

김태훈　　　저도 예전에 회사생활할 때 지각을 곧잘 했습니다. (웃음) 집에서 한 시간 정도 거리이고, 9시까지 출근이에요. 그러면 8시에는 출발을 해야죠. 그런데 출발할 때 이미 8시 30분인 경우가 있어요. 지각은 뻔한 거죠. 제가 당시 막히는 차 안에서 생각했던 게 뭐냐면, '아직 안 늦었다, 결국은 늦겠지만', '9시까지 출근인데, 아직 8시 30분이니 9시까지는 늦은 게 아니다'… 그래서 그 30분 동안은 아주 즐겁게 차 안에서 음악을 들으며 놀았던 기억이 있습니다. (웃음) 이것도 일종의 스트레스 관리법이었던 셈인 거죠?

박용우　　　맞습니다. (웃음)

"몸을 바꾸고 싶다면 생각부터 바꾸자! 긍정적인 생각과 느긋한 마음"

김태훈　　　회사에서 상사가 어떤 스트레스를 줬을 때, 너무 이상적인 이야기일 수도 있지만, 직장을 바꾸거나 상사를 바꾸는 것은 현실적이지 못하잖아요. 제가 너무 긍정적으로 보는 건지도 모르겠지만, 이런 생각을 해보는 건 어떨까요? 그래도 다닐 수 있는 회사가 있다는 것, 그리고 상사가 계속해서 나에게 무언가 지시를 하고 있으니 아직 쓰임새가 있다는 것… 이렇게 내 생각을 바꾸는 노력이 스트레스를 줄여줄 수도 있지 않을까요?

박용우　　　그런 생각의 전환 자체가 스트레스 해소의 첫 번째 방법입니다. 지금 이야기한 긍정적인 생각, 그것도 아주 중요하지요.

김태훈　　　그러니까 비만에도 결국 긍정적인 생각이 필요하다?

박용우　　　네, 긍정적인 생각은 매우 중요합니다. 여기에 또 하나, 쓸데없는 불안을 줄여보려고 노력해야 합니다. 예기불안이라고도 하는데, 예를 들어 건강검진을 받고 나서 결과가 나올 때까지 며칠 동안 잠을 못 자는 거예요. 암이 나오면 어떻게 하지, 건강에 이상이 있으면 어떻게 하지, 우리 막내 시집가는 거 보고 죽어야 하는데… 이런 불안을 느끼는 거죠.

김태훈　　　아직 다가오지 않은 것에 대한 불안?

박용우　　　결과용지를 받아본 후, "암입니다!"라는 말을 듣고 나서부터 고민하나, 일주일 전부터 고민하나 결과의 차이는 전혀 없습니다. 그런데 왜 미리 고민하는 걸까요? 실제로 많은 현대인들이 이런 예기불안을 느끼고 있습니다. 아직 일어나지 않은 일에 대한 막연한 불안, 이것은 사실 현대사회가 만들어놓은 것이기도 하죠.

　우리가 살아가고 있는 이 사회 자체가 예측 불가능하잖아요. 과거 우리 부모 세대까지는 자신의 삶에 대한 예측이 어느 정도는 가능했어요. 언제까지 집을 마련하고, 이때까지 아이들을 키우고, 노후에는 이렇게 살아가고, 죽음은 저렇게 준비하고… 하지만 지금은 내일 당장 어떤 일이 벌어질지 모르는 상황이죠. 그러니 늘 불안한 거예요. 불안하다는 것은 늘 긴장해 있다는 거고, 그러면 스트레스가 계속 쌓일 수밖에 없는 거죠.

사실은 나에게 어떤 일이 닥치기 전에는 그것에 대해 생각하지 않는 훈련이 필요합니다. 그래서 생각을 긍정적으로 하는 것 못지않게, 예기불안을 없애는 것도 아주 중요하지요.

"행복한 미인이
잠꾸러기일 수밖에 없는 이유"

김태훈   스트레스는 수면 부족으로도 이어져서 또 다른 스트레스를 낳기도 하는 것 같은데요.

박용우   그렇습니다. 스트레스를 많이 받으면 수면의 질이 떨어지죠. 깊은 잠을 이루지 못하고 자다가 자주 깨면서 충분한 수면을 취하지 못합니다. 우리 몸은 잠을 자는 동안 회복이 되어야 하는데, 그 회복력을 잃는 거죠. 그러면 깨어 있을 때 식욕 조절 호르몬 같은 것이 더 왜곡되기 때문에, 실제 필요한 것보다 더 많이 먹게 되는 겁니다. 그러니까 수면 부족도 비만의 원인이 됩니다.

김태훈   아, 그런가요? 우리가 일반적으로 알고 있는 것과는 좀 다르네요. 우리는 대부분 수면이 부족하면 살이 빠진다고 생각하지 않나요? 그런데 어떻게 해서 수면 부족이 비만으로 이어진다는 거죠?

박용우   수면 부족 또는 수면의 질이 떨어진다는 것은, 우리가 흔히 '딥슬립(deep sleep)'이라고 이야기하는, 깊은 잠을 자는 시간이 줄어든다는 거예요. 잠을 자는 동안 깨어 있을 때 올라가 있던 스트레스 호르몬을 낮춰줘야 하는데, 그러질 못하는 거죠.

우리가 잠을 푹 자게 되면 몸이 개운해지면서 스트레스에 대한 저항력이 커지기 때문에, 어제 스트레스를 받았던 자극도 스스로 스트레스라고 인식하지 않고 넘어갈 수 있습니다. 반대로 잠이 부족해서 몸이 피로하고 예민해지면 작은 스트레스도 크게 받아들이게 되죠.

이처럼 잠은 스트레스와 굉장히 밀접한 연관이 있습니다. 앞에서 렙틴호르몬 이야기를 했는데, 렙틴은 뇌에다 지방이 충분히 있다는 신호를 주는 호르몬입니다. 그리고 위장에서 분비되는 그렐린이라는 호르몬이 있는데 이것이 바로 우리가 '배꼽시계'라고 하는, 식사시간이 되면 배에서 꼬르륵 소리가 나고 배고픈 느낌이 들도록 하는 호르몬이죠. 이 렙틴과 그렐린이 우리의 수면에 영향을 줍니다. 잠을 깊게 못 자면 렙틴호르몬이 제대로 작동하지 못하면서 포만감을 잘 못 느끼게 되고, 배고픔을 느끼는 그렐린 호르몬이 과도하게 분비되면서 시도 때도 없이 배가 고파지는 거죠.

김태훈   쉽게 이야기해서, 수면 부족이 호르몬의 교란을 일으킨다는 거군요?

박용우   네. 그래서 잠을 적게 잘수록 비만해지기 쉽다고 이야기하는 거죠.

김태훈　　수면 부족에 대해서는 사실 여러 가지 이야기를 하지 않습니까. 호르몬 교란에 의한 우울증도 사실은 수면 부족이 가장 큰 원인이라는 이야기가 있습니다.

박용우　　우울증의 증상으로 수면 부족이 올 수도 있고, 수면 장애가 길어지면 우울증이 올 수도 있죠.

김태훈　　우울증도 계속적인 스트레스 상태로 봐야 할까요?

박용우　　물론이죠. 우울증은 만성 스트레스와 연결 지어서 설명해야 하는데⋯ 우리가 잠을 자게 되면 멜라토닌이라는 호르몬이 분비됩니다. 그런데 이것이 굉장히 강력한 항산화제면서 면역력을 키우는 호르몬이기도 합니다. 멜라토닌은 세로토닌의 변형이라고 할 수 있는데⋯ 우리가 흔히 세로토닌을 '행복호르몬'이라고 하잖아요. 이 호르몬 수치가 높으면 기분이 좋아지고, 반대로 부족하면 우울해지기 때문이죠. 이 세로토닌이 낮 동안 충분히 분비되면 멜라토닌으로 쉽게 넘어가기 때문에 밤에 숙면이 가능해집니다.

김태훈　　낮의 행복이 밤에 숙면으로 이어진다?

박용우　　맞습니다. 반대로 낮에 우울해서 세로토닌이 떨어지면 밤에도 멜라토닌이 충분히 분비되지 않아서 깊은 잠을 못 자게 되는 거예요.

김태훈　　　저도 스트레스를 많이 받은 날은 새벽에 깨는 경우가 참 많거든요. 이것도 말하자면 호르몬의 영향이라는 거군요.

> "편안한 수면과 근육,
> 그리고 비만의 상관관계"

박용우　　　그렇습니다. 그리고 이 멜라토닌과 성장호르몬이 낮 동안 우리 몸에서 고갈된 것들을 채워주고 망가진 것을 수리해준단 말이죠. 또 하나 중요한 역할이 있는데, 바로 근육을 만드는 거예요. 현대인들의 건강을 위협하는 요인 중 하나가 근육량이 적어지는 겁니다. 이것은 운동 부족이나 단백질 섭취 부족 때문일 수도 있지만, 수면의 질이 떨어지는 것도 한 가지 원인입니다.

김태훈　　　사실 저도 운동을 합니다만, 트레이너들이 이런 이야기를 하더군요. 근육을 붙이는 데는 운동이 30퍼센트, 식사가 30퍼센트, 휴식과 수면이 40퍼센트라고요. 그만큼 수면이 근육량을 유지하고 키우는 데 결정적인 역할을 한다는 거죠.

박용우　　　네, 매우 중요합니다.

김태훈　　　역시 호르몬의 영향 때문이겠군요.

박용우　　　호르몬의 영향이 가장 크죠. 우리 몸이 낮에 활동 모드일 때와 밤에 휴식 모드일 때는 확연히 다르거든요. 낮에는 뇌를 비롯해서 온갖 장기와 근육이 적극적으로 활동하면서 에너지를 소비한다면, 밤에는 일단 근육도 휴식을 취하고 다른 장기들도 낮에 비해서는 여유가 있습니다. 그럴 때 부족했던 것을 채우고, 고장난 것들을 고치는 겁니다. 우리 몸이 본격적으로 손상된 근육을 회복시키는, 나아가 강하게 만드는 시간인 거죠. 그런데 그런 시간을 충분히 주지 못하면 당연히 근육 생성량도 떨어지고, 손상된 조직을 회복할 수 있는 기회를 놓쳐 몸이 계속 망가지는 거죠.

김태훈　　　우리 몸에 근육량이 많아지면 기초대사량이 늘어나 같은 양의 음식을 먹어도 살이 찔 확률이 떨어진다고 하죠. 기초대사량이라는 게 운동을 하지 않아도 몸에서 소비되는 에너지를 말하는데, 체온 유지나 심장 박동, 호흡 같은 데 쓰인다고 합니다. 근육량이 많아지면 당연히 이 기초대사량도 늘어나는 거죠. 그런데 밤에 수면시간이 줄어들면, 근육 생성이나 복구가 원활하게 되지 않아 칼로리 소모가 적어지고, 그래서 결국 몸이 뚱뚱해지는 악순환이 반복된다는 거네요.

박용우　　　근육 이야기가 나온 김에 조금만 더 덧붙여볼까요. 근육이 또 중요한 게, 우리 몸에서 탄수화물의 유연성에 영향을 주는 게 바로 근육이기 때문입니다. 무슨 말이냐 하면, 앞에서 탄수화물은 급성에너지원이라고 했잖아요. 우리 몸에 들어오면 바로바로 써야 한다는 뜻이죠. 그러지 않으면 어딘가 쌓아둬야 하는데, 우리 몸에서 탄수화물을 비축할 수 있는 곳은 딱 두 군데, 바로 간과 근육뿐입니다. 간은 뇌에 24시간 안정적으로 당을 공급하기 위해서 비축하는 거고, 근육은 자기가 쓰기 위해서 비축하죠. 근육에 비축된 당은 자기만 씁니다. 다른 데는 안 주죠. 근육에 비축할 수 있는 당의 양은 300~400그램인데, 근육이 많은 사람은 좀더 많이 비축할 수 있겠죠. 그래서 케이크나 과일을 더 먹어도 쉽게 살이 찌지 않는 겁니다.

반대로 근육이 없으면 당을 조금밖에 비축하지 못하니까, 미처 소비하지 못한 당이 지방으로 쌓이겠죠. 밀가루 음식이나 과일 좋아하는 사람들은 나이가 들면 들수록 근육량이 줄어들 겁니다. 그래서 당을 처리하는 능력도 떨어질 수밖에 없는데 좋아하는 음식을 계속 많이 먹는다면, 살이 찌고 몸이 망가질 수밖에 없습니다. 그러니까 내가 좋아하는 음식을 계속 즐기려면 내 몸의 조절 시스템이 망가지지 않게끔 양을 조절하든지, 아니면 근육량을 늘려서 당을 처리하는 능력을 더 키워야 하는 거죠.

극단적 다이어트가
불러온 악순환의 고리

김태훈　　스트레스와 수면 부족이 어쩌면 비만의 결정적인 출발점일 수 있다는 교수님의 이야기는 무척 인상적입니다. 그런 측면에서 본다면, 한편으로는 좀 조심스럽지만 다시 논의해봐야 할 부분도 있을 것 같습니다. 한 통계자료를 보면, 현재 수만 개의 다이어트 방법이 있다고 합니다. 그런데도 끊임없이 홈쇼핑이나 광고를 통해서 새로운 다이어트 약이나 음식, 방법들이 제시되고 있습니다.

이렇게 계속 새로운 다이어트 음식과 방법들이 나온다는 것은, 역설적으로 기존의 방법들이 별다른 효과가 없었다는 이야기 아닐까요? 사실 이 문제는 아이러니하면서도 의문스럽습니다. 수많은 전문가들이 과잉 영양분을 해소하기 위해서, 칼로리를 소비하기 위해서 나름의 치밀한 전략을 가지고 꼼꼼하게 설계해서 만들어낸 다이어트 식품들이고, 또 굉장히 많은 의학적 정보를 토대로 고안한 다이어트 방법들일 텐데요. 그런데도 제대로 작동하지 못하고 있는 현상에 대해서 두 가지 의문점이 생깁니다. 그렇다면 이 방법들이 잘못된 것인가, 아니면 방법에는 문제가 없는데 실행에 문제가 있는 것인가? 여기에 대해서 어떻게 생각하시는지요?

"교과서적인 다이어트 방법,
과연 효과가 있을까?"

박용우 정말 어려운 문젠데… 지금도 교과서에는 3개월에서 6개월에 걸쳐 평소보다 500칼로리 정도 덜 먹고, 운동으로 200∼300칼로리를 더 소비해서 천천히 살을 빼는 방법이 제시되어 있습니다. 그리고 6개월까지 그런 방법을 썼는데도 초기 체중의 10퍼센트 이상이 빠지지 않으면, 그때 약물치료를 권해야 한다고 되어 있어요. 이대로만 할 수 있다면 좋은 방법일 수도 있습니다.

김태훈 성인 남녀 권장 칼로리가 대략 2,000∼2,500칼로리인 것 같은데, 다이어트로 고민하는 사람들이라면 통상적으로 그것보다 좀더 많이 먹지 않을까, 이런 생각을 하게 됩니다. 그런데 사실 그 차이는 음식의 양으로 보자면 굉장히 미미해서 줄이는 데 한계가 있죠.

  결국 운동을 어느 정도 해나가야 한다는 말이겠네요. 그런데 지금 이야기해주신 기준에 따르면, 사실 숨이 차거나 땀이 비 오듯이 흐르는 정도의 운동량은 아니거든요. 그 정도의 생활적 변화를 가지고 체중의 10퍼센트, 예를 들어 70킬로그램인 경우 7킬로그램이 6개월 안에 빠져야 한다는 것인데… 그 정도의 변화가 없을 때 약물치료를 권한다? 사실 조금 비현실적이지 않나 하는 생각도 듭니다.

박용우　비현실적이죠. 경험상 교과서에 나와 있는 그런 방법으로는 살이 빠지지 않을 거라는 확신이 있습니다. (웃음)
　왜? 이론적으로는 그럴듯하지만, 현실적으로 그렇게 실천할 수 있는 사람이 없기 때문입니다. 탁상공론이라는 거죠. 그냥 테이블 위에 올려놓고 '이렇게 하는 게 좋지 않아?' 그러는 거죠. 실제로 그렇게 해봤냐고 묻는다면, 절대 아닙니다.

김태훈　수식으로는 맞는데, 그것을 실제로 운영했을 때 과연 그 효과가 나올 것이냐에 대해서는 의문이라는 거죠?

박용우　네. 그렇기 때문에 이게 정답인데, 이 정답을 모르는 사람은 없는데, 현실적으로 실천 가능하지 않기 때문에 온갖 종류의 오답과 편법들이 난무하는 겁니다. 그래서 다 실패하는 거고요. 왜냐하면… 살을 빼는 것 자체는 어렵지 않아요.

김태훈　굶으면 되죠, 운동하면 되고.

박용우　붙잡아놓고, 먹는 거 제한하고 강제로 운동시키면 빠집니다. 뺀 체중을 지속적으로 유지하는 게 관건이지, 빼는 것은 단식원에 가서 일주일만 있어도 5킬로그램 이상 빠져요.

김태훈 흔히 여성분들이 결혼식 하기 전에, 웨딩드레스 입어야 한다고 단기간에 다이어트하는 걸 보면, 정말 놀라울 정도로 살이 빠지는 경우가 많더라고요.

박용우 실제로 식욕억제제를 처방받아 먹어도 살은 빠집니다.

김태훈 밥을 먹지 않으니까….

박용우 네, 맞아요. 입맛이 떨어지니까 안 먹죠. 그러면 그렇게 빠진 체중을 계속 유지하기 위해서 그 약을 평생 먹을 것이냐, 이것을 고민해야 하는 거죠. 그리고 단식해서 빠진 살은 음식을 조금만 먹어도 금방 다시 찝니다. 다시 말씀드리지만, 체중을 지속적으로 유지하는 게 관건입니다. 체중이 다시 늘어난다는 것은 대부분 잘못된 방법으로 다이어트했다는 얘기예요.

김태훈 그런 것은 결국 이벤트성일 뿐 계속 유지되는 일상이 될 수 없다는 말씀이군요.

박용우 결국 오답이라는 거죠. 정답을 실천하기는 너무 힘이 드니까 쉬운 편법이나 오답을 택한 것인데, 번번이 실패하면 어쩔 수 없이 정답으로 돌아가야 하나, 그런 고민을 하게 되죠. 하지만 그 정답은 현실적으로 실천 불가능한 방법이에요.

김태훈 일반적으로 다이어트를 시도해본 사람들에 의하면, 수

많은 교과서… 교과서라고 하기에는 좀 그렇네요. 다이어트 관련 책, 영상, 그리고 단식원 같은 곳들에서 제시한 방법대로 하면 실제로 살이 빠진다고 합니다. 그런데 그 후에, 그렇게 극단적으로 음식량을 줄인 상태로 평생 살 수 있느냐? 그렇게 매일 몇 시간씩 운동할 수 있을 정도로 시간적인 여유가 평생 있겠느냐? 그럴 수 없다는 게 문제인 거겠네요.

> "체중을 줄이는 다이어트에 실패한 최악의 결과는
> 원래대로 돌아온 체중이 아니라 망가진 몸이다!"

박용우　　단지 체중을 줄이는 현재의 다이어트 방법은 심지어 몸을 점점 더 되돌릴 수 없을 정도로 망가뜨리는 결과를 가져옵니다. 극단적인 절식은 몸의 근육을 퇴화시키기 때문에, 이후 요요현상이 와서 원래의 체중으로 돌아간다고 해도, 근육량은 전체적으로 줄어들게 되죠.

김태훈　　근육량이 줄어든 상태로 체중만 돌아간다는 것은 몸이 점점 더 에너지를 쓰지 않는, 기초대사량이 적어서 조금만 먹어도 쉽게 살이 찌는 체질로 변한다는 뜻인가요?

박용우　　그렇습니다. 체중에 집착해서 단순히 음식량을 줄였다가 실패한 다이어트의 결과는, 단지 원래의 체중으로 돌아가는 것만이 아닙니다. 요요현상 이후의 몸은 그 전에 비해 더 망가져 있으며, 칼로리를 소비해서 지방의 양을 줄일 수 없는 최악의 상태로 변해버리는 것이죠.

김태훈　　　그런 현상 때문에 다이어트에 계속 실패할 수밖에 없는 거군요. 그런데도 다이어트에 실패하면 사람들은 "그 방법이 잘못됐어"라고 하기보다는 "내 의지가 약했어"라고 자책합니다.

박용우　　　몸에 어떤 생리적인 변화가 일어나서 실패하는 것을 의지박약 탓으로 몰아가서는 안 됩니다. 그런 인식 때문에 자신감이 떨어지고, 결국 다시 시도하려는 의욕이 꺾이게 되죠.

제가 앞에서 교과서에 나와 있는 '다이어트 정답'은 현실적으로 실현 불가능하다고 했는데요, 그렇다면 그렇게 비현실적인 것을 왜 정답으로 내놨을까요?

이것이 바로 현대의학의 한계이자 문제점입니다. 우리는 근거 중심의 의학을 이야기합니다. 다이어트에 대해서도 "논문 있어?", "객관적인 자료 있어?" 이렇게 말합니다. 그러면 보통 비만에 관련된 연구를 할 때 앞에서 이야기한 BMI를 가지고 기준을 정하고, 초기 체중에서 몇 킬로그램이 빠지면 효과가 있다고 평가하고… 이런 틀이 만들어지죠. 그리고 이제 군을 비교해야 합니다. 그래서 한쪽은 2,000칼로리 먹이고, 한쪽은 1,500칼로리 먹이고, 한쪽은 운동을 시키고… 이런 식으로 3~6개월을 해보면 당연히 칼로리를 낮추고 운동을 시킨 쪽이 체중이 빠지죠. 그 결과를 가지고 '그러니까 500칼로리를 낮추고 운동을 해야 해'라는 식의 결론이 나오는 겁니다.

이것은 논문을 쓰기 위한 연구입니다. 누구나 예측 가능한 결과를 객관화시키기 위해서 틀을 짜놓은 거죠. 이 연구에 참여한 사람들은 연구결과를 객관적으로 만들기 위해, 영양사에 의해 평소보다 500칼로리 적은 음식으로 잘 짜여진 식단을 따라야 합니다. 그런데 6개월 후 이 연구가 종료된 시점에도 이 사람들은 계속 그것을 유지할 수 있느냐? 아니거든요. 그러니까 이 연구는 잘못되었다는 겁니다.

이 사람의 평소 생활습관 또는 체질 등을 고려해서 이 사람에게 맞는 프로그램을 적용해야 합니다. 그런데 이렇게 하면, 객관적인 데이터를 얻기도 힘들고 비용이 많이 듭니다. 이런 연구는 할 수가 없는 거죠.

우리나라에서 한때 인기를 끌었던 '고지방 저탄수화물 다이어트' 같은 방법은 관련 논문이 없는 건 아닙니다. 다만 그런 논문들이 가지고 있는 취약성이 있죠. 일단 칼로리를 엄격하게 계산하기도 애매하고, 탄수화물을 철저하게 제한한다는 것 자체가 쉽지 않습니다. 그렇다 보니까 동료 의사들이 볼 때는 좋은 논문이 아닌 거죠. 그러면 결과가 나와도 그건 디자인도 그렇고 대상자 수도 적고… 그러니까 인정 못해, 이렇게 되는 겁니다.

결국 큰 그림, 즉 칼로리를 낮추고 운동을 했을 때 그리고 천천히 뺄 때 살이 잘 빠진다는 것은 논문으로 입증된 결과입니다. 그것을 이른바 골드스탠더드, 즉 절대적인 기준으로 삼아야 하는데 현실적으로는 일반인들이 실천하기 쉬운 방법이 아닌 거죠.

김태훈　　　쉽게 이야기해서 이런 것 같습니다. 스티브 잡스의 성공에 대해 특강을 하면서 "이렇게 하면 성공할 수 있습니다"라고 많은 사람에게 이야기하는 셈인데, 과연 스티브 잡스의 성공론을 따라 할 수 있는 사람이 몇 명이나 되겠습니까? 스티브 잡스의 성공은 객관적인 현실이고 또 좋은 방법이지만, 그것을 따라 할 수 있는 사람은 거의 없다는 게 문제인 거죠.

박용우　　그렇죠, 내가 스티브 잡스는 아니니까….

김태훈　　여기서 또 하나 궁금해지는 게 있는데요. 비만이 질병이고 그것을 다이어트를 통해 되돌려야 한다, 라고 이야기할 때 몸의 상태가 가장 중요하다는 생각이 듭니다. 우리가 단지 살이 쪘다고 해서 그것이 곧 질병은 아니잖아요? 살이 찜으로써, 그것이 야기하는 여러 가지 질병에 걸릴 수 있다는 게 심각한 문제인 거죠. 그런데 의학 교과서에서도 다이어트에 대해 몇 칼로리를 덜 먹고 몇 칼로리를 더 소비하는 방식으로 살을 빼라고 한다면, 이것이 과연 의미가 있겠는가 하는 생각이 듭니다.

　사실 앞서 이야기하신 것처럼 몸이 이미 망가진 상태의 결과로 과식을 하게 되고, 과식이 체중을 늘리는 결과에 도달했다면 단지 체중을 줄이는 것만으로 몸 상태가 예전으로 돌아가겠느냐? 그런 의문이 드는 거죠.

박용우　　그렇죠. 그러니까 지금까지 제가 이야기한 것이 비만학 교과서에 나오는 내용이 아닙니다. 아직도 비만학 교과서에서는 칼로리 섭취의 증가와 에너지 소모의 감소를 비만의 원인으로 보고, 결론적으로 치료는 이렇게 해야 한다고 나와 있는 게 현실입니다. 지금 내 몸이 망가졌기 때문에 살이 쪘고, 그래서 세트포인트가 바뀌었고… 이런 이야기는 어떻게 보면 정통의학에서 조금 벗어나 있는 것이죠.

지금도 대부분의 대학병원에선 교과서에 있는 대로 치료를 합니다. 제가 거의 25년 이상 비만 치료를 해왔는데… 물론 지금 제가 치료하는 방법이 5년 전, 10년 전, 그리고 처음 시작했을 때와는 달라요. 그때는 당시 유행하던 방법이 있었고, 제 경험이나 지식도 딱 그 수준이었어요. 이후 경험과 지식이 축적되면서 현실적으로 살을 빼고 싶어하는 사람에게 그나마 가장 최선의 결과를 줄 수 있는 방법이 무엇일까, 끊임없이 고민했고, 그렇게 해서 나온 것이 지금 저를 찾아오는 사람들에게 권하는 방법입니다.

물론 지금 제가 하는 방법이 정답은 아닙니다. 하지만 저는 칼로리를 계산하고 칼로리를 줄이고… 이런 식의 처방을 내리지는 않습니다. 그것은 현실성도 떨어지고, 효과도 원하는 만큼 나오지 않기 때문이죠.

"위밴드, 위풍선, 위절제술… 과잉진료가 아닌지 신중하게 판단해야 한다!"

김태훈 　　몇 년 전에 신해철 씨의 사망 원인이 된 위밴드수술 혹은 위절제수술이 다이어트의 한 가지 방법으로 시술된 것이다, 이런 이야기를 들었을 때 사실 상당히 충격적이었습니다. 극단적으로 음식 섭취를 줄이는 것이 의지로 되지 않을 때 위를 잘라내서 음식량을 줄인다는 것인데, 이게 정말 의학적인 접근인가에 대해 고민이 많았습니다. 왜냐하면… 의학이라고 한다면, 그 원인에 대해 좀더 치밀하게 고민하고 거기에 대한 해결책을 제시해야 하는 것 아닌가? 위장의 크기를 줄여서 흡수량을 떨어뜨려 비만을 치료하겠다, 이것은 사실 저 개인적으로 느끼기에는 우격다짐 같거든요.

많은 비만환자가 왜 갑자기 음식량이 늘었고, 왜 갑자기 평소와는 다른 식습관에 노출됐는지에 대한 고민이 전혀 없었다는 생각이 듭니다. 이미 성장이 끝난 성인의 위장이 갑자기 어느 순간 커졌을 리는 없지 않습니까. 어떤 특별한 계기를 통해서 위가, 용량이 3리터에서 갑자기 6리터로 늘어났다, 이러면 3리터를 줄여주는 게 옳은 방법일 수 있겠죠. 그런데 사람의 장기라는 것이, 그렇게 갑자기 확 변하는 것이 아닐 텐데요. 성장이 끝난 상태에서 그 위를 갑자기 극단적인 형태로 줄여버린다, 이런 일이 실제로 벌어지고 있단 말이죠. 의료계에서.

박용우　　　제가 2000~2001년 미국으로 연수를 갔는데, 당시 미국에서 그 문제가 이슈였습니다. 지금 생각해보면 '조금 무식한 방법 아냐?' 이런 생각이 들잖아요. 그런데 당시 미국에서는 그 방법밖에 없었어요. 고도비만이 너무 많아진 거죠. 우리 상상을 초월하는 200~300킬로그램 이상의 사람들을 치료해야 하는데, 운동을 할 수가 없는 거예요. 움직일 수가 없으니까. 먹는 것을 줄이는 데는 한계가 있고.

결국은 위장을 아예 절제해버리면 어떻겠느냐, 해서 시작된 것이 배리애트릭 수술(bariatric surgery)입니다. 그렇게 하지 않으면 이 사람들은 곧 죽을 거거든요. 심장이 멎어 죽든 다른 이유든 간에 어쨌든 사망 위험이 높으니까요. 그 수술도 합병증으로 인한 사망위험이 1퍼센트 정도 되는데, 그게 차라리 낫다는 거죠. 그래서 수술을 하면 확실히 드라마틱하게 100킬로그램, 150킬로그램이 빠집니다.

이 수술은 초고도비만이 많은 미국에서, 그 사람들에게 해줄 수 있는 별다른 방법이 없는 상태에서 시행했던 거죠. 그런데 우리나라에서는 적용 기준이 미국에 비해서 너무 완화됐던 거예요.

김태훈　　　고 신해철 씨 이야기를 안 할 수가 없는데, 사망하시기 전에 인터뷰를 한 적이 있습니다. 사실 깜짝 놀랐던 게 물론 살이 좀 찌시긴 했지만, 과연 그때 당시의 상태가 고도비만이었나 하면 전혀 아니란 말이죠.

박용우　　　미국 의사들이 보면 정말 깜짝 놀랄 일이죠.

김태훈　　　우리가 보기에는 조금 살이 찐 정도예요. 그런데 그런 환자… 환자라고 하기에도 좀 그렇죠. 그런 상태의 사람에게 위절제수술 혹은 위밴드수술을 권한다? 정말 이해할 수 없는 일입니다.

박용우　　　위절제수술이 처음 나왔고, 합병증이라든지 여러 가지 후유증이 발생하니까 그다음에 등장한 것이 위밴드예요. 위밴드도 사실 여러 가지 부작용이나 문제점이 있습니다. 그래서 나온 것이 위풍선인데, 쉽게 말해서 위장에 500~600cc 물이 들어가 있는 실리콘 공을 넣어주는 겁니다.

김태훈　　　이미 어느 정도 음식이 들어간 것처럼 포만감을 느끼게 하는 거군요.

박용우　　　바람을 빼서 쪼글쪼글한 것을 내시경을 통해 집어넣은 다음, 거기에 식염수를 넣어서 공을 불리는 겁니다. 이 방법은 그럭저럭 안전할 수 있겠다 절제나 위밴드보다는… 이런 생각에 우리나라에서 최초로 제가 그 시술을 했습니다. 굉장히 힘들었어요. 일단 시술을 받는 사람 입장에서는, 이물질이 위에 들어왔는데, 몸이 가만히 있을 리 없습니다. 처음에는 거부반응으로 구역질도 하고 구토도 심해서, 며칠 입원시키고 제토제를 주사해가면서 적응을 시켜야 했죠.

더 큰 문제는 그 공을 6개월 이내에 다시 제거해야 한다는 거예요. 제거하지 않고 그대로 두면 위산이든 뭐든 공격을 받아서 실리콘 공이 터져버리고, 이것이 위를 통해 소장으로 가는 순간 어딘가를 막아버립니다. 심하면 사망에 이를 수도 있기 때문에 그런 일이 벌어지기 전에 제거해야 하는 거죠.

이 방법으로 30킬로그램가량 감량한 환자가 있었는가 하면 그렇지 않은 환자도 있었죠. 부모 손에 이끌려서 온 여학생이었는데 몸무게가 120킬로그램 정도 됐어요. 본인이 하기 싫어하는 것을 부모가 원해서 억지로 했어요. 시술을 한 다음에도 계속 다녀야 살이 빠지는데 오질 않았어요. 계속 그냥 두면 방금 이야기한 문제가 생길 테니 제거를 해야 하는데 연락이 안 되는 겁니다. 수소문 끝에 4개월 만에 저에게 왔는데, 그 체중 그대로인 거예요. 600cc짜리 공이 위장에 들어 있는데도 체중이 꿈쩍도 안 했어요. 물론 처음에는 구토하고 아무것도 못 먹으니까 불과 일주일 만에 15킬로그램이 빠졌어요. 그리고 4개월 후에 본 건데, 원래 체중으로 돌아와 있었던 거죠.

위장 사이즈를 줄이기 위해 사용한 이 방법도 결국 임시방편이지 근본적인 해결책이 아니구나, 그런 생각을 하게 해준 케이스였어요.

도대체 어떻게 먹었냐고 물었더니, 조금씩 계속 먹었대요. 아무리

물리적인 제한을 가해도 몸의 세팅 자체가 바뀌어 있는 한 해결이 안 되는 문제인 겁니다.

그래서 그 케이스를 경험한 후 저는 위풍선시술을 접었습니다. 지금 우리나라에서 100킬로그램이 넘는 사람들에게 위풍선이나 위밴드, 위장절제수술을 권하는 것은, 조심스러운 이야기이긴 하지만 제가 볼 때는 과잉진료가 아닐까 싶습니다. 근본적인 해결책이 될 수 없어요.

"간헐적 단식, 효과를 보는 사람은 따로 있다"

김태훈 비만의 원인을 진단하는 출발점부터가 잘못되어 있다는 생각이 들어요. 아주 단순하게, 많이 먹어서 살이 찌니까 많이 못 먹게 하자, 이런 원인 진단 자체의 한계가 여러 가지 문제를 초래한 것 아닐까요? 만약 그 출발점이 옳았다면 위 안에 공을 넣은 방법이 확실한 효과가 있었어야 하는데, 그렇지 않았잖습니까.

이야기 나온 김에 조금 더 여쭤보고 싶은데요. 저도 사실 혹했던 방법이 있었습니다. 스트레스를 받아서 평소에는 쳐다보지도 않던 초콜릿 같은 걸 막 먹던 시기가 있었는데, 사실 그때 요산 수치도 좀 올라가고 살도 찌는 듯한 느낌이 들었어요. 당시 유행하던 것 중에 간헐적 단식이라는 게 있었어요. 사실 이전에는 음식을 일정한 시간에 일정하게 먹어야 몸에 좋지, 불규칙하게 먹으면 위에도 좋지 않고 몸에도 나쁘다는 게 일반적인 인식이었죠. 그런데 갑자기 미국과 유럽에서 유행했던 간헐적 단식이 넘어오면서 일주일에 하루 정도 굶어준다든지, 어느 날은 한 끼만 먹고 버틴다든지 하는 식의 불규칙한 다이어트 방법이 효과적이라는 주장이 호응을 얻었었죠. 그러다가 또 갑자기 다 사라지긴 했지만. 이런 다이어트 방법에 대해서는 어떻게 생각하시나요?

박용우　　　당시 그 간헐적 단식이 유행하기 조금 전에 일본에서 건너온《1일 1식》이라는 책이 히트를 치면서 잠깐 유행을 하기도 했는데, 이 방법은 좀 극단적이니까 논외로 하죠.

간헐적 단식은 당시 BBC 방송을 통해서 일반 대중에게 알려졌어요. 공중파를 통해 소개되기 전에, 책을 번역해보지 않겠느냐는 제안을 받고 그 책을 읽어봤는데 이론이 그럴듯한 거예요. 그래서 번역을 했고, 다른 사람들보다 좀 일찍 접해볼 수 있었죠. 또 나름대로 합리적이고 내 상식에도 맞다 싶어서 나도 해봤고, 내 환자에게도 적용을 시켜봤습니다.

제가 내린 결론은 이것 역시 마찬가지다! 간헐적 단식이 도움이 되는 사람도 있고, 그렇지 않은 사람도 있습니다. 좀더 구체적으로 내 환자들을 통해서 얻은 결론을 말씀드리자면, 간헐적 단식은 건강한 사람이 소식을 하도록 돕는 방법으로는 도움이 됩니다. 하지만 비만한 환자에게 적용할 때에는 간헐적 단식 하나만으로는 한계가 있었습니다.

김태훈　　　일단 간헐적 단식의 메커니즘을 좀 알고 싶습니다. 이것이 어떤 방식으로 살을 빼는 데 도움이 된다는 건지, 그 이론이 궁금해서요.

박용우　　　우리가 공복 상태를 길게 유지하면 앞에서 이야기한 것처럼 인슐린 호르몬이 떨어지고, 그 상태에서 우리 몸은 당보다는 지방을 많이 쓰게 됩니다. 간헐적 단식은 이처럼 지방을 많이 쓸 수 있는 시간을 최대한 늘려보자는 거예요. '아침'을 뜻하는 영어단어 '브렉퍼스트(breakfast)'가 퍼스트(단식)를 브레이크한다는 거잖아요. 아침을 먹기까지 보통 12시간 간헐적 단식을 한 셈이죠.

김태훈　　그렇네요. 저녁 7시쯤 밥을 먹으면, 다음 날 아침 7~8시쯤 식사를 하게 되니까요.

박용우　　그런데 당시 유행했던 간헐적 단식은 12시간이 아닌 16시간이었어요. 4시간이 늘어난 거죠.

김태훈　　말하자면, 아침을 굶고 점심과 저녁만 먹는다?

박용우　　그렇죠. 8시간 이내에 음식을 먹고 16시간 동안 안 먹는 거예요. 그러니 그 8시간 동안 하루에 필요한 양을 다 먹어야 합니다. 집중적으로 먹고 16시간 금식하는 거죠. 이 방법으로 효과를 본 사람들은 우선 철저하게 그 시간을 지켰어요. 8시간 동안 필요한 영양소를 충분히 얻고, 특히 단백질을 충분히 섭취했어요. 그리고 운동을 유지한 사람들이 좋은 효과를 봤습니다.

　하지만 간헐적 단식을 하면서 음식을 먹는 8시간 동안 균형 있게 필요한 영양소를 충분히 섭취하지도 않고, 운동도 안 한 사람들은 근육이 빠졌죠.

김태훈　　근육이 빠졌다? 체중이 주는 효과는 있었을지 모르지만 근육이 빠졌다면, 장기적으로 봤을 때 더 비만해질 위험이 높아진 거죠?

박용우   더 심각한 문제는, 그런 사람들 가운데 비만의 정도가 심한 경우가 많다는 거예요. 비만이 심한 데다가 먹는 게 부실하고 운동도 안 한 경우, 간헐적 단식이 오히려 부작용만 키웠다는 거죠. 반면 상대적으로 비만의 정도가 약하면서 운동을 하고 단백질 섭취를 충분히 한 사람들은 결과가 좋았습니다.

김태훈   운동을 하고 단백질을 충분히 섭취한 사람들이 결과가 좋았다는 건, 한편으로는 운동을 하고 단백질을 섭취했으니 근육량이 늘었다고 볼 수도 있겠네요. 근육량이 늘었으니 자연히 지방을 분해하는 대사가 많아졌을 테고, 그것만으로도 충분히 체중 감량의 효과가 있었던 거 아닐까요?

박용우   그렇죠. 그런 사람들은 12시간 간헐적 단식을 해도 살이 빠졌을 거예요. 그것을 16시간 했다고 해서 효과가 두 배, 세 배 늘어나는 건 아니라는 이야기죠.

간헐적 단식이 지닌 약간의 장점이 뭐냐 하면… 실제로 방송에 소개된, 간헐적 단식을 한 외국인들은 건강한 사람들이었어요. 그들에게 간헐적 단식은 살을 빼는 방법이 아닌 소식을 실천하는 방법이었습니다. 소식하면 장수한다, 적게 먹으면 장수 유전자가 발현돼 오래 산다, 그런데 적게 먹는 방법으로 매끼 식사량을 줄이는 것보다는 간헐적 단식이 훨씬 실천하기 편하다, 이런 논리였던 거죠.

그렇게 건강한 사람이 소식해서 장수하겠다는 목적으로, 평소 먹는 것보다 식사량을 줄이는 방법으로 간헐적 단식을 이용하는 것은 좋습니다. 하지만 이미 몸의 시스템이 무너져서 살이 찐 사람들이 간헐적 단식만으로 살을 빼겠다는 건 무리가 있습니다. 오히려 필요한 영양소를 충분히 얻을 수 있는 기회를 놓쳐버린다면, 득보다 실이 더 크겠죠.

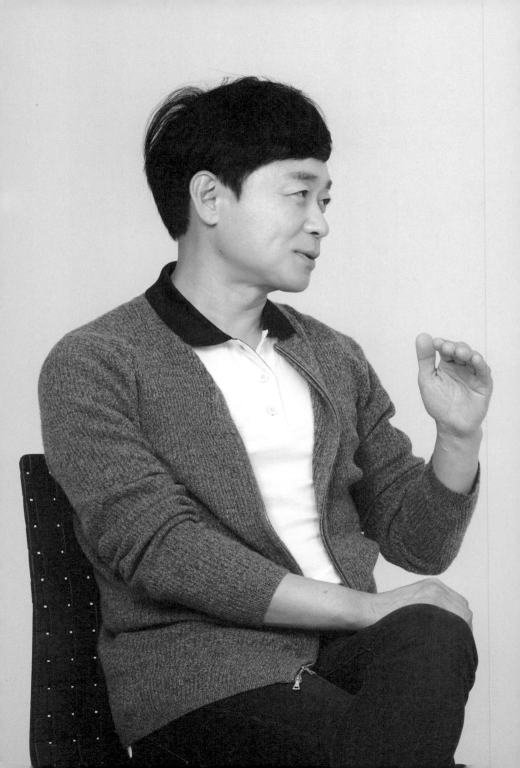

질병이기 때문에 쉽지 않습니다. 담배를 끊는 것보다 더 어렵죠. 어렵지만 할 수 있습니다. 가능해요. 다만 그동안 우리가 엉뚱한 방법, 잘못된 방법을 쓰면서 계속 실패를 해왔기 때문에 "나는 저질 체력이야", "나는 안 되나봐", "나는 의지력이 약해" 이러면서 스스로 포기하고 다시 시도하지 않게 된 거죠.

담배도 한 번에 끊는 사람은 없어요. 여러 번 시도해서 결국 성공하는 거죠. 다이어트도 마찬가집니다. 다시 살이 찌면 또 시도하면 됩니다. 그렇게 계속 도전하는 것이 그냥 포기한 채 계속 살이 찐 상태로 사는 것보다 훨씬 낫습니다.

살 빼지 말고
몸을 회복시켜야 하는 이유

김태훈　　　다이어트 방법에 관한 이야기가 나온 김에 하나 더 여쭙고 싶은데요. '고지방 저탄수화물 다이어트' 같은 경우 사실 탄수화물이 아닌 지방을 연료로 사용해 탄수화물이 비축되는 것을 막자, 이런 이야기인 것 같습니다. 예전에 유행했던 애킨스 다이어트, 소위 '황제 다이어트'에서 유래된 방식으로 알고 있는데, 여기에 대해서도 좀 간략하게 정리를 해주시면 좋을 것 같습니다.

박용우　　　'고지방 저탄수화물 다이어트'의 경우 고지방이 강조되어 있지만, 사실은 탄수화물을 제한하는 식이요법 때문에 살이 빠지는 거예요. 탄수화물을 극단적으로 제한하면 우리 몸이 지방을 연료로 사용할 수밖에 없기 때문에 살이 빠지는 거죠. 그러니까 이 식이요법의 핵심은 지방을 많이 먹는 것이 아니라, 탄수화물을 철저하게 제한하는 겁니다. 문제는 지속적으로 실천 가능한 방법이냐는 거죠.

김태훈　　말하자면, 지속적으로 밥은 거의 안 먹고 매일 고기만 먹으면서 살 수 있겠느냐, 이거네요.

"고지방 저탄수화물 다이어트, 탄수화물의 빈자리를 좋은 지방으로!"

박용우　　그리고 사실 외국에서 고지방 저탄수화물 다이어트가 처음 나왔을 때는 탄수화물을 극단적으로 제한하는 방법도 아니었고, 지방도 가급적 좋은 것을 섭취하는 것이었어요.

'좋은 지방'이란 코코넛오일 같은 포화지방이면서도 사슬이 길지 않아 우리 몸에 축적되지 않는 것, 아니면 오메가3 같은 불포화지방산 등이에요. 이런 것들이 풍부한 음식을 먹어서 지방을 늘려가야 하는데, 우리나라 방송에서는 상당히 왜곡되어 보도되었습니다. 마치 고기를 마음껏 먹어도 되는 다이어트처럼 소개되다 보니까, 삼겹살이나 대창 같은 것도 많이 팔렸다고 하더군요.

탄수화물을 제한하는 것이 첫 번째고, 그 빈자리를 좋은 지방으로 메우는 겁니다. 여기에 적절한 단백질 섭취는 필수고요. 그런데 이런 원리가 제대로 소개되지 않은 상태에서 일반인들에게는 "어, 기름기 먹어도 돼?", "고기 먹어도 된다는 거지?" 이런 식으로 왜곡되어 받아들여지다 보니까, 잠깐 유행하고는 사라져버렸죠.

고지방 저탄수화물이 제대로만 된다면 나쁘지 않은 방법이라고 생각합니다. 다만, 지속적으로 실천하기 어렵다는 것이 단점이죠. 살을 빼는 과정에서 탄수화물을 제한했다가 몸이 좋아지는 걸 봐가면서 적절하게 늘려나가는 식이라면, 현실적으로도 실천할 수 있는 좋은 방법입니다. 여기에 근육이 빠지지 않게끔 단백질을 적절하게 공급해준다면 더욱 좋은 효과를 볼 수 있을 거라고 생각합니다.

김태훈　　앞에서도 이야기했지만, 가장 중요한 게 계속 유지할 수 있는가 하는 문제네요. 지속적으로 유지된다면 좋은 방법이지만, 그렇지 않을 경우 오히려 몸을 더 망가뜨릴 수도 있으니까요. 요요현상이라는 것이 단순하게 옛날 체중으로 돌아가는 문제가 아니잖아요.

박용우　　몸이 더 나빠지는 거죠.

김태훈　　사실 이런 다이어트 방법들이 효과가 있기는 한 것 같아요. 할리우드 배우들만 해도 입금 전과 후, 정말 드라마틱하게 살이 빠지고 몸이 멋있어지죠. (웃음) 여기까지는 우리가 놀랍다며 탄성을 지르게 되는데, 영화 촬영이 끝나고 다시 원상태로 돌아간 스타들을 보면 참 기분이 묘합니다. 늘 영양사들이 쫓아다니고 항상 트레이너와 함께하는 그런 고수익의 할리우드 스타들조차, 자신의 몸을 지속적으로 좋은 상태로 유지하기가 이렇게 어렵구나, 이런 생각을 하게 되죠.

박용우　　오프라 윈프리도 요요현상에 대해 고백했었죠.

김태훈　　　다이어트에 특별한 약이 있다, 머리카락이 나는 아주 획기적인 치료방법이 있다 등등. 이런 말을 들으면 우리가 우스갯소리로 그러잖아요. 오프라 윈프리가 그 약에 대한 정보가 없어서 못 샀겠냐, 브루스 윌리스가 돈이 없어서 탈모치료제를 못 샀겠냐.

결국 특별한 약이나 비법은 존재하지 않는다는 이야기입니다. 다른 한편으로 생각해보면, 스트레스와 수면에 대한 이야기를 하시면서 교수님이 지적했던 것처럼 특별한 방법이 없는 게 아니라, 어쩌면 원인부터 잘못 진단하고 있는 것이 아닐까 하는 생각이 들어요.

"다이어트에 대한 판타지만 품을 뿐,
실질적인 작동 원리에 대해선 무지한 현실"

박용우　　　시중에 나와 있는 수많은 다이어트 제품이나 비법들이 할리우드 스타들을 많이 인용하거든요. 대표적인 게 몇 년 전 히트를 친 디톡스 다이어트인데, 레몬즙이 들어간 물만 먹는 방법이죠.

김태훈　　　저도 한동안 방송국에서 봤습니다. 유명한 여자 연예인들이 거의 다 텀블러를 가지고 다녔어요. 저는 그 안에 커피가 들어 있는 줄 알았는데, 대부분 디톡스를 한다고 하더군요.

박용우　　　그게 뭐냐면… 유명 연예인들, 특히 방송이나 영화 촬영이 많은 연예인들은 몸 관리를 잘해야 하는데 평생 동안 계속 몸을 관리한다는 건 스트레스란 말이죠. 어쨌든 촬영에 들어가기 전에는 관리를 안 할 수가 없잖아요. 평소에 전담 영양사나 트레이너와 함께 몸을 만들어놨기 때문에 화보나 영화 촬영이 끝난 다음에 조금 무너지더라도, 다음 촬영 들어갈 때 몸을 만드는 데는 문제가 없죠. 기초체력이 있으니까 일주일을 굶어서 몸을 만들어도 괜찮은 거죠. 그렇게 몸을 만들 때 그냥 굶을 수는 없으니 레몬즙이 들어간 물이라도 마시면서 버티는 거예요.

김태훈　　비타민을 보충하는 거군요.

박용우　　네. 그 방법이 할리우드 스타들의 몸을 만든 게 아니라, 이미 만들어져 있는 몸을 단기간에 회복시켜주는 방법으로 이용하는 거예요. 그런데 평소에 관리를 안 해서 이미 몸이 망가진 사람이 '레몬 디톡스를 하면 나도 할리우드 스타처럼 되겠지'라고 생각한다면, 착각도 이만저만한 착각이 아니죠.
　　그런데도 이것이 마케팅에 아주 교묘하게 이용되면서, 누구나 할리우드 스타의 몸처럼 될 것 같은 환상에 사로잡혀 그 제품을 사게 만듭니다.

김태훈　　저도 고등학교 때 쌍절곤만 가지고 다니면 이소룡처럼 많은 사람을 다 제압할 수 있을 거라는 생각을 했었죠. (웃음)
　　결국 우리가 그런 판타지만을 가져왔을 뿐, 실제적으로 어떻게 작동하는지에 대해서는 전혀 모르고 있었다는 거군요.

박용우 　미백 화장품을 쓴다고 해서 실제로 모두 피부가 하얘지는 것도 아니고, 잡티 제거 화장품을 사용해도 모든 잡티가 없어지는 건 아니잖아요. 그렇지만 그렇게 될 거라는 믿음을 가지고 쓴단 말이죠. 어떻게 보면 환상을 파는 거예요.

　최근에 유행하는 다이어트 제품도 똑같습니다. 그런 제품들의 특징은 값이 안 비싸다는 거예요. 대개 4주 또는 8주간 하는 다이어트인데, 가격이 불과 5~6만 원밖에 안 해요. 그것을 사서 먹으면 살이 빠질 거라고 믿으면서 행복해할 수 있는 비용으로는 별로 비싸지 않은 거죠.

"원래 어떤 상태였는지 확인할 수 있는 음식이 좋은 음식이다!"

김태훈 　다이어트가 하나의 거대한 산업이군요. 가격조차, 말하자면 실패했을 때 사기라는 느낌이 들지 않을 정도로 붙인다는 얘기네요. 혹은 그 금액을 지불할 때 여러 가지 추가 조건이 붙죠. 어떤 운동을 해야 하고, 먹는 것도 줄여야 하고… 그랬다가 결국 실패하면, 다이어트 식품이나 제품의 문제가 아니라 당신의 의지력이 박약하기 때문이다, 그런 쪽으로 빠져나갈 구멍을 만들어놓는 거죠.

박용우 　그래서 해마다 계속 새로운 다이어트 제품이 나오고, 또 계속 유행을 타는 겁니다.

김태훈　　　교수님과 이야기 나눈 것들 가운데 지금까지 머릿속에 가장 많이 남아 있는 것은 이겁니다. '어쩌면 음식보다 스트레스가 현대인의 비만을 불러온 주요인일 수 있다.' 그렇다 할지라도 우리가 건강한 음식을 먹어야 한다는 데 대해서는 이견이 없을 것 같습니다. 그리고 그것이 망가진 몸을 회복시키는 주요한 해결방법이라고 생각합니다.

그런데 요즘에는 음식도 유행이 있지 않습니까? 현미를 꼭 먹어야 한다, 석류가 여자에게 좋다, 무슨 베리가 항산화작용을 해서 사람의 수명을 늘려준다…. 이런 유행은 계속해서 바뀌기 때문에 일상생활에 적용하기는 쉽지 않죠. 석류나 베리만 먹고 살 수도 없으니까요. 또 현미도 서른 번씩 씹어서 먹지 않으면 오히려 흡수율이 떨어져 백미를 먹는 것보다 안 좋을 수 있다고 하는 식으로 반대 논리도 있고요.

이와 관련해서 재미있는 이야기를 들었습니다. "어떤 음식이 좋은 음식입니까?" 하고 물으니 "원래 어떤 상태였는지를 확인할 수 있는 음식이 가장 좋다"라고 했다는 거예요. 쉽게 말해서 가공이 최소한으로 된 음식이 가장 좋은 음식이라는 얘긴데, 맞나요?

박용우　　　우리 몸이 익숙한 음식, 우리 몸속 유전자가 예전에도 겪었던 음식, 이런 음식이 들어오면 우리 몸은 컨트롤하기 쉽겠죠. 반대로 과거에 듣도 보도 못했던 음식들이 들어오면, 가공식품이라든지 인공첨가물이 들어간 식품들에 대해서는 우리 몸이 당황하겠죠. 예전에 접한 적이 없기 때문에 어떻게 처리해야 할지 모르는 거예요. 그런 데서 무리가 생기는 거죠.

김태훈　　우리가 이런 이야기를 많이 하죠. 고깃집에 가서 좋은 고기를 먹으려면 생고기를 시켜라. 양념고기는 양념이 들어가기 때문에 질이 좋지 않은 고기를 쓰는 경우가 많다. 가공음식이라는 게 그런 경우가 아닐까요? 뭔가 첨가제를 넣게 되면, 원재료 자체의 품질이 좀 떨어질 거 같은데요.

박용우　　일단, 보관이나 유통을 길게 할 수 있으면 공급하는 쪽은 유리합니다. 그런데 있는 그대로, 원재료 상태로 두게 되면 보관이나 유통이 어렵지요. 그러니까 방부제든 보존제든 넣어야 하는 거예요. 필수지방산 같은 경우에는 불포화지방산이기 때문에 산패가 잘 되거든요. 그런 것들은 그냥 두면 금방 상하니까, 필수지방산 같은 좋은 영양소들을 제거해야 하는 거죠. 실제로 우리 몸에 필요한 미네랄, 비타민, 필수지방산 같은 것들이 유통이나 보관 과정에서 저절로 없어지기도 하지만, 인위적으로 그것을 제거하기도 한단 말입니다.

어떻게 보면 우리가 먹고 있는 가공식품에선 말 그대로 에너지만 얻을 뿐 정작 몸에 필요한 영양소들이 부족합니다. 에너지는 과잉이지만 영양소는 결핍된 시대에 우리가 살고 있는 것이죠.

현대인들의 먹거리에서 가장 문제가 되는 게 이런 가공식품이 범람하면서 정작 필요한 영양소들이 충분히 들어오지 못하고 있는 거예요. 그렇다 보니 우리 몸이 망가지는 거고요. 그래서 있는 그대로의 음식이 굉장히 중요합니다. 제철음식을 강조하는 것도, 제철에 나는 음식이 그나마 가공하지 않고 보관·유통 기간이 짧기 때문이에요.

김태훈　　그러니까 가공하지 않았을 확률이 훨씬 높다?

박용우　　　그리고 영양소의 밀도도 훨씬 높죠.

김태훈　　　앞에서 영양소는 사라진 채 칼로리만 높은 음식이 우리 몸을 망치고 있다고 하셨잖아요. 패스트푸드도 무조건 나쁜 것이 아니라 그것을 만드는 과정에서 칼로리를 더 올리는 과당이나 팜유 같은 것들이 들어가고, 보관을 오래 해야 하니까 첨가물을 넣게 되고… 그러면서 우리 몸에 필요한 영양소들이 사라지는 게 문제라고요.

> "좋은 음식을 찾아 먹는 것이
> 다이어트의 출발점이다!"

박용우　　　그렇습니다. 몇 번이나 강조하지만, 좋은 음식을 찾아 먹는 것이 다이어트의 출발점입니다. 망가진 몸을 회복시키는 것이 다이어트의 핵심이니까요.

　　다이어트에 성공하고 망가진 몸을 회복시키기 위해 가장 먼저 할 일은 내 몸을 망가뜨리는 음식을 끊는 겁니다. 어떻게 보면 이것이 가장 쉽고 또 가장 어려운 일일 수 있겠습니다만. 혈당을 급격하게 높이는 설탕, 밀가루, 트랜스지방 같은 나쁜 지방… 이런 것들이 들어 있는 대표적인 음식인 정제가공식품 등에서 멀어지기 위해 노력해야 한다는 거죠. 적어도 내 몸을 정상적인 상태로 끌고 갈 때까지는 꼭 지켜야 합니다.

　　많은 사람이 해독이라고 하면 우리 몸에 있는 독소를 빼낸다고 생각하는데, 사실 독을 집어넣지 않는 것도 해독이거든요. 우리 몸을 정상으로 돌리는 과정에서는 내 몸을 망가뜨리는 음식을 끊는 게 첫 번째고, 그다음에 내 몸에 도움이 되는 음식을 챙겨먹으면서 몸의 기능을 회복시켜야 합니다. 이것은 쉬워 보이지만, 또 어려운 일이에요. 어렵지만 또 해볼 수 있는 쉬운 방법이고요.

사실은 진짜 어려운 게 있습니다. 스트레스로 인해서 탄수화물에 탐닉하는 것이 이미 뇌에 코딩돼버려서 탄수화물 중독이 된 경우죠. 이런 사람들은 이것이 몸에 나쁘고 끊어야 한다는 걸 알고 있으면서도 자신의 의지력으로 조절하지 못하게 되는데요, 이때 정말 난감합니다. 그뿐 아닙니다. 이미 잘못된 다이어트를 반복해온 탓에 근육량이 많이 부족한 사람들 또한 쉽지 않지요.

김태훈　　음식량을 줄여서 살을 빼려고 했던 사람들이군요.

박용우　　네. 특히 젊은 여성들 가운데 많은데, 이런 사람들은 근육을 붙이기가 힘듭니다. 지방이 많으면 많을수록 지방을 빼기 어려운 것처럼 근육이 적으면 적을수록 근육을 붙이기 어렵지요.

김태훈　　근육을 붙이려면 웨이트 트레이닝을 해야 하는데, 근육이 전혀 없으면 무게운동을 하기 어렵죠. 일정한 무게를 가지고 운동할 수 있어야 한 세트가 성립되죠. 턱걸이를 예로 든다면 5~6개 정도는 할 수 있어야 하나를 더 해서 7개를 하고, 그래야 운동이 됩니다. 그런데 한 번도 못하는 사람들에게 턱걸이운동을 시킬 수는 없으니까요.

박용우　　　그런 사람들이 무리하게 운동을 하면 다음 날 근육통에 근육경련에… 이런 것들 때문에 고생해서 운동을 못해요. 그래서 악순환인 거죠. 이런 사람들은 진짜 운동을 해야 하는데, 운동을 하려니까 몸이 너무 힘들어서 하다가 포기하는 겁니다. 그러면 더 어려워지잖아요? 그러니 차라리 몸에 나쁜 음식을 끊는 게 훨씬 더 쉬운 방법이죠.

김태훈　　　결국은 음식량을 무조건 줄이거나 끊는 방식이 아니라, 몸에 나쁜 것을 끊고 좋은 걸로 채워넣어야 한다는 거군요.

박용우　　　탄수화물을 줄여야 살이 빠진다는 것은 대부분 알고 있는데, 탄수화물을 줄이면 그만큼 근육도 빠집니다. 그러니까 탄수화물을 줄인 만큼 단백질을 더 섭취해서 근육이 더 빠지지 않게 해줘야 하는 거죠. 그래야 나중에 요요도 생기지 않지만, 그보다는 몸이 더 나빠지는 것을 막을 수 있거든요. 운동도 중요하지만 단백질 섭취가 굉장히 중요합니다.

　그리고 또 제가 단백질을 강조하는 이유가 있습니다. 이미 탄수화물에 중독된 사람에게 탄수화물을 먹지 말라고 하는 것은 해결책이 아니에요. 뭔가 대체를 해줘야 합니다. 탄수화물에 대한 욕구를 다른 것으로 풀어줘야 하는데, 그게 단백질입니다. 한때 고지방식이 유행할 때, 지방은 포만감을 주기 때문에 많이 못 먹는다는 주장을 했거든요. 틀린 말은 아니에요. 탄수화물보다는 포만감을 더 느낄 수 있죠. 그렇다면 예를 들어 버터와 삶은 달걀흰자 중 어느 쪽이 더 빨리 포만감을 줄까요?

김태훈   단백질이 훨씬 더 포만감을 주죠. 삶은 달걀은 먹다 보면 배가 불러서 많이 못 먹어요.

박용우   반면 지방은 느끼해서 못 먹어요. 포만감 때문에 못 먹는 게 아니에요. 그래서 종류가 다르죠. 우리가 탄수화물에 대한 욕구를 잡으려면 다른 것으로 포만감을 줘야 하는데, 그게 식이섬유와 단백질입니다. 식이섬유가 풍부한 채소와 단백질이 풍부한 음식을 먹게 되면 상대적으로 탄수화물에 대한 욕구를 잡을 수 있지 않을까, 그래서 제가 단백질을 강조하는 겁니다.

그리고 저는 4주 다이어트를 주장하는데, 제 경험으로는 교과서에 나온 대로 3~6개월을 한다는 것은 정말 인내력이 뛰어나거나 또는 살을 빼지 않으면 큰일이 나는 사람들이 아니고는 실천하기 어렵습니다.

"체중을 줄이는 게 아니라
몸을 회복시키는 것이다!"

김태훈   3~6개월 동안 다이어트를 한다는 것은 사실 다이어트라기보다는 일상생활을 바꾸는 것에 가깝지 않나요? 생활습관 자체가 완전히 변해야 하는 거죠.

박용우   뜯어고치라는 거죠. 근데 그건 쉽지 않아요. 차라리 단기간에 내 몸을 빨리 회복시키겠다는 생각으로 집중하고, 그동안에 먹지 말라는 음식 철저하게 제한하고, 탄수화물을 평소보다 줄이고, 근육이 빠지지 않게 단백질 챙겨먹고, 운동을 해서 몸을 빠르게 바꿔놓는 거예요. 그렇게 한 달 동안 잘했으면 보상으로 일주일에 한 번 정도는 다이어트 휴식기를 줘서 먹고 싶은 음식 마음껏 먹게 하는 겁니다. 그렇게 해서 빠진 체중을 유지하다가 "나 다시 한번 해볼래" 하는 마음을 먹고 또 한 달 동안 집중하고… 이렇게 계단식으로 하는 방법이 3~6개월 동안 미끄럼을 타듯이 천천히 내려오는 것보다는 훨씬 효과적이라는 것이 제 개인적인 경험에서 나온 결론입니다.

김태훈　　　군대에서도 세 번의 휴가를 주니까요. (웃음)

　　개념을 다시 한번 정리하고 오늘 인터뷰를 마무리하겠습니다. 접근 방식이 달라야 한다는 생각이 분명히 듭니다. 얼마나 먹느냐가 아니라 무엇을 먹느냐가 중요하고, 체중을 줄인다는 개념이 아니라 몸을 회복시킨다, 또는 몸을 고친다는 개념으로 접근해야 한다는 거죠.

　　인터뷰 모두에 "비만은 질병인가, 아니면 질병으로 가는 위험요인인가?" 하는 질문을 드렸는데요. 비만을 질병으로 바라봤을 때 단순히 체중을 줄이는 게 아니라, 몸 상태를 고친다는 쪽으로 의식의 전환을 할 수 있고, 그것을 통해서 비만을 해결해나갈 수 있다, 이렇게 이해하면 될까요?

박용우　　　질병이기 때문에 쉽지 않습니다. 담배를 끊는 것보다 더 어렵죠. 어렵지만 할 수 있습니다. 가능해요. 다만 그동안 우리가 엉뚱한 방법, 잘못된 방법을 쓰면서 계속 실패를 해왔기 때문에 "나는 저질체력이야", "나는 안 되나봐", "나는 의지력이 약해" 이러면서 스스로 포기하고 다시 시도하지 않게 된 거죠.

담배도 한 번에 끊는 사람은 없어요. 여러 번 시도해서 결국 성공하는 거죠. 다이어트도 마찬가집니다. 다시 살이 찌면 또 시도하면 됩니다. 그렇게 계속 도전하는 것이 그냥 포기한 채 계속 살이 찐 상태로 사는 것보다 훨씬 낫습니다.

김태훈 　다이어트가 단번에 성공할 수는 없기 때문에 어쩔 수 없이 여러 번 거쳐 가야 한다는 건데요, 그렇기 때문에 좀더 올바른 방법이 필요하지 않을까요? 단지 칼로리를 제한하는 방식의 다이어트를 하다가 실패할 경우에는 요요현상뿐 아니라 몸 상태가 더 망가집니다. 하지만 나쁜 음식을 제한하고 좋은 음식으로 채워가는 등 올바른 방식으로, 즉 몸 상태를 고쳐가는 방식으로 다이어트를 한다면 혹시 중간에 실패해서 예전 체중으로 돌아가더라도 몸이 예전보다 더 망가지는 일은 없을 테니까요. 그러면 두 번째, 세 번째 다이어트에서 성공할 확률이 더 커질 거고요.

박용우 　그리고 길게 보면, 다이어트를 전혀 안 해서 체중이 늘었을 때보다는 살이 덜 찌는 셈이니 더 건강해지는 거죠.

김태훈 　마지막 정리로, 임상에서 만나온 많은 환자들 가운데 가장 성공적으로 다이어트를 한 분의 인상적인 특징 같은 게 있다면, 소개해주시죠.

박용우 　제일 기억에 남은 분은… 최고의 성형은 다이어트라고 하는 것을 제가 그분을 통해 느꼈습니다.

30대 중반의 가정주부였어요. 펑퍼짐한 옷차림으로 와서 다이어트를 시작했죠. 처음에 정말 열심히 했어요. 그래서 3개월 만에 15킬로그램을 뺐죠. 더 중요한 건, 살이 빠지는 과정에서 이분이 스스로 더 건강해지고 있다는 것을 느끼셨다는 거예요. 그동안 숱하게 다이어트에 실패했는데, 건강하게 살이 빠지는 것을 직접 경험하면서 '나도 할 수 있다'는 자신감이 생겼죠.

그전에는 남편의 구박에 우울증도 있어서 집 안에만 틀어박혀 있던 분이 옷을 사기 시작했고, 화장을 하기 시작했고, 그리고 친구들을 만나기 시작했어요. 삶을 조금 더 활기차게, 의욕적으로, 적극적으로 살아가게 된 거죠.

어느 날 찾아왔는데 제가 못 알아봤어요. 화장을 하고 예쁜 옷을 입어서 그분인지 몰랐어요. "선생님, 저 많이 달라졌죠?" 하시는데, 얼굴 표정도 달라졌고 목소리에도 자신감이 넘쳤어요. 그리고 "선생님, 이거 보세요"라면서 휴대폰을 보여주는데, 남편한테서 '어디야?', '뭐 하고 있어?' 그런 문자가 계속 오는 거예요. 이전에는 거들떠보지도 않던 남편이 아내의 모습이 달라지자 관심을 보이기 시작한 거죠. "남편 때문에 귀찮아 죽겠어요. 계속 이렇게 스토커처럼 어디 있는지 물어요"라면서 하소연을 하는데, 그게 귀찮아하고 싫어하는 표정이나 목소리가 아니더라고요.

그분을 보면서, 다이어트는 단순히 사람의 건강을 회복해주는 것이 아니라 인생을 바꿔줄 수도 있다는 걸 깨달았죠.

김태훈　　　　비만에 대해 여러 가지 이야기를 했습니다만, 결국 우리가 이제껏 가지고 있던 비만에 대한 여러 가지 상식을 뒤집고, 출발점에서부터 다시 고민해봐야 한다는 생각이 듭니다.

자, 긴 시간 동안 좋은 이야기 감사합니다.

박용우   네, 감사합니다.

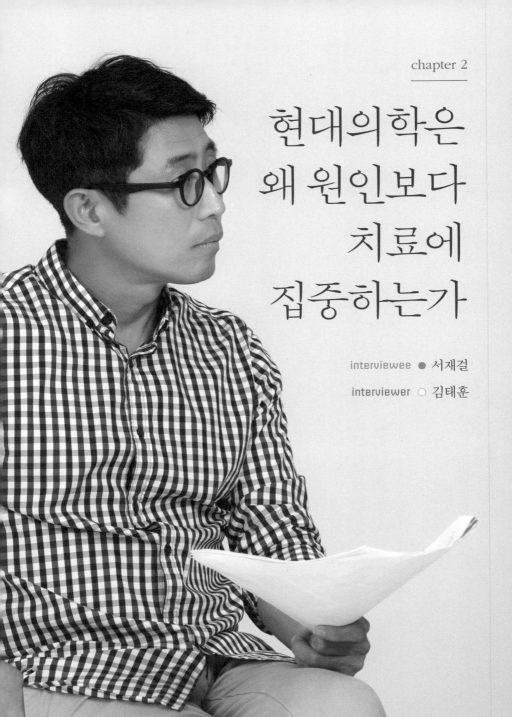

chapter 2

현대의학은
왜 원인보다
치료에
집중하는가

interviewee ● 서재걸
interviewer ○ 김태훈

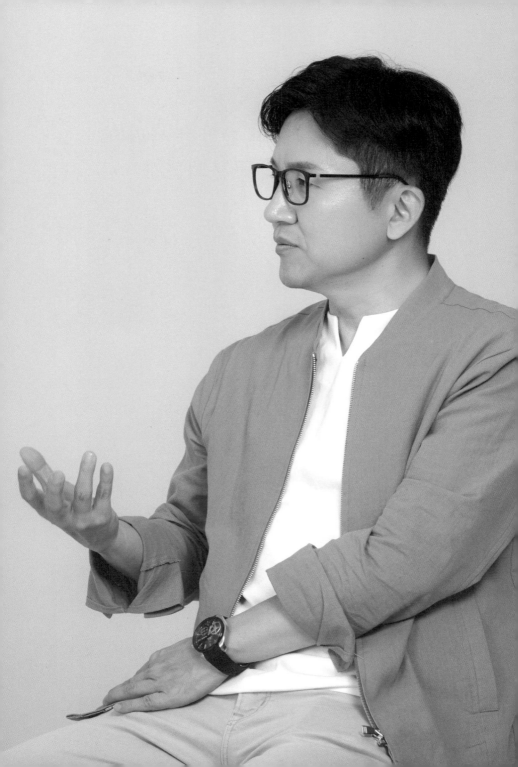

아픈 사람과 건강한 사람은
어떻게 구분되는가

김태훈   우리가 생로병사의 유한한 삶을 산다는 것은 이미 피해 갈 수 없는 명제인데요. 불가에서는 태어나고 늙고 병들고 죽는 것을 사람이 반드시 겪게 되는 네 가지 고통이라고 하지만, 우리가 살아가면서 가장 고통스럽게 느끼는 것은 아마도 병이 아닐까 싶습니다. 병으로 인해서 아픈 것은 물론이거니와 늙거나 죽기도 하니까요.

그렇다면 병이란 과연 무엇인가? 병을 기준으로 볼 때, 이분법적으로 생각하면 건강한 사람과 아픈 사람 정도로 나눌 수 있을 텐데요. 그러나 많은 의사들의 주장에 의하면, 그 중간 어디 즈음에 대부분의 사람들이 위치해 있다는 거잖아요.

그렇다면 질병의 기준은 무엇인가? 이것이 첫 번째 질문입니다. 사람들이 아주 단순하게 건강한 사람과 아픈 사람으로 나뉘는 게 아니라 그 중간 어딘가에 머물러 있는 사람이 아주 많다면, 어디서부터 질병이라고 봐야 하는 걸까요? 육체의 어떤 상태를 질병으로 볼 것이냐, 이 말이죠.

"내가 불편하게 느낀다면, 바로 그것이 병이다!"

서재걸　　　영어로 병을 디지즈(disease)라고 합니다. 부정을 뜻하는 접두어 디스와 '편안함'을 뜻하는 이즈가 결합된 단어로, '편안하지 않다'는 의미죠. 결국 내가 불편하면 병인 겁니다. 그런데 의사의 진단이 내려질 때까지는 병이 아닙니다. 고통을 계속 받아왔더라도 병이 진행되고 있다는 것은 인지하지 못하는 거죠.

　예를 들어, 공복 혈당 수치가 126mg/dl 이상이면 당뇨병 진단을 받지만 125mg/dl은 당뇨병이 아니거든요. 아깝게 탈락한 사람들은 내년에 또 종합검진을 통해서 반드시 126mg/dl을 넘어야 돼요. (웃음) 당뇨병에는 약이 있지만, 그 일보직전인 사람에게는 약이 없으니까요. 통상 100~125mg/dl을 '당뇨 전 단계'라고 얘기해요. 여기에 걸쳐 있는 사람들이 바로 당뇨병 예비환자군이죠.

　그렇다면 126mg/dl이 되는 순간부터 당뇨병 증상이 나타나는가? 사실 120mg/dl이나 115mg/dl에서도 당뇨병의 증상은 올 수 있어요. 단지 당뇨병 약을 먹을 정도는 아니라는 정의일 뿐인 거죠. 불편한 건 똑같을 수 있거든요. 손이 저린다, 눈이 잘 안 보인다, 어질어질하다, 혈관이 막힌다 등의 증상이 있을 수 있지만, 애석하게도 병원 기준에서는 탈락인 거죠. 그런데 이런 병원 기준으로만 보면 병은 키워질 수밖에 없습니다. 2015년 통계를 보면, 우리나라 전체 국민 중 '당뇨 전 단계', 즉 예비환자군이 약 650만 명, 당뇨환자가 약 320만 명입니다. 이들을 합치면 거의 1,000만 명에 육박합니다.

저는 암환자나 각종 질병으로 고통 받는 분들을 많이 보지만, 모든 질병이 거쳐가는 단계가 '당뇨 전 단계'예요. 이 단계에서 정상으로 되돌리는가, 아니면 이 단계를 통과해 병으로 돌진하는가? 그 갈림길이라는 거죠. 저는 이 단계를 병으로 진단하고 싶습니다. 이 이상 진행되면 병이 아니라 진단 내려진 병, 즉 이름을 단 유명병입니다. 그 전에는 이름 없는 병, 즉 무명병이고요.

하지만 우리 의료체계는 안타깝게도 "당뇨는 아니지만 미리 좀 먹어두죠" 하는 식의 체계가 아니에요. 파란불에 건너면 괜찮고, 빨간불에 건넜을 때만 처벌해야 되잖아요. 바로 그 기준 때문에 전체적으로는 '옛날보다 몇 명 더 살았네'라는 통계를 낼 수는 있습니다. 하지만 아직 그 기준 수치를 넘지는 않았지만 증상으로 힘든 사람들을 위한 의료적 치료를 기대할 수는 없는 거죠. 그런 사람들은 개인적으로 관리하는 것 외에는 다른 방법이 없어요.

김태훈　　　맞아요. 당뇨나 고혈압 같은 경우는 수치가 매뉴얼화돼 있죠. 그래서 종합검진이나 종합검사를 통해 자신의 상태를 파악하고, 이것이 병으로 갈지, 아니면 아직은 안전한 상태인지 확인하면서 관리할 수 있어요. 그런데 암이라든지 자가면역질환이라든지… 제가 정확하게는 알 수 없습니다만, 종합검진을 통해 수치화돼 나오지 않는 병들이 있습니다. 암은 1기, 2기, 3기, 4기에 근래에는 0기까지 이야기되지만, 사실 발병이 되어야 병으로 보여지는 거죠. 그 전 단계를 파악할 수는 없잖아요. 그러면 이런 병의 경우 어디까지를 질병으로 봐야 하는가? 애매모호한 면이 있습니다.

서재걸　　　그렇죠. 병은 진행이 된다고 생각하는 게 원칙인 것이, 나이를 안 먹는 사람은 한 명도 없잖아요. 평균수명이 늘어나면서 사람들이 대부분 오래 살기 때문에 암 발병자가 많아진 게 사실이에요. 평균수명이 긴 나라 중 하나로 꼽히는 스웨덴도 옛날에는 대략 37세가 평균수명이었던 적이 있었어요. 37세 때 죽는데 언제 암에 걸리겠어요. 사실 인간이 50세 이상 살게 되면서 암에 대한 두려움을 갖게 된 거거든요.

그렇다면 이런 암을 완벽하게 치료할 수 있느냐? 빨리 검진해서 빨리 발견하면 살 수 있다고 하지, 언제 발견해도 자신 있게 살릴 수 있다고 이야기하는 사람은 없어요. 그럼 완벽한 치료방법이 없다고 하는 것이 맞아요. 빨리 발견해야 살 수 있는 거니까.

김태훈　　　그렇죠. 빨리 발견하면 살 수 있다는 것은, 늦게 발견하면 방법이 없다는 말과 똑같죠.

서재걸　　　그리고 검사를 하지 않거나 혹은 검사를 해도 발견해내지 못하면 암이 있어도 없는 것처럼 살게 되죠. 사실 발견하기 전에 할 수 있는 방법이 없다면, 우리는 늘 암을 뒤따라가야 하고 암과 관련해서는 미래가 없는 거나 마찬가지예요.

암의 원인으로 붉은 고기 섭취 등 여러 가지를 거론하는데, 지금까지 밝혀진 바에 따르면, 유전요인이 5퍼센트 이하고, 30퍼센트가 담배, 30퍼센트가 음식이에요. 100퍼센트 가운데 담배와 음식이 60퍼센트예요. 우리가 주식회사 이야기할 때 50퍼센트만 가지고 있어도 대주주라고 하는데, 60퍼센트를 고칠 수 있다면 가능성이 있죠. 적어도 금연하고 음식 잘 먹는 데는 승부를 걸어볼 만하잖아요.

> "중요한 건 무엇을 먹느냐가 아니라
> 어떻게 해독하고 배출하느냐다!"

김태훈　암에 대해서는 조금 있다 여쭤보려고 했는데… 일단은 식사를 잘해야 한다, 너무 추상적입니다. 골고루 먹자, 역시나 추상적이에요.

서재걸　착하게 살아라! 추상적이고 제가 제일 싫어하는 말이죠. (웃음)

김태훈　(웃음) 암이라는 질병 하나만 놓고 봤을 때 어떤 식사법이 가장 현명할까요?

서재걸　20여 년을 고민하면서 공부해왔지만… 답은 한 가지예요. 뭘 먹느냐보다 중요한 게 있다는 겁니다. 우리가 먹는 것을 직접 다 만들 수는 없잖아요. 계란만 해도 살충제 논란이 있었죠. 심지어 가공식품들 속엔 미세 플라스틱을 비롯해 우리가 알지 못하는 수많은 물질이 들어 있죠. 어디 먹는 것뿐인가요. 머리에 스프레이 뿌리고 네일아트도 하고요. 다 좋은데… 석유화학제품은 모두 냄새가 난다고 해서 '방향족(芳香族)'이라고 불리는 물질이 들어 있어요. '방향'이란 '냄새를 내놓는다'는 뜻이죠. 그걸 영어로는 아로마(aroma)라고 하잖아요. 그런데 아로마는 우리 몸에 가장 빨리 들어가는 방법이에요. 7초 만에 뇌에 도착하는 방법은 흡입하는 거예요. 바로 혈관으로 들어올 수 있단 말이죠. 미세먼지도 기관지로만 들어올 것 같죠? 초미세먼지가 되어 중금속이나 독성·오염물질을 부착해 기관지 옆, 폐 옆 혈관을 통해서 정확하게 네 시간 후 간에 도달해요. 들어오는 걸 막을 길이 없어요. 치료방법은 들어온 놈을 어떻게 하면 잘 배출할지, 거기에 해당하는 음식을 먹는 것뿐이죠. 사실 이게 핵심이에요.

김태훈   아, 그러니까 우리 몸에 좋은 영향을 미치는 음식을 먹는 것도 중요하지만, 알게 모르게 우리 몸에 들어온 나쁜 것들을 빨리, 잔량 없이 배출해내는 음식을 먹는 것이 암 예방에는 가장 중요할 수 있다는 말씀인가요?

서재걸   그렇죠. 집을 아무리 어지럽혀놔도 청소 잘하는 사람이 있으면 아무런 문제가 되지 않잖아요. 먹는 것도 중요하지만, 그 먹거리를 온전히 우리 마음대로 선택하거나 완전히 안전한 음식을 구할 수 없는 것이 현실이라면, 해독과 배출 능력을 강화해야만 하는 게 당연한 거죠.

가까운 친구 중에 음식 가려먹는 사람이 있으면 우스갯소리로 그런 이야기하잖아요. 몸에 좋건 나쁘건 아무거나 막 먹는 애가 오래 살고, 칼같이 가려먹는 애가 오히려 빨리 죽는다고. 억울하게 들릴지 모르지만, 사실 타당한 면이 있어요. 몸에 좋은 음식만 먹다 보면, 배출하는 데 꼭 필요한 영양소를 제대로 먹지 못할 수도 있으니까요. 반면, 몸에 나쁜 음식을 먹었더라도 배출하는 능력이 뛰어난 걸 함께 먹어주면 몸에 더 좋을 수도 있죠. 중요한 건 결국 배출능력이 있는 음식을 먹어야 한다는 거예요.

옛날 유대인들의 교육지침 가운데 그날 받은 스트레스는 자기 전에 꼭 푼다는 게 있어요. 엄마가 아이들 교육하면서 오늘 어떤 일이 있었느냐고 묻고 그걸 반드시 해결하고 잡니다. 이게 바로 해독능력이죠. 오늘 술담배를 많이 했어도 배출능력이 있는 채소와 과일을 먹어 해독을 하고 자는 거예요. 그런 습관이 결국 그 사람의 몸을 지키는 겁니다. 몸에 쌓인 쓰레기를 어떤 사람은 내년에 한꺼번에 치워야지, 더 심한 사람은 10년 뒤에는 치우는 일만 할 거야, 하면서 미룹니다. 하지만 몸은 절대로 그때까지 건강하게 기다려주지 않는다는 걸 명심해야 해요.

그렇게 미루면서 산 결과가 병이라는 이름으로 다가오는데, 가장 심각한 것이 암입니다. 10년간 쌓인 쓰레기가 암이 됐다는 선고를 받는 거죠. 운이 좋으면 도려내기만 해도 되는데, 운이 나쁘면 전신에 퍼져 있어서 손을 댈 수 없죠. 사람을 다 도려낼 수는 없잖아요.

김태훈   조금 직설적으로 이야기를 받자면, 먹는 것도 중요하지만 배변 문제가 건강의 척도라는 건가요? 사람들이 흔히 이야기하길, 하루에 한 번 화장실 꼬박꼬박 가는 사람이 건강하다 그러잖아요. (웃음)

서재걸 글쎄요, 그건 좀⋯ '배설했다'이지 제대로 잘 배출했다고 평가하기는 좀 그렇죠. 변 잘 보는데도 대장암에 걸리는 경우도 있고, 변비여도 대장암 아닌 사람이 있죠. 변비냐 아니냐만을 놓고 평가할 수는 없는 문제입니다.

"피검사는 이상이 없는데, 몸이 아프다? 수치만 보여주는 각종 검사의 맹점"

김태훈 다시 질병 문제로 돌아와서⋯ 앞에서도 언급했듯이 완벽하게 건강한 사람과 병의 확인이 필요한 사람, 그 중간 어딘가에 많은 사람이 있어요. 종합검진이라는 형태로 수치화시켜서 상태를 확인할 수 없는 병들도 아주 많이 진행되고 있을 거고요. 그런데 현대의학이라는 것은 가장 많은 사람이 속해 있는 그 중간 단계에 대해 속수무책이죠. 기껏해야 스트레스 받지 마라, 음식 잘 먹고 운동해라 정도의 이야기만 할 뿐입니다. 물론 그게 정답이긴 합니다만, 그 중간에서 불안해하고 있는 사람들로서는 그 이야기만으로 위로가 되지는 않거든요.

우선 궁금한 건⋯ 그 중간 단계에서 우리가 왜 병을 얻게 되는 것인지 하는 겁니다. 단순히 나이 들고 늙어가면서 신체기관들이 예전만큼 작동하지 않아서 병을 얻게 되는 경우가 많다는 것은 알겠고, 음식을 통한 배출이 중요하다는 것도 앞에서 말씀해주셨는데⋯ 말하자면 질병의 메커니즘을 조금 더 알고 싶습니다. 모든 질병이 똑같진 않겠지만, 우리는 도대체 왜 병에 걸리는 걸까요?

서재걸　　그 전에 먼저 이야기하고 싶은 게 하나 있습니다. 많은 환자들이 물어봐요. "피검사에 이상이 없는데 몸이 아픕니다. 왜 그런 거죠?"

김태훈　　하하, 얼마 전 제가 병원에서 한 이야기를 똑같이 하시는 분들이 있군요.

서재걸　　(웃음) 거의 모든 사람이 같은 질문을 하지요. 대답을 하자면, 이런 겁니다. 피검사는 여기 이 공간에 10명이 있을 경우, 10이라고 나오는 거예요. 10명이 있어도 2명만 일을 잘하고 8명은 일할 줄 모른다면, 2라고 나와야 하는데 모두 10이라고 나오는 거죠. 기능은 2밖에 안 해도 겉으로 보기에는 10이 있으니까 '정상입니다'라고 진단을 하는 거예요. '10명이 있으니까 일 잘할 수 있다'고 평가하는 거죠. 하지만 '일을 잘한다'와 '사람이 10명 있다'는 완전히 다른 개념이잖아요. 또 평소에 관리를 안 하다가 피검사하기 2~3일 전부터 갑자기 벼락관리를 하는 분들이 많은데, 피검사 결과가 의외로(?) 좋게 나오는 경우가 많습니다.

　　피검사는 결국 '내가 정말정말 건강하다'는 뜻이 아니라 '아주 나쁘지 않구나' 정도의 관점으로 바라봐야만 합니다. 아픈 것이 먼저지, 검사 수치가 먼저는 아니죠. 여기서 위험한 것이 뭐냐면… 우리 의사들의 역할이에요. 아프다는 사람에게 "무슨 소리예요. 여기 정상으로 나왔는데"라고 이야기할 수도 있으니까요.

　　우리가 지식이 많지 않아도 가끔 시험을 봐서 60점을 넘을 수는 있잖아요. 그 60점을 보고 "공부 잘하네, 이만하면 괜찮아"라고 평가를 해야 할지, 아니면 "하나도 모르고 60점이나 받았네"라고 평가해야 할지는 사람을 만나봐야만 알 수 있습니다. 그래서 대화가 필요하죠. 하지만 진료시간이 워낙 제한적이라 쉽지 않습니다.

병원에서 이런 생각도 해요. 제가 형사나 검사가 돼서 이 사람한테 어떤 것을 캐내 답을 찾아보겠다는 심정으로 진료를 합니다. 그런데 사실 사람을 인터뷰하지 않고, 서류만 보고 진료하는 경우라면 로봇이 해도 되겠죠. 바로 이런 것들이 병을 키우는 또 하나의 큰 원인이 될 수 있다고 봅니다.

결국 병이라고 하는 것은 처음에도 정의를 했지만, 내가 불편하게 느낀다면 그게 병이라고 얘기할 수 있습니다. 피검사나 종합검진에서 나타나야만 병이 된다고 생각하는 것 때문에 병을 키운다, 저는 그렇게 보고 있습니다.

김태훈　　　최근에 검사를 받기 위해 병원에 가서 느낀 것인데요. 장비실을 돌아다니며 사진을 찍고 위와 장 내시경을 하는 검사들은 많이 받지만, 정작 의사와 증상에 대해서 이야기를 나누고 궁금증을 해결하는 시간은 거의 없더군요. 그리고 나서 며칠 후 집으로 수치가 적힌 검사결사표가 하나 배달될 뿐이죠.

서재걸　　　우리 의료체계가 환자의 수를 쫓아가지 못하는 것이 가장 큰 요인이라고 볼 수 있습니다. 사실 여기엔 여러 가지 요인이 있습니다만, 결과만 이야기한다면 봐야 하는 환자의 수가 많다 보니 의사가 한 환자에게 배려할 수 있는 시간이 많지 않다는 것이죠. 심한 경우 채 5분도 대면을 하지 못합니다.

이런 경우 수치를 쭉 훑어보고 교과서적인 이야기를 해드리는 것 외에 다른 커뮤니케이션은 불가능하죠. 수치로는 나타나지 않지만, 어디가 불편하고 어떤 증상이 더 나타나고 있는지 살피고, 생활습관이나 최근의 신체 변화 등에 관해 자세한 질문을 할 수는 없는 겁니다.

이런 의료계의 현실이 더욱 심해진다면, 의사의 역할이 계속 이런 식으로 한정된다면, 결국 인공지능이 수치만으로 진단을 내리는 시대가 머지않아 다가올 겁니다. 극단적으로 말해, 굳이 임상 경험을 갖춘 의사들이 존재할 이유가 없는 것이죠.

앞으로는 환자가 상담하고 싶은 시간을 정하면 의사가 그 시간을 충실히 채울 수 있고, 검사에 편중된 진료보다 상담에 가치를 두는 의료 시스템이 갖춰져야 합니다. 그래서 의사와 환자가 모두 만족하는 날이 오기를 기대합니다.

질병의 진단,
답은 환자에게 있다

김태훈　　　좀 돌아서 왔지만, 다시 질병의 메커니즘에 대해 여쭤보 겠습니다. 나이 들어 어떤 기능이 약해지면서, 말하자면 노화 자체가 병을 불러오는 가장 큰 원인이라는 것은 알고 있습니다. 그 외에 또 다 른 무언가가 있나요? 개인적인 기질 같은?

서재걸　　　개인적인 기질이 크죠. MRI나 CT 등을 찍어도 그 사람 의 성격은 안 나오잖아요. 문제는 이겁니다. 어떤 사람은 평상시에 괜 찮다가도 긴장을 하면 혈관을 수축시켜버립니다. 그러면 피가 잘 안 통하죠. 그런데 MRI나 CT에 '피 자주 안 통하게 하는 사람'이라는 평 가가 나오지는 않잖아요.

　　　혈관이 수축되면 피가 잘 흐르지 않고 속도도 느려집니다. 너무 좁 아지면 염증물질이 나오고요. 이것 자체가 본인이 만들어내는 병이에요. 그런데 이 사람의 혈관민감도에 대해 정확하게 평가하는 검사가 없잖아요. '이 사람은 좁은 공간에만 가면 혈관을 수축시켜 위를 안 움직이게 한다'는 식의 결과는 나오지 않는 거죠.

우리는 환자의 이야기를 들어봐야만 알 수 있습니다. 언제 긴장을 많이 하시나요? 긴장을 하면 몸이 어떻게 달라지나요? 어떤 음식을 먹으면 소화가 안 되죠? 이런 질문을 해야 해요. 그리고 답은 결국 환자의 이야기에서만 찾을 수 있습니다.

> "아픈 사람, 아플 사람, 안 아픈 사람,
> 이들을 가르는 질병의 메커니즘"

김태훈　　　과거처럼 병원에 가서 의사 선생님과 많은 이야기를 나눌 수 있었던 시대는 이미 지나갔다고 봐야죠. 지금 종합병원 같은 데는 거의 5분 안에 모든 진료를 끝내야 하니까, 그것을 보완하는 형태로 문진표를 주죠.

서재걸　　　정해진 질문에 체크하는 방식으로….

김태훈　　　네. 저도 문진표를 받아서 체크해봤는데, 요식행위 같다는 느낌이 들었어요. 그 질문 내용을 보면 과연 이것으로 어디가 아픈지 찾아낼 수 있을까, 그런 의문이 들더군요. 물론 증상이 그렇게 확연히 드러나는 병도 있지만, 많은 질병이 사실 일정 정도 진행될 때까지는 본인 스스로 인지하지 못하잖아요. 우리가 공포감을 갖는 건 그런 병이죠. 살갗이 찢어졌다거나 발목을 삐었다거나 하는 경우처럼 증상으로 바로 알 수 있는 병은 사실 별로 무섭지 않거든요.

서재걸　　　질병의 메커니즘이 왜 중요하냐 하면, 병을 치료하기 위해서는 그 병이 무엇이고 왜 왔는지를 정확히 알아야 하기 때문입니다. 병이 어떻게 왔는지를 알아야, 그 경로를 거슬러 제자리로 돌아갈 수 있지 않겠습니까. 그런데 대부분의 환자들은 그냥 "류머티즘인 거 같아요" 식으로 남 이야기하듯 합니다. 의사들도 대부분 그렇지요. "류머티즘의 원인이 뭡니까?" 하고 물으면 "원인이 너무 많아서 알 수 없습니다"라고 대답한다더군요.

여러 가지 원인이 있다면 그것을 축약해서 메커니즘을 설명할 수 있는 의사가 있어야 합니다. 하지만 일일이 설명하기에는 시간이 너무 짧으니까, 원인을 알 수 없다는 이야기밖에 할 수 없는 것이죠. 유추하고 좁혀서 어떻게든 그 환자에게 그 병이 온 원인을 밝혀주어야 하는데, 시간이 부족하고 환자 또한 병을 인지하지 못하기 때문에 결국 환자와 의사 모두 병에 끌려다니게 되는 것입니다.

우리 의료체계에서는 환자에게 질병 치료의 주도권이 없습니다. 저는 이게 더 큰 병이라고 봅니다. 환자가 자기 병을 정확히 인지하고 이해하면 치료가 굉장히 쉬워집니다. "아, 이렇게 해서 나에게 이런 병이 왔구나. 그러니까 담배를 끊고 이렇게 식생활을 바꾸고…." 얼마나 쉽습니까? 그런데 현실적으로는 대부분의 환자가 이렇게 말합니다. "모르겠어요, 원인이 없다는데요."

"자기 병을 제대로 이해하면 치료는 훨씬 쉬워진다!"

김태훈　여기서 하나 더 여쭤보고 싶은 게 있습니다. 진단의학이라고 하나요? 병의 치료 이전에 병의 원인을 찾아가는 것을. 한때 인기를 끌었던 미국 드라마 〈하우스(House M. D.)〉를 보면, 원인을 알 수 없는 병을 고치기 위해 심지어 그 사람의 집까지 찾아가 생활환경 전체를 살피고, 마치 탐정이 범인을 찾는 것처럼 주변 사람들을 탐문합니다. 물론 드라마기 때문에 가능했겠지만요. (웃음)

선생님의 이야기를 이렇게 이해해도 될까요? 분명히 집 안 어딘가에 구멍이 나서 물이 샙니다. 그런데 지금 현대의학의 방식은 그 물을 끊임없이 퍼내기만 할 뿐, 어디에 구멍이 났는지에 대해서는 속수무책인 경우가 훨씬 많다는 것이죠. 대부분 병의 원인에 의해서 생긴 현상, 말하자면 몸에 열이 난다거나 두통이 왔을 때 그 증상을 잡는 쪽으로 처방할 뿐, 어떤 원인 때문에 그런 증상이 나타나는가를 추적하는 시스템은 아니잖아요.

서재걸　그렇습니다. 심지어 집에 물이 새니 집을 옮기라고도 하겠죠. 원인은 찾아보지도 않고요. 그런데 집을 옮길 만한 사람들, 재벌들이 많지는 않잖아요. 일반인들이 어디 물 조금 샌다고 집을 바로 옮길 수 있겠습니까?

재벌 등 부자와 가난한 사람의 치료에서 병의 경로는 똑같다고 봅니다. 처음부터 절벽을 향해 가고 있어요. 그런데 마지막에 무슨 차이가 있는지 아세요? 가난한 사람은 로프를 타고 아슬아슬 절벽을 내려가고, 부자는 비행기를 타고 편안하게 내려옵니다. 그렇게 마지막에 가서는 돈이 중요하지만, 처음부터 돈 때문에 병이 오는 것이 아니에요. 또 양쪽 다 절벽이 있는 방향으로 가고 있는데, 결국 방향을 바꾸지 않으면 치료가 안 됩니다.

앞에서 질문사항 몇 개에 미리 체크하도록 만든 문진표 이야기를 하셨는데요, 그것 말고도 병원에서 하는 일들이 있어요. 예를 들면, 콩팥이 망가졌을 때 이를 신부전이라고 하죠. 그럼 뭘 먹어야 될지를 환자들은 굉장히 궁금해합니다. 아무것도 못 먹게 하니까요. 그런데 대부분의 병원에서 나눠주는 안내책자들에는 뭐 먹지 말고, 뭐 하지 말고… 주로 하지 말라는 것만 적혀 있다는 거예요. 그러니 환자들은 인터넷으로 정보를 얻을 수밖에 없어요.

그 환자는 오늘 하나라도 건져서 뭐라도 먹고 가고 싶은데 말이죠. 그런 오류가 가장 크다고 봐요. 환자들은 뭘 하지 말라고 하는 선생님보다 뭘 하라고 해주는 선생님을 찾고 있어요. 그런데 하라고 하는 선생님이 조금은 더 과학적이고 의학적이어야 되겠죠. 그러기 위해서는 자연의학과 기존 의학의 통합적이고 융합적인 치료가 시행되어야 합니다. 이분화를 시키면 안 돼요.

암의 발병에 대해
우리가 알아야 할 것들

김태훈　　지금까지는 질병에 대해 일반적인 질문만 드렸는데요, 짧은 시간에 모든 질병을 자세히 다룰 수는 없으니까… 특별히 선생님과 이야기 나눠보고 싶은 건 암에 대해서입니다.

인간을 괴롭히는 수많은 질병이 있습니다만, 현대사회를 살아가는 우리가 가장 공포를 느끼고, 또 지난 수십 년간 꾸준히 연구되었음에도 여전히 죽음과 가장 가까운 질병의 자리를 차지하고 있는 것은 역시 암이라고 생각됩니다. 그 원인이나 치료방법도 무엇 하나 속 시원하게 밝혀진 것이 없지요. 그래서 영화나 드라마에서 어떤 비극적인 상황이 펼쳐질 때, 대부분 암에 걸린 주인공을 설정하는지도 모르겠습니다. 그만큼 암은 질병의 최고봉이자 인간을 죽음에 이르게 하는 상징과도 같은 질병입니다.

100세 시대가 되면서 암으로 사망하는 사람의 수가 점점 더 늘어날 것이라고, 미래를 예측하는 사람들은 주장합니다. 설득력 있게 들리는 이 말은 어떻게 보면, '100세가 되면 많은 사람이 암에 걸릴 것'이라는 의미로 해석될 수도 있을 것 같습니다.

왜 나이가 들수록 암에 걸릴 확률이 높아지는 걸까요? 단지 노화의 한 과정일 뿐일까요? 몸 어딘가의 기능이 떨어지는 건… 간 기능이 떨어지고, 신장 기능이 떨어지고, 관절 기능이 떨어지는 건 자연스러운 노화의 과정으로 받아들일 수 있습니다. 저도 마흔 살이 넘어서면서는 가까이 있는 물체를 제대로 보려면 안경을 벗어야 했습니다. 노안이 온 거죠. 물론 처음에는 좀 당황스러웠지만, 점차 적응이 되면서 아주 자연스러워졌습니다.

그런데 암이라는 것은, 우리 일반인들이 받아들이기에는 어느 날 '갑자기' 몸 안에 이상한 게 생기는 것입니다. 기관의 퇴화라기보다는 새로운 물질이 몸에서 자라는 것같이 생각되거든요. 노화와 암 발병이 어떤 관계가 있는지 간단하고 쉽게 설명해주셨으면 좋겠습니다.

"노화와 암의 발병, 어떤 관계가 있나?"

서재걸　　우리가 완벽하다고 가정한다면, 노화만의 문제라고 이야기할 수 있습니다. 하지만 인간은 사실 완벽하지 않잖아요. 상처가 나면 복구하는 유전자가 있는데, 젊었을 때는 1,000개 중에서 3개 정도 오류가 발생해요. 그런데 나이가 들면서 오류가 훨씬 많아지죠. 더 중요한 건, '오래된 염증이 결국 암으로 간다'는 주장이 설득력을 얻고 있다는 겁니다.

김태훈 　오래된 염증이라고요?

서재걸 　네. 고장난 것을 그때그때 고치지 않고 손상된 것을 바로바로 복구하지 않고 방치하면 돌연변이가 됩니다. 사람도 본인이 힘들고 아픈데, 아무도 관심 가져주지 않고 심지어 더 힘들게 만들기만 한다면 독한 마음을 먹게 되잖아요. 그리고 살아남기 위해서 전혀 다른 사람으로 변질될 수 있죠. 세포나 유전자의 변질을 돌연변이라고 하는데, 암세포도 정상적인 조직세포가 어떤 원인으로 돌연변이가 되어 무한 증식하는 거예요. 암 입장에서는 유리하게 변질된 거죠. 영원히 죽지 않고 증식할 수 있으니까요.

　어쩌면 암세포로서는 당연한 일인지도 모르죠. 주어진 환경에서 오래 살아남고 싶어서, 죽지 않기 위해 만들어진 것이 암세포예요. 그 암세포가 하필 내 몸에 생겨서 내가 문제지, 암세포 입장에서는 아주 잘 살고 있는 겁니다. (웃음)

김태훈 　드라마 대사가 생각나는군요. "암세포도 생명이다." (웃음)

서재걸 　암세포의 입장을 이해해야 우리 몸을 치료할 수 있어요. 암세포의 발생은 자연스러운 현상이에요. 노화가 우리에게 자연스러운 일이듯이, 돌연변이도 자연스러운 일입니다. 암세포가 살아남기 위해 계속 모습을 바꾸다가, 아예 영원불멸로 증식하는 세포로 바뀌어버린 거죠. 암세포가 그렇게 계속 증식만 하면 정상 세포가 기능을 못해 결국 우리가 죽는 거고요.

암세포가 증식할 수 있는 환경은 여러 가지가 있습니다. 하지만 결국 혈관에 낀 염증을 방치한 채 오래 둔 경우가 가장 확률이 높다고 볼 수 있죠. 그 원인으로는 스트레스, 당뇨, 비만, 고지혈증 등이 있고요. '뚱뚱한 사람은 다 암 걸린다', 이건 맞지 않죠. 하지만 '뚱뚱한 사람은 염증물질이 많이 나와서 암 걸릴 확률이 높다' 정도면 맞다고 할 수 있어요.

사람의 수명에 대해 이야기할 때, 옆 사람보다 오래 살았다가 아니라, 주어진 자기 수명을 얼마나 채웠느냐 하는 관점으로 봐야 한다고 생각합니다. 내게 주어진 수명이 60세인데, 58세까지 살았으면 잘 산 거잖아요. 옆 사람이 70세까지 살았다고, 내가 못 살았다고 생각해서는 안 되는 거죠. 사람마다 각자 나름대로 주어진 수명이 있고, 내가 최선을 다해서 그것을 채워야 하듯이 암에 대해서도 그렇게 생각해야 합니다. 암세포 증식에 유리한 환경을 내가 만들어줬다, 그렇게 생각해야 답도 찾을 수 있습니다.

김태훈　　암세포가 내 몸 안에 있던 염증에 의해 발아된다는 이야기가 굉장히 인상적입니다. 질문을 한 단계 더 앞쪽으로 가져가볼까요. 그렇다면 염증은 왜 생기는 겁니까? 우리가 생각할 때 살이 파인 정도… 피부 밖에서 봤을 때는 그 정도인데 피부 안에서는 어떤 모양으로 어떻게 염증이 생기고, 증상은 어떻게 나타나죠?

제가 어떤 의학서적을 보고 충격을 받았던 부분이, 건강한 사람의 몸 안에도 굉장히 많은 수의 염증이 존재한다는 겁니다. 그것이 없어지고 생기고를 반복하는데, 그 수가 일정량 이상이 되면 병리적인 현상으로 진행된다는 얘기였습니다.

> "중요한 것은 증상이 아니라
> 원인을 치료하는 것이다!"

서재걸　　우리가 돈을 벌기도 하지만 쓰기도 하지 않습니까. 돈 번 사람은 돈을 안 써서 번 게 아니거든요. 물론 그 차이가 마이너스로 바뀐다면 문제가 야기되겠지만 말이죠.

새로운 세포가 생성되는 만큼 염증물질들도 발생하게 되어 있어요. 호흡을 통해서 나오는 것이 활성산소예요. 우리 몸속에서 2~3퍼센트는 계속 만들어지죠. 그런데 여기서 주와 부가 바뀌고 수치가 뒤집히면, 그 활성산소가 흉터를 남기는 염증이 됩니다.

염증은 두 가지로 설명할 수 있습니다. 먼저, 균이 들어와서 우리 몸속 세포를 공격하는 경우 세포의 손상된 자리가 염증을 일으킵니다. 그러지 않으면 계속 손상이 돼요. 무슨 얘기냐 하면… 계속해서 여길 긁을 경우, 여기가 딱딱해져야 더 이상 손상을 안 받죠. 혈관이 염증으로 더 손상받지 않으려고 일으키는 반응이 바로 동맥경화입니다. 딱딱해지면 더 이상 손상을 줄 수 없으니까요.

한 번은 괜찮습니다. 그런데 그 자리를 다시 공격하면 다시 동맥경화, 또 손상을 주면 또 동맥경화… 그래서 그 간격이 점점 더 좁아지면 문제가 됩니다. 같은 장소에 동일하게 손상을 입히는 행위가 반복될 경우 문제가 발생하는 거죠. 한 번으로는 문제가 되지 않아요.

두 번째는… 짜증을 내거나 스트레스를 받아도 우리 몸에서는 똑같은 염증물질이 나와요. 이것을 '자가면역질환'이라고 합니다. 내가 짜증낸 건 균이 들어온 게 아니잖아요. 그런데 짜증을 내거나 스트레스를 받아서 생긴 염증은 항생제를 줘도 낫지를 않습니다. 한 가지 방법밖에 없어요. 면역을 '워워워' 시키는 거죠. 면역억제제, 그게 바로 스테로이드입니다.

항생제를 쓰는지, 스테로이드를 쓰는지를 지켜보고 있으면 답이 나옵니다. 아, 감염으로 봤구나. 아, 면역질환으로 봤구나.

좀 다른 이야기인지 모르겠습니다만, 피부과에 가면 치료제로 스테로이드를 많이 씁니다. 그러면 증상은 쉽게 사라지죠. 하지만 피부에 그런 트러블을 일으킨 원인이 좀더 복잡한 문제에서 왔다면, 그 원인을 치료하지 않는 한 계속해서 문제가 생기겠죠. 피부는 증상이 나타난 장소일 뿐 원인이 아니거든요. 처치가 필요한 급한 증상을 일단 잡았으면 원인을 치료해야 합니다. 불을 낸 곳에 가서 불도 꺼가면서 치료를 해야죠.

김태훈　　　　그렇죠. 피부에 대상포진이 생겼을 때, 그 자리에만 연고를 바른다고 병이 치료되는 것은 아니죠.

서재걸　　　　그건 원인에 대한 치료라기보다는 증상을 완화시키는 거죠. 그래서 스테로이드를 쓰는 겁니다. 그러나 스테로이드는 조심해야 하는 치료약물입니다. 물론 대부분의 의사들이 충분히 생각하고 치료를 합니다. 그러나 장기적으로 스테로이드를 쓰는 경우 간혹 살이 찌고 몸이 전부 헐죠. 위점막이나 장점막이 헐어서 궤양이 생기고, 눈도 뻑뻑해져요. 부작용이 그렇게 눈에 나타나면 안과, 피부에 나타나면 피부과로 가게 됩니다. 그런데 피부과와 안과에서는 약을 딱 고정적으로 쓰고 있어요. 또 스테로이드를 쓰는 거죠.

방법이 없잖아요. 사실 약은 몇 가지 없어요. 종류는 제약회사별로 많지만 결론적으로 항생제 쓸래, 스테로이드 쓸래, 항암제 쓸래, 이거든요. 좀더 큰 카테고리, 즉 약 쓰고 나을래, 약 안 쓰고 나을래, 그렇게 구분하는 의학도 필요하지 않을까요?

우리 의료체계는 눈 볼 사람, 목 볼 사람, 피부 볼 사람, 다리 볼 사람으로 나누는 게 문제예요. 시스템을 다르게 재편해야 합니다. 그러지 않으면 환자들은 쇼핑을 할 수밖에 없어요. 여기서는 저리 가라고 하고, 저쪽에선 이리 가라고 하고… 그렇게 계속 돌다 마는 거죠.

제가 지금 통합의학을 하는 이유는, 이 과정이 다음에 어떻게 흘러가는지 궁금해서 공부를 했기 때문이에요. 어떤 병이든 진짜 원인을 치료해야 합니다. 방화범을 찾아서 불을 낸 진짜 원인을 제거해야 해요. 그러지 않으면 이 방 끄고, 저 방 끄고, 다시 이 방 끄고… 그렇게 불에 끌려다닐 수밖에 없죠. 불은 여기저기서 계속 날 테니까.

김태훈　　　염증 이야기하다 치료방법까지 논의하게 됐군요.

서재걸　　　염증 이야기가 치료방법으로 직결되니까요. 암의 원인으로 가장 신빙성 높은 범인이잖아요. 염증을 치료할 뿐만 아니라 더 나아가서 무엇이 이 사람에게 염증을 발생시켰는지, 그 원인을 찾아야만 하는 겁니다.

"의학은 학문이지만,
의료는 산업이다!"

김태훈   좀 전에 선생님이 해주신 이야기가 새롭게 흥미를 끕니다. 현대의학은 왜 병의 원인 규명보다 현상 치료에 집중하게 된 걸까요?

서재걸   거기에 대해서는 물론 수많은 이야기를 할 수 있겠습니다만… 산업화된 의료는 효율성을 추구하기 때문이죠.

김태훈   효율성이요?

서재걸   의학이 아닌 산업의 효율성이죠. 원인을 규명하는 과정은 까다롭고 어렵습니다. 그에 비해 증상을 완화시키고 없애는 것은 상대적으로 쉽고 간편하죠. 약을 쓰면 되니까요. 환자를 소비자로 받을 때, 서비스를 제공하는 병원의 입장에선 그쪽이 훨씬 효율적인 운영방식인 겁니다. 안타깝지만 현대의학이 산업이라는 것은 의사들도 어느 정도 인정하는 부분입니다. 의학은 학문이지만 의료는 산업입니다.

암 치료법이
암을 정복하지 못하는 이유

김태훈　　　다시 암 이야기로 돌아와서, 암을 0기부터 4기로 나누는 근거는 무엇입니까? 크기? 혹은 치료법의 차이? 사실 일반인들이 생각하기에 0기부터 4기라고 하면, 손톱만 하면 0기고 주먹만 하면 4기인가 싶거든요. 아니면 혹시 생존 확률로 분류하는 건가요? 이 문제부터 이해를 해보면 쉽지 않을까요.

서재걸　　　범위를 기준으로 분류합니다. 쉽게 비유하자면… 수박은 껍질이 있고 속은 붉죠. 그 껍질에만 암이 있으면 0기입니다. 그런데 수박 속살로 파고들어가기 시작하는 순간부터 1기가 되죠. 암이 퍼지면서 2기로 넘어가고, 옆 수박도 손상이 되면 그때부터 3기, 4기가 됩니다. 암 종류에 따라 차이가 있습니다.

　　　0기라는 이야기는 암이 되기 위해서 넘어서야 할 선 안에, 어떤 보호막 안에 갇혀 있는 정도의 암이라는 뜻입니다. 수박 껍질만 도려내면 아무 문제가 없는 거죠.

김태훈   수박을 먹는데, 껍질은 조금 상했어도 맛있는 속살은 전혀 이상이 없다는 정도로 이해하면 되겠네요.

"암의 병기는
범위와 전이 여부로 구분"

서재걸   그렇죠. 붉은 속살에 닿는 순간부터 수박에 생긴 암, 수박암이죠. 예를 들면, 자궁경부암은 자궁경부에 생긴 암이잖아요.

그런데 수박에 생긴 이 암은, 처음에는 우연히 껍질에 생긴 상처에서 출발하는 것입니다. 일단 상처가 난 껍질에만. 그래서 껍질만 도려내도 된다면 0기라고 할 수 있지요. 그런데 상처와 암을 방치해서 속살을 파고들기 시작하면 1기, 그 부위가 커지기 시작하면 2기, 그다음부터는 전이 여부를 살펴야 합니다.

4기는 말기와 달라요. 말기는 '터미널 스테이지(terminal stage)'라고 하는데요. 진짜 치료방법이 드물고 임박했을 경우, 가령 6개월 남았다, 석 달을 못 사실 것 같다… 그런 경우예요. "4기에도 살아났다"와 "말기인데 살아났다"는 건 조금 다른 의미입니다. 혼용해서 쓰는 분들이 많은데요. '암 말기인데 회복되었다'는 이야기는 의학적으로 다시 살펴보면, 실제로는 3기 말이거나 4기 초인데 나았다는 경우가 많습니다.

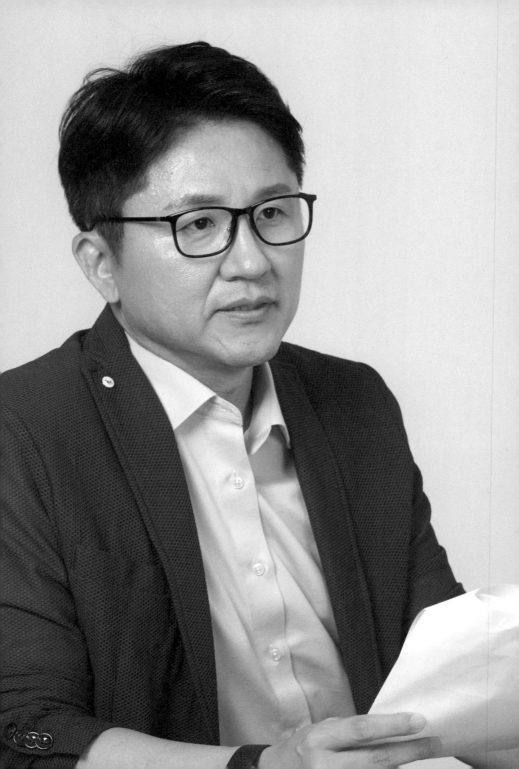

의학이 아닌 산업의 효율성이죠. 원인을 규명하는 과정은 까다롭고 어렵습니다. 그에 비해 증상을 완화시키고 없애는 것은 상대적으로 쉽고 간편하죠. 약을 쓰면 되니까요. 환자를 소비자로 받을 때, 서비스를 제공하는 병원의 입장에선 그쪽이 훨씬 효율적인 운영방식인 겁니다. 안타깝지만 현대의학이 산업이라는 것은 의사들도 어느 정도 인정하는 부분입니다. 의학은 학문이지만 의료는 산업입니다.

결론적으로, 암의 진행 정도 구분은 범위와 전이 여부를 기준으로 합니다. 전이는 이런 겁니다. 내가 여기 있는 암을 도려내면, 암 입장에 서는 다른 곳으로 이동해야 살 수 있죠. 그게 전이예요. 암세포 입장에 서도 한번 생각을 해줘야 합니다.

김태훈　　　그리고 또 암이 일정한 지역을 정복하고 나면, 그 속성 상 계속해서 자기복제를 해야 하니까….

서재걸　　　그렇죠. 암이 림프절을 타고 전이를 하니까 그걸 떼어 내서 검사를 하는 겁니다. 저쪽 림프절에서 발견되면, '아 어디까지 갔 네'라고 의심을 하게 되죠. 주변 림프절 조직검사를 해서 아무것도 발 견이 안 되면, '수박껍질 또는 그 수박에만 국한되었을 수 있겠구나' 생각하고 딱 도려내면 끝나는 거죠.

하지만 보이지 않게 저쪽 수박에도 뭔가 뿌려져 있다고 약간 의심 이 되면, 그렇다고 다 도려내지는 못하니까 항암제를 스프레이 뿌리듯 이 뿌립니다. 그러면 멀리 떨어져 있는 놈들 중 죽는 것들이 있겠죠. 그 렇게 해서 경과 관찰을 하는 겁니다.

김태훈　　　그렇군요. 여기서 잠깐, 간단한 추가 질문이 하나 있는데 요. 암의 진행 정도가 0기부터 4기, 그리고 말기까지인데, 병원마다 혹 은 의사마다 진단방법이 다른 건가요? 또는 의학 교과서에 그 기준점 이 명확하게 제시되어 있는지도 궁금합니다. 왜 이런 질문을 드리냐 하면… "어느 병원에서 말기 판정을 받았는데 나았어"라는 이야기가, 선생님 말씀대로 사실은 3기 말이나 4기 초에 회복된 것이라고 한다면, 병원과 의사마다 그렇게 기준이 다른가 하는 생각이 들거든요.

서재걸　　　　기준 자체는 세계적으로 통용되는 것이 정해져 있습니다. 약간의 변형은 있을 수 있지만, 기본적으로 의사라면 현대의학에서, 특히 미국 의학계에서 정해놓은 병기(病期) 구분 기준에 맞게 적용을 합니다. 전이되었으니 3기고, 여기까지 번졌으니 몇 기고… 거기에 맞는 항암제 치료법이 다 분류되어 있어서 그대로 시행을 하죠.

　하지만 병기 구분이 그렇게 칼로 무 베듯 정확하게 되는 건 아니에요. 사진이나 초음파 판독하고 조직검사하는 선생님의 역량 차이도 있고, CT나 MRI를 보고 판독하는 선생님의 역량 차이도 있으니까요. 그래서 저 병원 갔더니 1기라고 하는데 이 병원 갔더니 2기라고 하더라, 하는 식의 일들이 가끔 생길 수도 있는 거죠. 그런데 이런 차이도 대부분 경험과 여러 가지 변수가 조합돼서 발생합니다.

　없는 걸 있다고 하는 건 아주 드문 경우고요. 아주 큰 오류가 있다고 보긴 어렵지만, 병기 구분의 애매함은 엄밀하게 보면 있을 수도 있다고 봐야 할 것 같습니다.

"20년 후면 암을 정복할 수 있다는 오래된 희망은
왜 끊임없이 연기되고 있나?"

김태훈　　　　조금 재미있는 질문을 하나 드려보겠습니다. 어린 시절 신문이나 텔레비전에서 신약이 개발됐다는 의학계 뉴스를 본 기억이 있습니다. 제 기억이 맞다면, 30~40년 전부터 '현대의학이 암세포를 잡는 방법을 드디어 발견했다. 앞으로 20년 전후면 그 약이 상용화될 것이고, 마침내 암을 정복할 수 있다'는 식의 이야기들을 끊임없이 들어왔습니다.

최근에 암 발생률이 높아진 이유를 크게 두 가지로 보는 것 같습니다. 첫 번째로는 평균수명이 길어져서 암이 더 많이 발생할 수밖에 없다는 것이고, 두 번째로는 조기진단이 가능해져서 옛날에는 암 증상이 나타날 때까지 모르고 넘어갔던 사람들도 이제는 암환자로 분류되기 때문이라는 거죠.

치료법과 생존율을 봤을 때 과거보다 더 좋아졌다고 보는 사람도 많습니다. 하지만 제가 생각하기에는 조기진단을 통해 0기나 1기 등 비교적 쉽게 치료할 수 있는 환자가 많이 발견돼서 생존율이 높은 것은 아닌지, 의문이 듭니다. 실제로 3~4기 암이 발견됐을 때 생존율이 과거에 비해 좋아졌나요? 좀더 근본적으로, 암 치료가 힘든 이유는 무엇인가요? '20년 후면 암을 정복할 수 있다'는 인류의 오래된 희망은 왜 끊임없이 연기되고 있는 건가요?

서재걸　　　예를 들어 폐암 같은 경우, 최근에는 폐암 중에서도 특정 유형의 암에는 신약이 개발되어 좋아지고 있습니다. 하지만 100년 전 생존율이 현재도 거의 비슷합니다. 그러니까 폐암은 빨리 발견해서 빨리 제거하는 것이 정말로 가장 좋은 치료법이죠. 늦어질수록 어려운 것이 사실입니다. 저도 몇십 년 후면 암이 정복될 수 있다고 봤는데, 더 새로운 게 생기면서 또 쫓아가는 형국입니다.

의사들은 어떤 점이 좋아졌다고 하냐면… 항암제나 면역치료제가 옛날보다는 훨씬 많이 개발이 됐어요. 통계적으로는 분명히 유의미하게, 옛날 사람보다는 현대인들이 약의 혜택을 받아서 조금 더 살게 되었다고 보는 겁니다. 가장 큰 것은 역시 조기발견, 조기진단입니다.

구체적으로는 암별로 너무나 차이가 많기 때문에 모든 암을 통틀어서 말할 수는 없습니다. 예를 들어 갑상선암이나 유방암, 전립선암은 5년 생존율이 아니라 10년 생존율을 보거든요. 느리게 진행하기 때문에, 나았다 싶었는데 10년 뒤에 다시 재발할 수 있어요. 유방암은 10년 뒤 재발률이 25퍼센트에서 많게는 40퍼센트까지 되기도 합니다.

결국은 우리 인류가 암을 쫓아가고 있는 형국인데… 우리가 "정복했다"는 표현은 앞으로도 하기 어렵지 않을까, 또 새로운 암이 출현하고 더 많은 사람이 암에 걸릴 테니, 결국은 예방하는 쪽에 많이 치중을 해야 하지 않을까, 저는 그렇게 생각합니다.

"현대인의 환경과 음식,
과연 새로운 암을 만드는 요인인가?"

김태훈　　여기서 또 하나 의문이 생깁니다. 항암제나 다른 치료제들이 많이 개발돼서 치료의 효과는 과거에 비해 좋아졌지만, 새로운 암이 계속 출현하고 있습니다.

그렇다면 환경적인 요인이 암을 일으키는 데 영향을 미치는 것 아닐까요? 암이 과거의 상태에 머물러 있었다면 현대의학이 진작 따라잡았겠죠. 그런데 현대의학이 아무리 애를 써서 쫓아가도 암들이 더 빨리 달아난다는 것은, 20년 전에 비해 바뀐 환경들, 말하자면 새로이 먹게 된 음식물들에 의해 새로운 암이 유발된다는 의미로 읽을 수 있지 않을까요?

서재걸 전 세계 사람들이 더 오래 산다, 옛날보다 평균수명이 길어졌다는 것은 많은 사람이 식량 걱정을 덜었다는 얘기입니다. 그런데 어떻게 덜었습니까? 대량생산을 통해 우리가 더 오래 살게 되었다는 건 주지의 사실이죠. 개인적으로 저는 우리가 오래 사는 대가를 치르고 있다고 생각합니다. 대량생산 과정에서 변질된 물질들과 수많은 첨가물들이 결국 암에게 유리한 영양분이 되고 있으니까요.

항암제가 아무리 잘 개발돼도 왜 못 따라가는가 하면… 자연에서 생산되기보다는 환경파괴에 의해서 대량생산되는 음식들을 우리가 먹을 수밖에 없기 때문입니다. 그렇다면 암을 기정사실로 받아들이고, 끊임없이 치료를 해나가면서 사는 게, 이 환경에서 이런 음식 먹으며 오래 살 수 있는 유일한 방법 아닐까요.

김태훈 그런 이야기를 들으니 가슴이 답답해지기도 합니다만, 피해갈 수 없는 상황이라는 것은 인정해야 할 것 같군요. 사실 환경문제는 나 혼자 잘한다고 해서 해결할 수 있는 문제가 아니죠. 내 텃밭에서 유기농으로 채소를 재배해 먹는다고 해도, 토양이 이미 오염되었다면 아무 소용없을 테니까요.

서재걸 서울에서 부산까지 자동차나 KTX 안 타고 걸어서 다니는 환경으로 돌아갈 수 없다면, 어차피 개인이 바꿀 수는 없습니다. 그

래서 제대로 흡수하고 배출하는 능력을 키워야 하는 겁니다. 이 방법
밖에 없어요.

항암치료,
그 빛과 그림자

김태훈　　　이제 본격적으로 암의 치료법에 대해 이야기해볼까 합니다. 일차적으로 수술하고, 항암제 투여하는 방식은 현대의학에서 가장 대중화되어 있습니다. 일반인들도 가장 보편적인 방법으로 알고 있죠. 하지만 항암제 투여를 반대하거나 거부하는 환자도 늘어나는 추세입니다.

　어떤 의사가 쓴 책을 봤는데요, 항암제라는 것이 제1차 세계대전 때 사용했던 독성물질인데, 인체가 견딜 만한 수준으로 투여해서 암세포를 공격해 없애는 방법이라고 하더군요. 그런데 그 과정에서 인체의 정상적인 기관들도 공격을 받는다는 거죠. 그렇게 해서 암이 완치되면 그나마 다행입니다. 하지만 장기화되거나 더 악화될 경우 암세포는 여전히 살아 있는 상태에서 인간의 몸은 파괴되기 때문에, 점점 더 암을 이길 수 없는 상태가 된다고 합니다. 그러니까 생활의 질을 논하기 전

에 암을 치료하는 방법으로서도 항암제의 부작용을 짚어봐야 한다는
거죠.

이런 의견에 대해 어떻게 생각하십니까?

"항암제 치료의 효과,
객관적인 통계인가 도박인가?"

서재걸　아마도 항암제가 전체 환자들을 대상으로 했을 땐 확률
적으로 유의미한 치료제이지만, 환자 각 개인에겐 일종의 도박이 아니
냐는 질문이신 것 같습니다. 그 질문에 대한 답을 하기는 쉽지 않습니
다. 다만, 치료라는 것은 확률적인 것을 넘어서 환자 각 개인의 특수성
을 충분히 고려해야만 한다는 것인데요. 이 항암제를 65세 김철수라는
사람한테 쓴다, 몸무게는 얼마고, 키는 얼마며, 적당히 날씬하고, 어느
정도 아프며, 담배는 하루에 몇 개비 정도 피우는… 그 환자에게 썼을
때 어떻더라 하는 식으로 디테일하게 치료할 수는 없습니다.

김태훈　여기서 추가 질문을 하나 보태보죠. 항암제 치료를 통한
완치율이 65퍼센트다, 이렇게 말할 수 있나요? 항암제를 투여했을 때
환자들을 5년 이상 살릴 수 있는 확률이 어느 정도다, 이렇게 통계를
말할 수 있습니까?

서재걸　통계가 나올 수 있겠죠. 살아 있으니까.

김태훈 하지만 그저 숫자의 논리 아닌가요? 당장 1년 안에 사망할 모든 암환자에게 60~70퍼센트의 생존율을 부여했다가 아니라, 어떤 환자는 5년 넘게 생존했고 어떤 환자는 항암제를 투여하나마나 결국은 사망했다, 이렇게 이야기해야 하는 것 아닙니까? 개인의 문제로 보면, 내가 암에 걸렸다고 했을 때 100퍼센트 아니면 0퍼센트인 거잖아요. 그렇다면 확률에 몸을 던져야 하는 항암제 치료는 환자에게는 그야말로 도박 같은 것 아닐까 하는 생각이 듭니다.

서재걸 맞는 얘깁니다. 그런데 그 항암제를 A라는 사람한테 쓰는 게 안 쓰는 것보다 유리하다는 것을 객관적으로 설명할 수는 없습니다. 적어도 A한테는 말이죠. 통계에서는 이야기할 수 있죠. "10명 중 6명은 살렸어"라고 말할 수 있어요.

하지만 나머지 4명의 인생도 100퍼센트 인생이잖아요. 그리고 치료에 성공한 사람도, 만일 항암제를 안 썼어도 5년을 살 수 있었을지 모르죠. 그러나 우리가 인생을 두 번 사는 건 아니어서 비교실험을 할 수 없으니까, 통계를 가지고 이야기하는 겁니다.

예를 들어, 60퍼센트는 되고 40퍼센트가 안 되는 경우, 60퍼센트 때문에 40퍼센트가 희생되는 부분이 있죠. 치료효과도 없는 항암제를 쓰느라 몸과 마음이 상할 수도 있으니까요. 그래도 내가 그 60퍼센트 안에 들기를 기대하면서, 그 리스크를 감수하고 항암제 치료를 해야 한다는 거죠.

김태훈 일종의 의학적 치료이긴 합니다만, 환자 개인적으로는 도박일 수 있죠.

서재걸　　　물론 도박일 수 있습니다. 아무리 확률이 높아도 도박은 도박이죠. 다른 사람들한테는 다 맞아도 나한테는 안 맞을 수 있으니까요. 실제 안 좋았던 사례를 보면, 암환자라고는 해도 컨디션은 멀쩡했는데 항암제 쓰고는 다운되어 결국 회복하지 못하고 돌아가신 분도 있거든요. 하지만 이런 부분만 확대해서 절대 항암제를 쓰면 안 된다고 몰아가는 것은 무리라고 생각합니다.

　　다만 우리 의사들은 항암제를 투여하면서 환자들이 그 항암제 때문에 고통 받는 것을 조금이라도 감안했으면 좋겠어요. 그러니까 항암제를 이길 수 있도록 환자의 면역과 컨디션을 확보하면서 항암제 치료를 해야 한다는 거죠. 그렇지 않을 경우, 도박이 될 수 있다고 생각합니다.

"암을 암으로만 바라봐서는
암을 제대로 치료하기 어렵다"

김태훈　　　항암제에 대해 질문을 하나만 더 드리면, 사실 저도 주변에 암으로 돌아가신 분이 많은데 거의 식사를 못하는 모습을 많이 봤어요. 식사를 하지 못하니까 사람이 점점 말라가죠. 굉장히 힘들어하시는데, 마지막에는 사실 약간의 의구심도 드는 거예요. 이분이 과연 암 때문에 돌아가시는 것인지, 아니면 항암제 치료가 장기화되면서 그것을 견뎌내지 못하고 몸이 망가져서 돌아가시는 것인지… 우리가 정확하게 알 수가 없단 말이죠. 이미 암에 걸렸다는 인식하에 치료를 받다가 돌아가셨으니까 암으로 죽었다고 단정하는 것이지, 진짜 사망 원인이 과연 그 암인지 또는 다른 부작용인지 모르겠다는 겁니다.

이런 예가 유쾌하지는 않습니다만, 과거 진시황이 영원히 살기 위해 여러 약물을 먹었는데, 결국은 수은중독으로 자신의 명을 다하지 못한 채 일찍 죽었다고 하죠. 이런 아이러니가 암 치료에서도 일어나는 게 아닌가 싶습니다.

"당신이 만약 암에 걸릴 경우 항암치료를 받을 것인가?" 몇 년 전에 실제로 이런 질문을 받았는데, 저는 이렇게 대답했어요. "지금의 나이라면 항암치료를 해보겠지만, 70세나 80세가 됐을 때는 어떻게 할지 잘 모르겠다."

서재걸　　제가 오늘 진료한 환자도 70대인데, 기력이 없고 몸은 말라가고 토하고 전혀 드시질 못해요. 의사들은 또 어떤 항암제를 쓸지 고민하고 있습니다. 이분은 항암치료를 안 하고 싶어하지만, 그러면 암이 더 심해질까 봐 고민하는 거죠.

항암제 선택은 이런 거라고 봅니다. 우리가 돈이 없어서 죽었다고 하지만, 실은 돈이 없어서가 아니라 돈이 없다는 데 좌절하고 실망하고 괴로운 게 진짜 원인이거든요. 암에 걸려서 죽는 게 아니라 암이 전이돼서 신장 기능과 심장 기능, 혈관에 영향을 미쳐서 숨을 못 쉬어 죽거든요. 마지막에는 숨을 못 쉬어요. 결정적인 요인은 그다음에 있다는 거죠. 암만 없애면 된다고 하면 아쉬운 것이 많습니다, 전문가 입장에서는. 암을 암으로만 바라봐서는 암을 제대로 치료하기 어렵습니다.

암을 이겨내는 방법은 두 가지예요. 떼내면서 항암치료를 하거나 면역세포로 없애거나. 이 두 가지가 병행되지 않으면 도박일 가능성이 분명히 있습니다.

환자분들이 토한다고 하면 약 주거든요. 식욕 없다고 하면 딱 두 가지, 식욕촉진제와 아미노산을 줍니다. 그래도 효과가 없는 분들이 많아요. 그다음에는 대형병원 의사가 해줄 것이 없죠.

항암치료는 어쩔 수 없이 해야 하는 상황에 와 있어요. 많은 부분 딜레마예요. 저도 아주 가끔이지만 정말 며칠 토하면서 머리 아프고 식은땀 나는 경험을 해본 적이 있는데, 그런 때는 어떤 약도 먹을 수 없어요. 약까지 다 토하니까. 그런데 그런 상황에서도 항암제를 써야 한다? 그게 과연 설득력이 있을까요? 환자는 지금 죽겠다고 하는데 말이죠.

앞에서 병을 뜻하는 영어 단어 디지즈가 '편안하지 않다', 즉 불편한 거라고 했잖아요. 그런데 그 불편한 것은 해결하지 못하고 암만 해결하겠다는 거잖아요. 그 말 자체가, 그게 불편해요.

불편한 부분에 대한 치료를 같이 잘하면서, 환자를 설득해서 항암제 치료에 들어간다면 그 항암치료의 효과도 좋겠죠. 항암제의 70퍼센트는 암세포를 공격하지만, 나머지 30퍼센트는 정상 세포를 공격할 수 있다고 합니다. 요즘은 '표적항암제'라고 해서 암세포만 타깃으로 공격한다고 하지만 그 역시 부작용이 있어요. 어떤 사람들에게는 부작용이 매우 심한 경우도 있습니다.

김태훈 　표적항암제? 아주 그럴듯해 보이는데요? 암 치료에 획기적인 전환점이 될 것 같아요.

서재걸 　사실 그 말도 유혹하는 거예요. 마치 암만 뽑아서 죽일 것 같지만, 직접 경험해본 사람은 불편하다고 하는 분도 있습니다. 의사는 그 불편함에 귀를 기울여야 하는데, 실상은 환자 입장에서 모든 것을 신경써주고 케어해줄 수 있는 암 전문가, 암 전문의가 많지 않아요. 암 전문의 한 사람에게만 의존하기에는 우리 치료 과정에 불편함이 너무 많습니다. 현재의 시스템 안에서 개별 의사들이 그걸 어떻게 보완해줄 수 있을까요? 만약 자신이 보완하지 못한다면, 보완할 수 있는 시스템이나 다른 의사를 지정해서 그쪽으로 보낼 수 있어야 합니다.

오늘 제 병원에 오신 80세 다 되신 위암 말기 환자분은 식도까지 전이된 암이 식도를 눌러서 3~4일 동안 계속 토하신 거예요. 원래 우리 병원 오시는 분이 아닌데, 대형병원에서 오늘은 가까운 병원 아무데나 가서 아미노산이든 영양제든 맞으라고 이야기해주신 거죠. 그 정도 극한 상황에만 필요하다고 인식하면 안 됩니다. 앞으로는 우리 의사들이 조금 더 유연해져서 미리 환자의 불편함을 치료하는 데 관심을 가질 필요가 있습니다.

우리는 소망한다,
세컨드닥터를

김태훈　　　두 가지가 생각납니다. 암은 생명에 관련된 질병이기 때문에, 환자와 그 가족의 희망을 가지고 장사하는 사람이 참 많죠. 말기 암환자도 살려낸 전설의 민간요법이다, 이 약을 먹고 암에서 완치됐다… 이런 이야기들이 참 씁쓸합니다.

　　암환자 100만 명이 어떤 약을 먹었는데 그중 한 사람이 살아났다면, 그는 그 약을 먹고 완치됐다고 주장합니다. 하지만 나머지 죽은 999,999명의 목소리는 들을 수 없기 때문에 "이 약을 먹으면 암도 낫는다"는 말이 전해질 수밖에 없다는 웃지 못할 이야기도 들었어요.

　　그런 부작용이 많다 보니, 병원에서는 암환자들에게 본 병원의 치료 외에는 어떤 것도 먹지 말라고 강력하게 경고하는 모양이에요. 그런데 선생님도 앞에서 말씀하셨듯이, 암환자들은 항암치료를 버틸 만한 체력이 있어야 합니다. 그런데 아무것도 먹질 못하다 보니, 체력이 점점 고갈되어가고….

서재걸　　정말 정확한 지적입니다.

김태훈　　그렇다면 세컨드닥터(second doctor)가 꼭 필요하지 않을까요? 암 같은 중병에 걸렸을 때, 주요 치료를 하는 대형병원 다음으로 환자의 건강을 지켜주는 '두 번째 의사'에 대한 이야기가 나와야 하는 시기인 것 같습니다.

> "5분 의사의 빈자리,
> 세컨드닥터가 채운다!"

서재걸　　그게 쉽지 않은 게, 예를 들어서 이런 겁니다. 남녀가 헤어졌어요. 그럼 끝난 거잖아요. 그런데 이 남자가, 헤어진 여자친구가 다른 남자를 못 만나게 하는 거예요. 그렇다고 자기가 다시 만나주지도 않으면서요. 이런 문제라고 봅니다.

김태훈　　예가 조금 자극적이네요. (웃음)

서재걸　　극단적으로 말하면 그렇다는 겁니다. "좋은 의사를 만나라, 나는 여기까지밖에 못 한다"는 얘기를 해주는 의사가 있어야 합니다. 자기 얘기만 들으라면서, 겨우 5분만 만나주고 그 후론 몇 주씩 만날 수 없는데… 그야말로 '5분 만남'이죠. '5분 의사'라니까요. 그럴 수 밖에 없는 상황이면 자기는 5분밖에 할애하지 못하는, 5분 분량밖에 못해주는 의사라는 자각도 해야죠.

앞에서도 이야기했듯이 이 부분은 의사 개인의 책임이라기보다는, 의료가 산업이 되면서 환자 중심이 아닌 병원 중심의 효율적인 시스템을 추구하다 보니 당연하게 초래된 결과라고 할 수 있어요. 중병, 그것도 수많은 사람들이 죽음의 공포와 연결 짓는 암이라는 심각한 병에 걸렸는데, 질문도 마음껏 하지 못하고 대답조차 시원스럽게 들을 수 없는 환경이라는 것이 정말 안타깝습니다. 그래서 저 또한 '세컨드닥터' 개념이 반드시 도입되어야 한다고 생각해요.

자기가 바빠서 만나주지 않을 거라면, 나머지는 누군가에게 맡겨야 하는데, 그렇다고 아무한테나 "당신이 좀 맡으세요" 할 수는 없는 거 잖아요. 그러니까 믿을 만한 사람을 골라서 부탁해야 하겠죠. 그게 바로 세컨드닥터입니다.

예를 들자면, 나중에 치료 이야기에서 다시 정리하겠지만, 사람을 한 명 두고 평가할 때, 키가 크네, 잘생겼네… 이렇게 객관적으로 정의하는 것과 별개로 더 다양하게 설명할 수 있잖아요. 마음이 따뜻하고, 음성이 좋고, 남을 배려하고, 친절하고… 이렇게 하면 이 사람을 이해하기 훨씬 쉽죠. 그런데 암은 어떻게 설명하냐면 위암, 유방암, 갑상선암… 이렇게만 정의합니다.

저는 환자한테 풀이를 해줍니다. 암은 '저체온증'이라고 알려주면 환자가 할 몫이 생기죠. "아, 체온을 올리면 되는구나." 환자 입장에서는 암을 치료할 수는 없지만 체온을 올리는 일을 하면 된다고, 답이 나오잖아요.

김태훈　　　그렇네요.

서재걸　　　"당신은 유방암입니다." 그러면 환자로서는 할 일이 없
죠. 유방암 전문가가 아니니까요. 하지만 "모든 암은 저체온증이에요"
그러면, 체온을 올리면 되잖아요. 그건 본인도 충분히 할 수 있으니까
요. 이렇게 해야 암도 치료가 가능합니다. 다양한 설명으로 그 사람을
더 쉽게 이해할 수 있듯이 암도 자세한 풀이가 필요해요.

　'몸을 차갑게 하면 암이 더 잘 생긴다', 따뜻하게 하면 되죠. '소화가
안 되면 암이 더 잘 생긴다', 소화 잘되는 음식 먹고 많이 움직이면 되
죠. 이렇게 쉽고 다양하게 풀어주기를 일반인들은 원하고 있어요. 그
러나 현재 우리 의료계는 웬만해선 그런 설명을 해주지 않습니다. 아
니, 해줄 수 없습니다. 많은 의사들 또한 환자에게 자세히 설명하기를
원하고 있어요. 하지만 자세하게 설명할 수 없는, 그럴 시간을 주지 않
는 시스템인 거죠.

　36.5도 이상 체온이 올라가면 우리 몸에서 면역세포가 혈액을 타
고 나오지만, 36도 아래로 내려가면 염증물질과 암세포가 주로 나와
요. 앞에서 암의 주요 원인이 뭐라고 했습니까? 오래된 염증이라고 했
잖아요. 암세포도 정상 세포가 바뀐 거란 말이에요. 돌연변이한 거죠.
'주인님이 정상이기를 원하지 않는구나. 더 이상 정상 세포로 살아가
기 어렵겠어. 그럼 바뀌어야지.' 그게 암세포라는 말이에요. 암세포 된
애도 사연이 있다는 거죠. 내가 원해서 만든 건 아니지만, 내가 만든 건
맞죠. 내 몸에 생긴 암이니까요. 내가 책임질 일은 분명 있는 거죠.

　암을 이렇게 바라보며 풀이해줄 수 있는 의사가 세컨드닥터 역할을
해야 해요. 확률이 비록 20퍼센트밖에 안 되지만, 20퍼센트면 다섯 명

중 한 명은 살 수 있다는 사실을 자세하고 이해하기 쉽게 설명해줄 세컨드닥터가 필요해요.

세컨드닥터는 암을 치료하는 대형병원의 의료체계와 부딪치는 개념이 아닙니다. 오히려 부족한 부분을 보완하고 같이 치료하자는 협업의 의미죠. 항암제를 비롯한 각종 치료로 몸의 컨디션이 떨어진 환자를 다음 치료까지 회복시켜주는 역할을 맡는 겁니다. 그냥 밥 잘 먹고 쉬라고 말하는 것이 아니라, 면역력을 끌어올리고 체력을 회복하기 위해서 해야 할 치료를 진행하는 것입니다. 그것이 약이든 비타민이든 음식이든 말이죠.

암은 절대로 만만한 병이 아닙니다. 치료가 잘 되었어도 재발하기 쉬운 골치 아픈 병입니다. 그렇다면 그 재발의 원인, 아니 좀더 근본적으로 처음에 암이 왜 발병했는지, 그 원인을 알아내서 재발을 막기 위한 노력을 해야만 합니다.

완치 판정 후에도 몇 달 간격으로 병원에 가서 두근거리는 마음으로 '혹시 재발하지 않았을까' 불안에 떨도록 환자를 방치해선 안 된다는 것이죠. 그 기간 동안 무엇을 해야 하며, 최초 발병의 원인이 무엇이었으니 근본적으로 생활습관이나 식생활을 어떻게 바꿔야 할지 알려주는 의사가 있어야 한다는 것입니다. 그것이 바로 세컨드닥터의 역할이고 필요성입니다.

제약산업에 주도권을
빼앗긴 현대의학

김태훈　　　그런데 왜 많은 현대의학 연구들이 암을 일으킨 개인의 주원인을 추적하는 형태의 진단의학 쪽이 아니라, 그냥 암세포를 공격하는 쪽으로 발전해온 걸까요? 사실 좀 억울한 부분이 있을 것 같습니다. 의료계에서도 그 원인을 찾기 위해 열심히 노력해왔다는 항변도 있을 것이고.

　여기에 하나의 '음모론 아닌 음모론'을 가지고 오면… 약을 가지고 사업을 하는 제약회사 입장에서는 그 원인을 규명하는 쪽에서는 사실상 사업성이 없죠. 이 사람의 기질적인 문제, 음식을 어떻게 먹고 어떤 생활습관을 갖고 있느냐 하는 문제, 혹은 이 사람이 처해 있는 특별한 환경의 문제에서 그 암의 발병 원인을 알아내게 되면 그건 약물치료로 이어지지 않으니까요. 약물을 사용할 수는 있겠지만, 근본적으로 약물에 의한 치료가 아니라는 거죠.

의학 연구에는 정말 많은 돈이 들어가잖아요. 그런데 그 돈을 대부분 제약업계에서 대고… 이것이 현대의학이 지닌 맹점이 아닐까 싶습니다. 암에 대해서도 의학계가 주도권을 갖고 연구해온 것이 아니라, 암을 통해서 약품을 파는 제약회사의 논리에 의해 연구되어온 것은 아닌지, 의문을 가질 수밖에 없는데요.

"제약산업이 자본과 산업의 논리를 우선시하는 데서 오는 비극"

서재걸　　그렇죠. 암에 대한 것들은… 물론 연구를 진행하는 사람들이 순수하거나 의도가 전혀 없을 수도 있겠지만, 어쨌든 결과적으로는 이 치료를 시스템화하는 거예요. 방목해서 키운 닭이 건강에 좋을 것 같고, 자연산 생선이 맛도 좋고 건강에도 좋을 것 같지만, 수요가 많아 닭이나 생선도 체계화된 시스템으로 공급하지 않으면 많은 사람이 먹을 수가 없어요. 그래서 개인 한 사람이 아니라, 전체 사람들에게 평균적으로 줄 수 있는 약을 개발하는 것입니다. 수술을 하고 항암제 치료를 하고… 교과서에 다 나와 있어요. 우리는 그걸 숙지해서 그대로 하고 있고요. 그렇게 치료한 다음에는 3개월마다 검사하고, 1년마다 PET CT 찍고, 5년 동안 계속 검사하고, 그래도 미진하면 10년간 검사한 다음 드디어 놓아주는 시스템이죠.

이 카테고리에서 벗어날 수 없어요. 혹시라도 암이 재발하면, 병원 다니는 걸 소홀히 해서 재발했다며 환자를 탓하게 되죠. 그게 큰 부분이에요. 당신이 여기 꾸준히 안 와서 생긴 문제다, 그렇게 말할 수 있잖아요. 꾸준히 안 왔는데 완치된 사람들의 이야기는 무시될 수밖에 없는 상황이에요.

그렇게 검사의 볼모가 되어가는 겁니다, 우리 모두. 하지만 나쁘게만 보진 않아요. 전체적인 암환자의 생존율을 높이는 데는 시스템이 중요하니까요.

교통사고를 줄이려면 신호등이 있어야 하는 건 맞죠. 물론 내 개인적인 사정이 고려되진 않아요. 무조건 기다려야 하죠. 선택은 개인의 몫이에요. 범칙금을 물거나 사고위험을 감수하고라도 빨간불에 뛰어가든가, 아니면 초록불이 켜질 때까지 기다리든가.

의료도 많은 부분이 제도화되어 있기 때문에 환자의 선택권이 없다는 것이 제일 문제예요. 사실 교육도 그렇죠. 우리가 왜 초등학교 6년에 중학교 3년, 고등학교 3년까지 12년이나 학교를 다녀야 하나요? 누군가는 3년 만에 끝낼 수 있는 걸 일부러 늘려놓았다고 생각할 수도 있어요. 그러면 그 제도에서 벗어날 수 있는 방법이 있거나 다른 식으로 보완이 되어야 하는데, 그렇지 못할 경우 문제가 생긴다고 봅니다.

예전에는 우리가 의대에 가지 않으면 의사들의 책을 볼 수 없었잖아요. 만일 법대생들만 법전을 볼 수 있다면 일반인들은 법을 논할 수 없겠죠. 그런데 요즘은 인터넷 등이 발달하면서 각종 정보들이 오픈돼 있잖아요. 일반인들도 의학 지식을 접할 수 있고 충분히 의학적으로 생각할 수 있는 시대가 됐죠. 물론 의사보다 전문적이진 않지만, 그렇다고 완전히 터무니없지도 않아요. 제약산업도 좋은 의도로 만들어졌을 수 있지만, 결국 어쩔 수 없이 산업의 논리 안에서 굴러간다는 걸 많은 사람이 알고 있잖아요.

김태훈　　　그래서 의학계의 문제를 이야기할 때, 미국 중심으로 돌아가는 제약산업의 시스템에 대해서 비판하는 사람이 많습니다. 단적인 예로, 에볼라 바이러스에 대한 치료법이 거의 없는데 정말 치료방법이 없는 것이 아니라는 겁니다. 에볼라 바이러스가 발병하는 곳이 대부분 아프리카인데, 아프리카는 약품시장으로 봤을 때 사업성이 없어서 치료제를 개발하지 않았다는 거죠.

그런 이야기를 들으면 산업의 논리로는 당연한 일일지 모르지만, 의학이라는 것이 인간 삶의 마지막 희망이라고 봤을 때, 너무나 황당하고 실망스럽더라고요.

결국 암을 정복하기 위해서는 암이 어떤 기저에서 발병하는지 정확하게 판단하고 진단하는 기술이 개발되어야 합니다. 그런데 현재 암을 진단하고 치료하는 방식은 철저히 산업의 논리 속에서 자본에 의해서 연구되고 개발된, 약물을 처리하는 방식으로만 이루어져 있다는 생각이 굉장히 강하게 들어요.

그래서 최근 현대의학이 아닌 자연의학 쪽으로 눈을 돌리는 사람이 아주 많습니다. 그런데 의학계의 분위기를 보면, 자연의학은 말할 것도 없고 전통적인 동양의학인 한의학도 이단화하고, 대체의학은 아예 고려조차 않고, 민간요법은 들여다보지도 않아요. 사실 여기서 문제가 생기는 게 뭐냐면… 아픈 환자에게 현대의학이 제공할 수 있는 서비스는 몇 가지 없어요. 수술이나 항암제 치료 등 모든 방법을 써도 치료가 되지 않는 경우, 듣게 되는 이야기가 고작 "집으로 가십시오"란 거죠. 어떻게 생각하십니까?

서재걸　　　결국은 현대의학이 시장을 압도적으로 장악했고, 그때부터 다른 이들의 이야기에 귀를 닫았다고 볼 수 있을 겁니다. 한의학에 대한 태도만을 이야기한다면, 비과학적인 부분에만 초점을 맞춰서 경쟁상대를 공격하듯 대하죠. 실제로 한의학이 현대에 와서 그 기반이 의심받는 것은 사실입니다. 수치화된 데이터나 과학적 논증이 약하기 때문이죠. 그렇다 보니 현대의학 입장에선 충분히 '비과학적'이라고 생각할 수 있죠. 하지만 조금만 더 관심을 갖고 들여다보면 임상적으로 유의미한 부분도 분명 발견할 수 있을 겁니다.

대체의학이나 자연의학도 마찬가지죠. 중요한 것은 서양의학이 모든 병을 치료할 수 없다는 현실을 솔직히 인정하는 것입니다. 그리고 그 한계를 넘어서기 위해 다른 방법론도 충분히 존중하며 연구해야만 하겠죠. 문제는 그렇게 하지 못하고 있다는 겁니다. 모든 의학이란 결국 인간을 위한 것인데, 지금의 태도는 '누가누가 더 옳으냐'를 놓고 경쟁하는 스포츠경기 혹은 재판정의 다툼 같다고 할까요. 어떤 상품을 내놓고 시장을 장악하려는 기업들 간의 관계가 의료계에도 고스란히 넘어왔고, 그 가운데서 소비자인 환자들이 혼란스러워하고 있는 셈입니다.

김태훈　　　쓸쓸하군요. 사람의 목숨을 두고 산업의 논리로 경쟁하고 있다는 것이.

서재걸　　　예를 하나 들어보겠습니다. 의사만 건강기능식품을 취급할 수 있다는 법이 만들어진다면, 어떻게 될 것 같으세요?

김태훈　　　의사들이 이런저런 건강기능식품을 먹으라고 하겠죠. (웃음)

서재걸   그렇죠. 그런데 지금은 사업자만 되면 팔 수 있잖아요. 그렇게 놔버린 시장 자체가 엄청나게 커지고 있어요. 신뢰성은 바닥인데 말이죠.

의사 입장에서는, 약으로 쓸 수 있는 것들은 굉장히 제한적이기 때문에 질병을 예방하고 건강을 유지하기 위해 먹을 수 있는 건강기능식품에 관심을 갖게 됩니다. 그리고 그걸 빨리 많이 팔 수 있는 방법이 인터넷이나 TV 홈쇼핑인데, 그걸 어떤 의사가 개인 자격으로 하면 의사답지 못하다고 매도당하죠.

의사들이 한의학이나 자연의학 또는 대체의학을 적으로 돌리는 유일한 이유는, 약을 쓰는 사람은 의사여야 하고 이것이 과학적이라고 믿고 있기 때문이에요. 그런데 약 말고 음식 등에 진짜 과학이 숨어 있어요. 앞으로는 이쪽에서 더 큰 가능성이 나올 거예요. 저는 20년 전부터 해왔던 일이라, 이쪽이 어떻게 돌아가고 있는지 지켜보고 있어요. 점점 이쪽 분야를 공부하려고 하겠지만, 돈이 되지 않는 사업에 사람이 많이 모이지는 않겠죠. 앞에서 이야기하신 에볼라 바이러스의 경우와 마찬가지로 손해 보는 것을 알면서 투자하지는 않으니까요.

오죽하면 WHO(세계보건기구)를 이끄는 마거릿 챈 사무총장이 "과거 수십 년간 에볼라 바이러스 감염자는 아프리카에서만 나왔기 때문에 백신 연구 개발에 대한 인센티브는 사실상 존재하지 않았다. 이익이 되지 않는 시장에 투자할 제약회사는 없다"고 말했겠습니까.

2014년도에 서아프리카에서 에볼라 감염환자를 치료하다 감염된 미국 의사가, 미국 본토로 이송되어 에볼라 확산 우려로 난리가 난 적이 있었지요? 그때 성공적으로 쓰인 실험적인 약이 지맵(ZMapp)입니다. 쥐를 에볼라 바이러스에 감염시켜 생긴 항체를 조합해 치료제로 개발한 것이죠. 원래는 대규모 임상시험을 하고 검증을 제대로 거쳐야 인체에 사용할 수 있는데, 미국 본토에 에볼라 바이러스 감염환자가 왔으니, 임시 조건부 사용 승인을 해준 것이죠.

그런데 본격적인 치료제가 상용화되기 전이라고 하더라도 최소한 해야 할 일이 하나는 있습니다. 지맵은 에볼라 바이러스에 대한 서로 다른 항체 세 가지를 섞어 그 효과를 높인 항체치료제인데요, 이 항체라는 것도 결국 단백질입니다. 이런 항체치료제가 제대로 효과를 발휘하기 위해서는 환자의 기본적인 영양상태가 갖춰져 있어야 합니다. 원래 영양상태가 부실했기 때문에 감염이 더 쉽게 되었을 수도 있고, 에볼라에 감염된 이후 생긴 출혈열 등 여러 가지 증상 때문에 몸이 허약해졌을 수도 있습니다만… 어쨌든 환자 몸속의 단백질대사가 원활하게 작동할 준비가 되어 있어야 성공적인 치료를 할 수 있습니다.

신종플루 걸렸을 때 쓰는 타미플루라는 항바이러스제도 사실은 아미노산에서 출발해 열 가지 공정을 거쳐 만들어진 완제품이에요. 타미플루는 약이지만 아미노산은 영양이에요. 자연요법이죠. 아프리카 사람들이 단백질 섭취가 너무 부족해서 필수아미노산이 결핍된다면, 에볼라 바이러스뿐만 아니라 미지의 새로운 바이러스에 감염될 위험성은 더 높아질 겁니다. 애초에 바이러스에 대한 근본적인 면역 구축을 위해서는 기본적인 영양소 공급이 가장 우선시되어야 하는 것이죠.

김태훈   그렇겠네요.

서재걸   타미플루 혹은 지맵을 주느냐, 고기를 먹이느냐는 완전히 다른 방법일 수 있지만, 이것도 하나의 방법이죠. 이걸 아는 의사만 있다면. 그런데 대부분 이 방법을 모르니 권하질 못하는 겁니다.
그리고 "고기 좀 먹여봐", 그러면 비과학적이죠. 의학적이지 않은 얘기란 말입니다. 음식은 과학이나 의학이 아니니까.

김태훈   의사들이 그런 처방을 내리지도 않겠지만, 그 결과에 대해서도 책임지지 않겠죠.

서재걸   그럼요. '우연히 나았겠지', 그렇게 생각하겠죠. 너무 안타깝습니다. 기본이 과학이에요. 우리가 하는 모든 것의 본질이 과학이에요.

김태훈   현대의학 내부에서도 그런 현실에 대한 비판이 많이 제기되고 있다는 것을 알고 있습니다. 의학의 역사를 거슬러올라가면, 한쪽에는 실증주의 근거 중심의 의학이 있습니다. 또 한쪽에는 경험주의라고 해서, 실험실 안에서 이루어진 일들에 대한 여러 가지 개인적 소견과 그것들에 바탕한 치료법이 있어요. 그 둘이 함께 의학을 발전시켜왔는데, 지금에 와서는 근거중심주의가 현대의학을 거의 지배하고 있다고 해도 과언이 아닌 것 같습니다.
흥미로운 영화 한 편이 있었습니다. 〈달라스 바이어스 클럽(Dallas Buyers Club)〉이라고, 실화를 바탕으로 한 영화예요. 에이즈가 막 번져가 왜 많은 현대의학 연구들이 암을 일으킨 개인의 주원인을 추적하는 형태의 진단의학 쪽이 아니라, 그냥 암세포를 공격하는 쪽으로 발전해온 걸까요? 사실 좀 억울한 부분이 있을 것 같습니다. 의료계에서도 그 원인을 찾기 위해 열심히 노력해왔다는 항변도 있을 것이고.

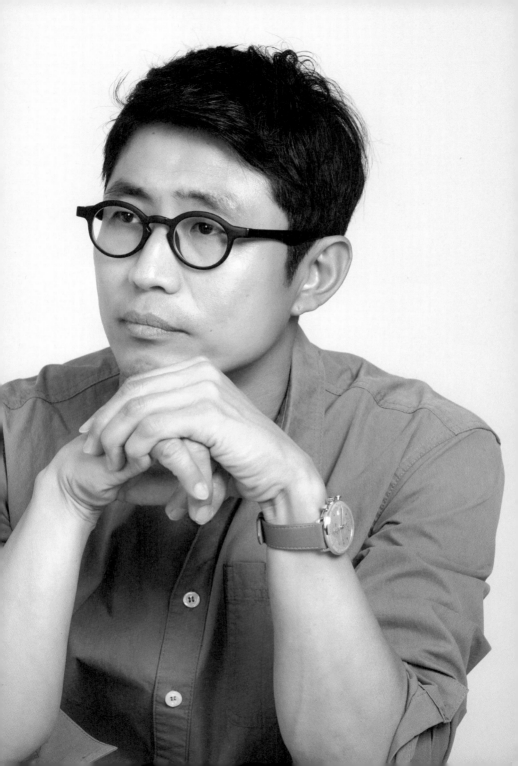

던 시기에 미국에 사는 한 남자가 에이즈에 감염되었다는 사실을 알게 됩니다. 앞으로 살 수 있는 날이 얼마 안 남았다는 진단을 받죠. 우연히 검색을 통해 에이즈를 억제하는 효과가 있는 약이 멕시코에 존재한다는 사실을 알게 돼요. 미국 내에서는 FDA 승인이 되지 않아 쓸 수 없는 약인 거죠. 주인공이 멕시코를 넘나들면서 불법으로 밀수하기 시작하고, 같은 병을 앓고 있는 사람들에게 나눠주는 등 웃지 못할 이야기들이 펼쳐집니다.

여기서 이야기하고 싶은 것은 이겁니다. 사실 10년 후에는 신약이 나와서 암을 잡을 수 있다고 당당히 이야기할 수도 있겠죠. 하지만 설령 그렇다고 해도, 지금 암에 걸린 사람에게는 전혀 위로가 되지 않아요. 그런데 왜 현대의학 체계는 그런 개인적인 기회까지 봉쇄하는 걸까요? 물론 부작용의 위험이 있다거나 검증되지 않았다고 항변하겠죠. 하지만 그것이 황당무계한 방법이 아니라, 실제로 의사들이 각자의 영역에서 고유한 치료방법을 통해 효과를 본 임상경험이 있다면, 그것은 충분히 학계나 의사사회에서도 고려해볼 만하지 않을까요?

그런 개인적인 임상경험들이 현대의학의 인정을 받고 상용화되려면, 어마어마한 집단실험을 통해서 논쟁하고, 논문화해서 학회에 보고하고, 학회의 인정을 받고, 제약회사에서 개발되고 승인까지 받아야 하는 일련의 긴 과정이 필요합니다. 단지 기간이 길다는 문제뿐만 아니라, 엄청난 연구비와 인력이 투자되어야 하죠. 그동안 위급한 환자들은 손도 써보지 못하고 죽어가야 하는 건가요?

현대의학은 의사들 각자가 현장에서 경험하는 개인적 이야기들은 별로 귀담아 들으려고 하는 것 같지 않습니다.

"수술과 약에만 의존하는 현대의학은
정말 과학적일까?"

서재걸　　　맞습니다. 지금까지 현대의학의 유일한 답은, '어떤 약을 쓰는가'였어요. 모든 치료는 약이에요. 치료의 전부가 약이었다니까요. 의대에서 한 번이라도 음식을 치료로 연결하는 걸 경험하고 그 다음에 약에 대해 배웠다면, 우리가 자연스럽게 습득할 수 있었을 거예요. 하지만 치료는 약이 아니면 수술이라는 두 가지만 배우고 나온 거죠. 그랬는데 갑자기 음식에 답이 있다고 얘기하는 의사가 나타나면… 당연히 싫죠. (웃음) 그런 이야기는 들어본 적도 없고, 또 금기시되어왔으니까요. 그러니 비과학적이고 근거 없는 치료법이라고 매도되는 것이죠.

　　"그렇다면 지금 치료법이 없는 병은 어떻게 하나?" 이 질문에는 "10년 뒤에 좋은 약이 나온다"고 대답하죠. 그러면 그 10년 동안에는 죽는 수밖에 없는 거잖아요. 하필 그때 그 병에 걸린 사람은.

김태훈　　　10년을 버티면 사는 거고요.

서재걸　　　그렇죠. 대표적인 예가 유산균이에요. 저는 유산균을 연구한 지 20년이 됐는데, 그때 유산균 이야기하면 다들 욕을 했어요. 우선, 한국에서도 요구르트가 나오잖아요. 그걸 마시면 유산균 먹는 것 아니냐, 그거 먹어도 병이 낫지 않는데, 무슨 소리냐고들 했죠. 또 유산균이 무슨 치료를 하느냐고도 했어요. 그런데 지금은 어떤가요? 모든 국민이 유산균을 먹고 있다고 해도 과언이 아니잖아요.

김태훈　　　　저도 하루에 세 알 꼬박꼬박 먹고 있습니다. (웃음)

서재걸　　　　그러니까요. (웃음) 그리고 대형병원 의사들도 2~3년 전부터 유산균 이야기를 하고 있어요. 그럼 20년 전하고 지금하고 유산균이 변한 건가요? 아니죠, 변한 건 유산균이 아니라, 우리 생각이잖아요. 그렇다면 그 세월 동안 이 정보를 몰라서 병에 걸리고, 앓다가 돌아가신 분들은 얼마나 억울하겠어요.

　　이제 약이 정말 10년 뒤에 개발된다면, 그동안은 약만 기다리지 말고 유산균처럼 앞으로 계속 검증될 필요가 있는 것들에 대해서도 세컨드닥터의 개념으로 받아들이고 인정할 수 있는 시스템으로 가야 한다고 생각합니다. 그런데 현대의학이 그런 방향으로 가지 않는 데는 비즈니스가 굉장히 크게 작용해요. 돈이 되면 몰려가지만 돈이 되지 않으면 무시하고 사장시키려고들 하죠.

　　그리고 의사들은 '쉽게 이야기하는 트레이닝'을 따로 받지 않았어요. 의사들끼리 대화하는 방식으로만 세미나를 하고 나왔죠. 그런데 갑자기 환자 수준에 맞춰서 이야기를 하려고 하면, 그렇게 이야기하는 방법을 영어 배우듯이 배워야 하는 거예요.

　　의사가 이야기하는데 환자가 못 알아들어요. 그러면 의사들은 답답해하죠. '아니, 이걸 왜 못 알아듣지?' 아니죠, 환자가 알아들을 수 있도록 설명할 의무가 원래 의사에게 있습니다. 환자 입장에서는 '왜 이렇게 어렵게 이야기하지? 알아듣지 말라는 건가' 그런 생각이 들죠. 그렇게 소통이 되지 않으면, 근본적인 치료는 결코 이루어지지 않아요.

항암제를 왜 써야 하는지, 환자를 납득시키는 능력이 있어야 합니다. 항암제가 문제가 아니라, 환자가 납득하지 못해서 부작용이 생길 수도 있다는 거죠. 그러니 환자를 잘 설득해야 해요. 항암제를 쓸 수 있게끔, 그리고 항암제가 그 환자에게 잘 듣도록. 그러려면 항암제 치료를 시작하기 전에 어떤 음식을 먹어서 체력을 보강할 것인지, 부작용은 어떤 것이 있고 어떻게 극복할지 자세히 설명하고 안심시켜야 합니다.

그러나 현재의 의료 시스템에서는 의사가 환자들에게 그런 역할까지 할 만한 충분한 시간적 여유가 없습니다. 단지 진료하고 처방할 뿐이죠. 그래서 지금 환자를 안심시키는 역할은 주로 간호사가 맡고 있어요. 분리가 되어 있죠. 삼권분립처럼. 간호사 따로, 의사 따로. 그런데 의사는 이 역할만 한다고 분리하는 순간, 온전한 치료는 이미 성립이 안 됩니다. 완전체가 되어야 진짜 의사가 될 수 있어요.

현상이 아닌
원인에 집중하는 자연치료

김태훈   지금 선생님 말씀 중에 여러 가지 이야기가 나왔는데, 한번 점검을 해보겠습니다. 자연치료에 대해서는 다시 정의를 내려야 할 것 같습니다. 제가 공부한 바에 따르면, 쉽게 얘기해서 자연물질에 의한 치료가 아니라 병에 대한 접근방식 자체가 다르더군요.

현대의학은 현상에 대한 치료라고 본다면, 자연치료는 어떤 결핍이 이 사람에게 이런 증상을 일으켰는가 하는 점에 집중합니다. 진단의학처럼 원인을 규명하는 쪽으로 집요하게 파고듭니다. 병에 대한 현상적 치료도 하지만, 보다 근본적으로 결핍을 채워줌으로써 병을 치료하고, 나아가 재발을 막는다는 철학을 가진 의학으로 알고 있는데… 제가 정확하게 이해하고 있는 건가요?

서재걸   네. 예를 하나 들어볼까요. 아침에 일어났는데 눈이 흐릿하고 잘 안 보여요. 그럼 우린 안과에 가죠. 안과 의사는 눈검사를 해보고 "큰 이상 없습니다" 하고는 인공눈물이나 간단한 안약 같은 걸 처방해주겠죠.

저는 생각이 다릅니다. 눈이 흐릿해지고 잘 안 보일 때는… 눈에 망막이라고, 상이 맺히는 곳에 노란 반점이 있어요. 망막의 30퍼센트를 차지하는 이 큰 반점을 '황반'이라고 하는데, 이 노란색을 채우고 있는 영양소가 '루테인'이에요. 루테인이 노랗다는 뜻이죠. 사실 어원을 알면 되게 쉬운데… 루테인이 황반에서 스트레스를 받든지 영양이 결핍되었든지 하면, 가령 100퍼센트 있어야 하는데 30퍼센트밖에 없으면 눈이 흐릿하고 잘 안 보일 수 있어요. 이 경우 나머지 70퍼센트를 음식으로 채워야 해요. 그러면 정상으로 돌아오죠.

이게 바로 치료예요. 왜 음식이 치료가 아니란 거죠? 뭐 먹으면 좋다더라, 표현이 투박하니까 무시하는 거잖아요.

> "우리 몸이 자연으로 돌아가게 하는 것,
> 자연스럽게 되도록 하는 것이 자연치료!"

김태훈 사실 그 부분이 현대의학에서 가장 아이러니한 지점입니다. 보통 "어떤 음식을 섭취하지 않았네요. 그 편식을 통해 이런 병이 왔어요"라고 이야기하잖아요. 그러면 음식 섭취를 정상으로 돌려주는 노력이 반드시 필요한데, 그냥 약 주고 말아요. 정작 필요한 이야기는 깊게 하지 않죠. 우리가 몸을 구성하는 영양소들을 음식을 통해서 일차적으로 흡수하잖아요. 알약에서 영양소를 흡수하는 건 아닌데….

결핍이 병을 일으킨다면, 가령 피부가 가렵다면 가려움을 가라앉히는 연고만 바를 것이 아니라, 피부를 가렵게 만든 원인을 찾아내서 그 결핍을 해소하는 형태로 치료를 해야 한다! 이것이 자연치료의학에서 주장하고 있는 의학의 방향인 거죠?

서재걸　　　피부가 가렵다는 것은, 거기서 가렵다고 느끼게 하는 물질이 나온다는 얘기예요. 그러면 먼저 그 물질이 왜 나오는지 봐야 하는 거죠. 어떤 환경이 되었을 때 나온다면, 그 환경을 바꾸는 치료를 해야겠죠.

전립선에는 토마토의 붉은 색소, 즉 라이코펜이 많이 있어요. 우리가 토마토를 먹으면 어떻게 알아서 전립선으로 달려갈까요? 필요한 곳을 채우기 위해 알아서 가는 거예요. "그러니까 전립선에 문제가 생겼을 때 토마토 먹으면 좋아집니다." 이 말이 무조건 맞는 건 아니죠. 다만, 토마토의 라이코펜이 부족해서 전립선에 문제가 생기면, 우선순위로 그걸 채우는 것이 먼저라는 거예요. 그걸 해도 안 되는 경우 다음 스테이지로 넘어가는 게 맞지 않냐는 거죠.

그런데 반대로 약을 써도써도 안 되는 사람이 마지막으로 민간요법 한다고 토마토를 먹어요. 순서가 잘못돼도 한참 잘못된 거죠. 무엇보다 이 순서를 바로잡아야 해요. 약물이라는 관례화된 의료적 치료 이전에 환경을 바꾸고, 습관을 바꾸고, 근본적인 문제를 다시 생각해보는 방향으로 치료의 순서가 정해져야만 한다는 겁니다.

순서 이야기가 나온 김에 한마디 하자면… 세컨드닥터가 아니라 퍼스트닥터가 되려면, 먼저 세컨드닥터를 인정해야 해요. 한 명밖에 없

을 땐 순서를 정하지 않잖아요. (웃음)

김태훈   그렇죠.

서재걸   세컨드닥터를 인정하지 않는다면 본인이 모든 걸 다 해야 하는데, 그럴 능력이 있는 인간은 없어요.

영양소를 채워서 치료하는 것은 맞지만, 이게 또 비즈니스가 돼서 "루테인만 먹으면 눈이 다 좋아집니다", 이러면 안 되겠죠. 100퍼센트 맞는 말도 아니고요. 그렇다고 "루테인은 절대 먹으면 안 됩니다"라는 의사의 말이 맞는 것도 아니죠. 그래서 저는 표현이 굉장히 중요하다고 생각합니다. "일단 약물로 치료를 합니다만, 이 증상의 호전에 필요한 다양한 음식들을 좀더 자주 드시는 것이 큰 도움이 될 겁니다." 이렇게 말해주면 환자도 자신이 받는 치료가 어떤 건지 알 수 있고, 결과적으로 치료효과가 더 좋아지겠죠.

자연치료의학은 딱 이겁니다. 자연에 있는 풀을 뜯어다가 먹이는 것이 자연치료가 아니고요. (웃음) 우리 몸이 원래 자연으로 돌아가게, 자연스럽게 되도록 하는 데 필요한 모든 것을 동원해서 하는 치료가 자연치료의학입니다. 그 방법에는 음식도 있고 수술도 있고, 때로는 항생제나 스테로이드 사용도 있겠죠.

종종 극단적으로 이야기하는 걸 좋아하시는 분들도 있습니다. "우리는 스테로이드는 절대로 쓰지 않는다"거나 "항생제는 무조건 쓰면 안 된다"거나 "항암제 치료는 결코 하지 않는다"거나… 하지만 저는 그렇게 생각하지 않습니다. 써야 할 때는 써야지요. 다만 이유 없이 오래 쓰지 말자, 대체할 수 있다면 쓰지 말자는 겁니다. 부작용이 있다는 걸 알면서도 대체할 수 있는 걸 모르니까 쓰고 있는 거잖아요. 그런데 대체할 것이 있다니까요. 그러면 안 써도 되죠.

"어떻게 먹느냐에 따라 약이 되기도,
독이 되기도 한다"

김태훈　　　그 이야기를 암 치료로 가지고 와보겠습니다. 자연치료의학을 주장하는 의사들의 저서를 몇 권 봤는데요, 공통적으로 등장하는 단어들이 있어요. 비타민C, 메가도즈 치료, 라이너스 폴링 박사… 사실 한동안 시장에서 꽤 많은 논쟁이 있었습니다. 비타민제 끊어야 한다, 아무런 의미 없다는 등의 주장도 있었죠. 오히려 메타분석을 해보면 악영향이 나타난다고 말하기도 하고요. 하지만 자연치료를 주장하는 의사들은 이렇게 이야기합니다.

　독이라는 것은 어떤 종류의 문제가 아닌 양의 문제다. 아무리 맹독이라도 인체에 영향을 미치지 않을 만큼 소량을 먹으면 탈이 나지 않고, 아무리 몸에 좋은 음식이라도 과량을 먹으면 결국 독이 돼서 사람을 죽게 만든다는 거죠. 약도 같은 개념이어서, 비타민이나 글루타치온처럼 항산화 작용을 하는 물질들을 어떤 용량으로 어떻게 사용하느냐에 따라서 암도 완전히 다른 형태로 치료해나갈 수 있다는 겁니다.

서재걸　　　네, 그게 약리학의 제일 기본이죠. 저도 이런 말을 합니다. "약을 밥처럼 먹으면 안 되고 밥을 약처럼 먹어야 한다." 무슨 얘기냐 하면… 내가 먹는 음식의 양을 알고 일정한 패턴으로 꾸준히 먹으면 약처럼 작용을 해요. 그런데 약을 밥처럼 어떤 때는 많이 먹다가 어떤 때는 적게 먹고, 그렇게 아무렇게나 먹으면 약이 되지 못합니다.

제약회사의 약이라고 다 약이 아니에요. '어떤 회사의 어떤 검증을 거친 약이다'가 아니라, '어떻게 먹느냐에 따라 약이 된다'. 저는 정말이지 이렇게 정의하고 싶어요. 우리 의사들의 사고가 더 유연해져야 한다고 생각합니다. 왜 제약회사의 약만 약이냐는 거죠. 내 불편함을 덜어주는 것이면 무엇이든 약이라고 할 수 있지 않겠어요.

약은 무엇보다 같은 패턴으로 일정하게 복용해야 합니다. 메가도즈 (megadose, 초고용량)라고 해서, 한 번에 너무 많은 양을 먹어서도 안 되지만, 너무 소량만 먹어도 안 됩니다. 양쪽 다 효과를 볼 수 없어요. 그리고 정확한 양을 써야 치료가 됩니다. 예를 들어, 60개 이상 써야 하는 경우, 59개 쓰거나 28개 쓰거나 안 쓰거나 똑같아요. 어떤 사람은 "저 봐, 약 써도 소용없잖아"라고 말하겠지만, 약을 제대로 안 써서 소용이 없는 겁니다. 여기서 '제대로'라는 말은 '용량'과 상관이 있죠.

비타민C 논란에 대해서 이야기하셨는데… 저는 뭐, 다 좋다고 생각합니다. 다만 양쪽의 이야기에 다 귀를 기울여야 해요. 항암제 써서 나은 사람도 있고, 비타민C 써서 나은 사람도 분명히 있어요. 물론 양쪽 방법 다 효과가 없는 사람들도 있죠. 그렇다면 각자 서로를 인정해야 하지 않을까요. 말리기만 할 게 아니라.

항암제 치료를 하면서 비타민C를 대체할 만한 면역치료를 같이 해줄 수 있다면 좋겠지만 그럴 수 없는 상황이라면, 큰 탈이 없는 선에서 쿨하게 인정해주세요. (웃음)

김태훈   그런데 사실 우리 일반인들은 항암치료 외의 암 치료법에 대해서는 거의 모르고 있습니다. 자연치료학회에서 주로 이야기하는 비타민C라든지 또 다른 대체물질에 의한 치료가 어떤 원리로 이뤄지는지, 간략하게 말씀해주시죠.

서재걸   기본적으로 우리 몸이 면역을 어떻게 구성하고 있는지를 봐야 하는데요, 장내 유산균들이 면역을 담당할 수밖에 없습니다. 우리가 음식을 먹었을 때 식도와 위는 흡수기관이 아니기 때문에 소장에서만 음식을 통과시킵니다. 그런데 통과할지 버릴지 결정하는 것은 내가 아니라 거기 사는 유산균이에요. 그러니까 유산균이 좋은 판단력을 갖추고 있어야 좋은 물질을 흡수할 수 있겠죠. 유산균의 그 판단력을 면역력이라고 해요.

그럼 유산균이 어디 사느냐? 소장에 가장 많이 살아요. 대장하고. 그러니 소장의 판단력이 면역력인 셈이죠. 따라서 면역력이 장에 있는 건 당연해요. 식도에 있을 필요가 없죠. 식도는 그저 음식물이 지나갈 뿐이니까요. 문을 아예 안 열어주는데 무슨 면역이 필요하겠어요.

기본에 대한 탐구가 부족한 상태에서 현대의학이라는, 지나치게 약에만 의존하는 의학을 너무 빨리 받아들였어요. 그래서 우리의 생존능력과 면역력을 무시한 채, 무조건 안 좋은 것을 죽이는 치료를 해온 게 우리 의료계의 가장 큰 문제라고 저는 생각합니다. 학교에도 나쁜 학생이 있지 않습니까. 그렇다고 다 퇴학시킵니까? 그 전에 달래도 보고, 훈계도 하고, 벌도 주고, 봉사도 시키는… 그런 과정이 있잖아요. 의학에서는 달래는 과정이 면역력이거든요. 아이한테 한번 당해봤으니까 다음에는 어떻게 대처할지 알게 되는 거죠.

예를 들자면, 유방암이 뭡니까? 유방에 생긴 암이지, 유방이 만든 암이 아니잖아요. 그런데 현대의학에서는 암을 분류할 때 장소별로 봅니다. 유방이라는 장소에 생긴 암 잘 보는 의사, 갑상선이라는 장소에 생긴 암 잘 보는 의사지, 유방암이나 갑상선암이 생긴 원인을 보는 의사가 아닌 거죠. 그래서 세컨드닥터가 필요한 거예요.

"자연치료의 핵심은 부족해진 부분을 채워서 원래 기능으로 돌리는 것"

김태훈　　현대의학의 문제점을 짚으면서 좀 흥분을 하신 것 같은데… (웃음) 비타민C나 다른 대체물질에 의한 치료가 어떻게 이뤄지는지, 다시 이야기를 이어가보죠.

서재걸　　아, 네. (웃음) 면역 이야기를 하다 말았죠. 우리 몸을 보면, 장에서는 유산균이 그 역할을 합니다. '간이 해독한다'고 표현하지만, 간은 장소잖아요. 방이 청소하는 게 아니라 방에 있는 청소도구가 청소하는 거죠. 간에서는 청소도구가 뭐냐면 비타민C, 아미노산, 비타민D, 글루타치온… 이런 것들이에요. 어젯밤 술을 많이 마셔서, 그걸 해독하느라 청소도구들이 지쳤다면, 오늘 비타민C 등이 많이 함유된 음식을 먹어서 보충을 해주는 거예요. 그러면 간이 다시 제 기능을 찾겠죠.

　　제가 아까 루테인 얘기도 했고, 토마토의 라이코펜에 대해서도 이

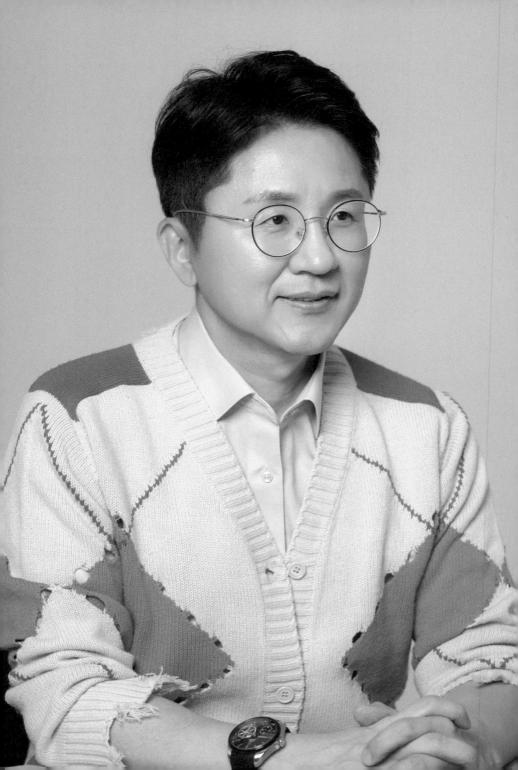

삶의 희망을 놓지 않은 환자들은 다른 방법을 찾으려고 할 겁니다. 지푸라기라도 잡는 심정으로 찾아 헤매다, 생명을 담보로 사기를 치는 사이비 의료행위에 이용당할 수도 있겠죠. 세컨드닥터는 바로 이 지점에서 환자들에게 새로운 방법을 제안하고 같이 고민할 수 있어야 합니다. 이 역할은 정말로 중요한데, 지금 우리는 아마추어적인 무자격자들에게 떠넘긴 채 방치하고 있는 셈입니다. 의사는 환자가 원하지 않는 이상 어떤 경우에도 치료를 포기해서는 안 된다고 생각합니다. 자신이 공부하고 임상에서 경험한 모든 것을 가지고 그 병과 싸워줘야죠. 그런 노력이 어떨 때는 기적을 만들어낼 수도 있지 않을까요.

야기했지만, 다 부족해진 영양소를 채워서 원래 기능으로 돌려놓는 거예요. 그런데 요즘은 이런 일들을 '기적'이라고들 해요. '신기한 일'이라는 건데, 왜 신기합니까? 아주 당연한 일이죠.

어떤 영양소가 부족해서 문제가 된 사람의 경우, 부족했던 그 영양소를 주니까 간이 다시 해독을 할 수 있게 되어 좋아지는 것뿐이에요. 하지만 부족하지 않은 사람에게 더 줬더니 더 좋아지더라는 연구결과는 없어요. 결국 원래 좋았던 경우에 더 좋아지지는 않지만, 부족한 경우 좋아지는 건 확실해요.

하지만 바쁘게 살아가는 현대인들이 사실 좋을 일이 별로 없죠. 그래서 부족한 걸 채워주는 치료가 필요한 거예요. 그리고 점점 더 오래 살기 때문에 자기 장기를 아껴 써야 하는데, 그러려면 외부에서 투자 유치도 해야 해요. 외부에서 뭐가 들어와서 나 대신 일을 좀 해주면 좋잖아요.

이게 바로 자연치료의학의 원리예요. 부족해진 부분을 채워서 원래 기능으로 돌리는 것이 치료의 핵심입니다. 그 부족해진 것이 주로 무엇이냐 하면, 장에서는 유산균, 간에서는 비타민과 아미노산 등이에요. 이런 것들을 채우는 거죠. 나에게 얼마나 필요한지를 모르기 때문에, 일단 많은 양을 투입해보고 줄여나가는 방법도 써보는 겁니다. 10이 필요한데 2만 주고 있는지도 모르잖아요. 그래서 용량을 조절하는 것도 굉장히 중요합니다.

김태훈　　　한 가지 아쉬운 점은, 자연치료의학에 대해 공통으로 데이터화된 또는 매뉴얼화된 방식이 아직 없어서, 어떤 의사를 만나느냐에 따라 또는 의사 개인의 능력 편차에 따라 아주 다른 효과가 나타날 수도 있다는 점입니다. 물론 지금까지 자연치료의학에 대한 대규모 연구가 이뤄지지 않았기 때문이겠지만 말이죠.

앞서 말씀하신 것처럼, 임상경험이 많은 의사의 경우 환자의 상태를 보고 바로 치료제의 용량을 조절할 수 있겠지만, 경험이 일천한 경우 용량을 잘못 투여하면 위험해질 수도 있지 않겠어요? 따라서 단지 자연치료의학을 주장한다고 해서 100퍼센트 신뢰할 수는 없겠죠.

서재걸　　맞습니다. 그게 사실 현대의학 의사들도 똑같은데요. 우리나라는 지방에도 대형병원이나 큰 병원이 많이 있지만, 그 지방에 사는 사람조차 자기 지역의 병원들을 신뢰하지 못하잖아요. 다들 서울에 있는, 우리나라에서 제일 큰 병원에서 치료를 받아보고 싶어하죠.

그런데 이런 현상들이 점점 더 안 좋은 상황을 만듭니다. 몇몇 대형병원에만 환자가 몰리게 되니 앞에서 이야기한 '5분 진료'가 일반화되고, 상대적으로 작은 병원이나 지방의 병원들에서는 다양한 임상경험이나 치료를 해볼 수 있는 기회가 줄어듭니다.

하지만 꼭 지역에 따라 분류할 일만은 아닌 것 같습니다. 환자를 얼마나 많이 경험하고 치료했는지 여부가 의사의 성장과 관련이 있다면, 같은 지역이나 병원 안에서도 분명 의사들마다 편차가 생길 수밖에 없겠죠.

김태훈　　지방의 상권과 문화를 발전시키기 위해 KTX를 놓는다고 했는데, 역작용이 일어나고 있는 거죠. 제가 들은 이야기로는 지방쪽 종합병원이 굉장히 힘들어졌다고 하더군요. 세 시간이면 부산에서 서울 병원에 올 수 있으니까요.

서재걸 맞습니다. 바로 그 얘깁니다. 왜 지방 기차역에 서울의 대형병원 광고판이 붙어 있습니까? 그렇게 광고를 하는 이유가 분명히 있다고 봐야겠죠. 막연한 기대도 있다고 봅니다. 좋은 병원이 시스템이 좋아서 잘 볼 거라는, 아무래도 서울에 있는 병원의 의사들이 실력이 좋을 거라는 그런 기대감이 있겠죠.

그런데 우리나라 의대는 대부분 공통적인 커리큘럼으로 의사들을 길러내기 때문에, 그렇게 큰 차이는 없다고 봐야 해요. 크게 좋거나 크게 나쁠 일은 없다는 거죠. 의사마다 개인 편차가 작다는 점은 전체적으로 보면 장점이기도 합니다.

문제는 자율시장에 맡겨진 민간요법, 대체의료, 자연요법 등입니다. 책을 읽어가면서 스스로 치료하는 일반인들도 마찬가지인데요. 너무 광범위하고 변수가 많아서 치료효과의 편차가 아주 심합니다. 치료를 관두고 더 위험해지는 일도 있고요. 이런 위험성과 편차를 제거하고 신뢰할 수 있는 치료를 하기 위해서는 학문으로 체계화시키고 검증을 제대로 해야 해요. 그렇게 될 때 진짜 세컨드닥터의 역할을 할 수 있다고 봅니다.

여기서 세컨드닥터의 역할에 하나를 더 추가해야 할 것 같습니다. 교과서적인 방법으로는 치료할 수 없는 환자들이 있을 때, 다른 방법을 시도해볼 수 있어야 된다는 거죠.

몇 번이나 이야기했지만, 현대의학이 모든 병을 고칠 수는 없습니다. 그런데 계속해서 다음 환자가 기다리고 있는 대형병원의 경우, 확률이 없는 환자를 계속 붙잡고 있을 수는 없겠죠. 환자의 입장에서 생각해보면, 정말이지 받아들일 수 없는 일입니다. '이제 그만 죽음만을 기다리라'는 이야기니까요.

삶의 희망을 놓지 않은 환자들은 다른 방법을 찾으려고 할 겁니다. 지푸라기라도 잡는 심정으로 찾아 헤매다, 생명을 담보로 사기를 치는 사이비 의료행위에 이용당할 수도 있겠죠. 세컨드닥터는 바로 이 지점에서 환자들에게 새로운 방법을 제안하고 같이 고민할 수 있어야 합니다. 이 역할은 정말로 중요한데, 지금 우리는 아마추어적인 무자격자들에게 떠넘긴 채 방치하고 있는 셈입니다.

의사는 환자가 원하지 않는 이상 어떤 경우에도 치료를 포기해서는 안 된다고 생각합니다. 자신이 공부하고 임상에서 경험한 모든 것을 가지고 그 병과 싸워줘야죠. 그런 노력이 어떤 때는 기적을 만들어낼 수도 있지 않을까요.

현대의학은 어떤 길을
지향해야 하는가

김태훈　　　사실 현대의학에 대해서 많은 불만이 있지만, 이야기하면서 드는 생각은 이런 겁니다.

많은 의사들이 환자에게 어떤 치료법을 이야기할 때, 부작용에 대한 부분은 사실 그리 크게 이야기하지 않습니다. 그 치료법의 효과와 효능에 대해서는 말하지만, 부작용에 대해서는 별로 드러내지 않죠.

그런데 의사의 치료에서 벗어난 다른 치료, 예를 들어 음식이나 건강기능식품 등에 대해서는 효과보다 부작용에 대해 더 크게 이야기합니다. 심지어 부작용 때문에 그런 치료법을 받아들일 수 없고, 아예 연구 대상으로도 여기지 않는다는 이야기도 많이 하거든요.

앞에서도 의료산업의 논리에 대해 많은 이야기를 했습니다만, 도대체 왜 이렇게 되어버린 걸까요?

"대형병원의 독점욕과 자만심은
누구를 위한 것인가?"

서재걸   중국집도 자장면은 이 집이 잘하지만, 짬뽕은 저 집이 더 맛있는 경우가 많잖아요. 병원이나 의사도 마찬가지라고 생각합니다. 솔직히 다 잘하지는 못해요. (웃음)

그런데 일부 의사들은 어떤 독점욕 같은 게 있어서, 다른 병원 거쳐서 오는 것을 별로 유쾌하게 생각하지 않습니다. 그리고 그쪽을 무시해야만 내가 빛난다는 아주 나쁜 생각과 습성을 갖고 있는 의사가 일부 있습니다. 큰 병원에 갔을 때 "어느 병원에서 왔어요?" 그래서 "개인병원에서 왔어요" 하면 일단 무시하는 경향이 있죠. 대형병원에서 환자와 개인병원을 무시하고 주눅 들게 하는 말로는, 사실 이 한마디가 참 크죠. "어떻게 지금까지 이렇게 있었어요?"

김태훈   음… 저희 어머니가 자주 듣는다고 하시더군요. (웃음)

서재걸   물론 의사는 혼잣말 하듯 그러는 거죠. "어떻게 이 지경이 되도록…." 그런데 본인들은 기본적으로 유리한 지점에 있기도 합니다. 하다하다 안 돼서, 거치고 거쳐 마지막에 가는 병원이니까요. 대형병원이라는 곳 자체가.

김태훈   그러니까 이미 앞서서 해온 치료방법들을….

서재걸   얼마든지 확인할 수 있고, 또 부정할 수 있는 거죠.

김태훈   어떤 난치병에 대해 치료를 할 때 아무래도 확률적으로 가장 고칠 확률이 높은 상태에서 환자를 만나게 되겠군요.

서재걸   개인병원은 사실 어떤 환자가 왔을 때 무슨 과 환자인지 바로 가려내기가 어렵습니다. 환자들은 증상을 말하지만, 그것이 정신적인 것에서 연유한 것인지 아니면 내과적인 질병인지, 혹은 다른 곳의 질병이 일으킨 희귀한 증상인지 바로 알기가 쉽지 않습니다. 그래서 좀 더 면밀히 관찰하고, 환자의 이야기를 듣고 기초적인 검사를 한 다음 대형병원의 진료가 필요하다고 생각되면 과를 지정해서 보내죠.

대형병원 의사는 그렇게 보내진 환자를, 정확하게 자기 과에 온 환자를 보는 거예요. 본인은 자신의 과만 생각하면 됩니다. 산부인과 환자를 내과에 보내지는 않으니까요. 따라서 고민할 것이 적습니다. 이렇게 아주 유리한 지점에 있다는 것을 잘 몰라요. 개인병원을 해본 적이 없으니까요. (웃음)

김태훈   그렇겠네요. (웃음)

서재걸   지금 우리 사회는 전체적으로 화합과 통합을 이야기하고 있잖아요. 물론 쉽지 않겠지만, 모두의 행복을 위해 반드시 이뤄야 할 과제로 인식하고 있죠. 의료계 또한 마찬가지라고 생각합니다. 의사와 의사, 의사와 환자의 화합과 통합이 이루어져야 각 환자의 치료 효과도 높이고 더 건강한 사회를 만들 수 있어요. 그러려면 먼저 서로

의 입장이 되어 생각해봐야 할 것 같습니다. 대형병원 의사가 개인병원 의사의 입장이 되어보고, 의사가 환자의 입장이 되어보는… 지금은 충분히 그럴 수 있는 시대라고 저는 생각합니다. 일방적 치료와 그 대상이 아닌, 서로 이야기를 나누고 좀더 깊게 생각하며 치료할 수 있다는 것이죠.

요즘처럼 정보가 개방된 세상에서는, 공부를 하면 의사면허증이 없어도 자신의 건강을 스스로 잘 관리할 수 있잖아요. 그걸 서로 인정하자는 겁니다. 그리고 시행착오를 통해서 자기가 깨닫는 것이 정답이지, 자꾸 남을 비난할 필요가 없어요.

"민간요법하다 큰일 날까 봐 걱정돼서 하는 말입니다" 이런 이야기를 많이 해요. 하지만 그런 걱정보다 더 중요한 게 있습니다. 우선 환자의 이야기를 경청하고, 환자의 질병과 치료에 대해 자세히 설명해주는 자세가 필요하지 않을까요. 의사와 환자의 관계를 일방적으로 지시하고 따르는 관계가 아니라, 함께 병을 고쳐나가는 파트너로서 인정해야만 하는 것이죠.

"환자의 이야기를 경청하고
질병과 치료에 대해 설명할 필요가 있다!"

김태훈　　여쭤보고 싶은 건 많은데 시간이 거의 다 되어가는 것 같습니다. 마지막 질문입니다. 현장에서 실제 말기암환자도 많이 치료하셨는데, 지금 상황에서 의료계에 가장 필요한 것은 무엇이라고 생각하십니까?

앞에서도 이야기했습니다만, 어떤 치료를 했을 때 완치율이 60퍼센트라고 하는 건 통계일 뿐이지, 환자 개인에게는 60퍼센트라는 수치는 존재하지 않죠. 100퍼센트 아니면 0퍼센트입니다. 어려운 질문 하나 드릴게요. 환자 입장에서 정말 힘든 병에 걸렸을 때 특히 암 같은 난치병에 걸렸을 때, 병원이나 의사 또는 치료법을 선택하고 판단하는 데 있어 기준으로 삼을 만한 것이 있을까요?

서재걸   일단은 자신의 병에 대해 어떤 방법으로든 정확한 해석을 해야 합니다. 인터넷이 됐건 책이 됐건 의사들의 이야기가 됐건, 공통적으로 하는 얘기만 진짜입니다. 누구는 이렇게 이야기하고 누구는 저렇게 이야기하는 등 정의하는 게 제각각이라면 그건 정확한 정의가 아니에요. 제대로 된 치료의 첫걸음은 자신의 병에 대해 정확히 인지하는 것입니다.

> "의사에게 제대로 질문하는 만큼
> 좋은 답변을 얻을 수 있다!"

김태훈   '병에 대한 인지'라는 게 구체적으로 어떤 것인지요? 이 병이 왜 발병했는지, 원인에 대한 인지를 말씀하시는 건가요?

서재걸   맞습니다. 진단명은 병에 대한 인지가 아니죠. 대상포진,

그건 인지가 된 게 아닙니다. 왜 생겼는지를 알아야 해요.

김태훈   아주 구체적으로….

서재걸   그럼요. 본인 나름대로, 좀 틀린 점이 있더라도 자신의 병이 왜 생겼는지에 대해서 생각을 갖고 있어야 합니다. 성적이 떨어졌는데, "원인이 너무 많아서 왜 성적이 안 나왔는지 모르겠어"라고 하는 건 답변이라고 할 수 없습니다. "내 나름대로 생각하기에 이런이런 이유 때문에 성적이 떨어진 것 같다"라고 이야기할 수 있어야 한다는 거죠. 그것이 정답이 아니더라도, 고민하는 과정이 있어야 의사와 대화를 통해 좀더 정확한 질병의 원인에 접근할 수 있는 것이죠.

김태훈   우선은 의사 선생님에게 자세히 질문을 해보는 게 가장 좋겠군요. 워낙 오답이 많아서 의사들이 권하는 방법은 아닙니다. 하지만 인터넷을 통해서라도 최대한 자료를 조사해보고, 일단 자신이 생각하기에 원인인 것 같은 여러 가지 요인, 말하자면 흡연이나 불규칙한 식사, 수면 부족… 이런 것들의 리스트를 일일이 만들어보면 좋겠네요.

서재걸   네, 본인만의 답을 구해야 합니다.

김태훈   그리고 그것을 역으로 질문하면서 진짜 원인을 찾아나가야겠군요.

서재걸　　　맞습니다. 좋은 질문이 좋은 답을 만듭니다. 어떤 의사도 질문하지 않는 환자에게 알아서 답변을 해주지는 않습니다. 질문을 해야 답이 나옵니다. 예를 들어, "자, 오늘 검사 끝났으니 가세요" 그러는데 "저 얼마나 살 수 있나요?"보다 "그럼 오늘부터 다음 3개월까지 제가 뭘 하면 도움이 될까요? 딱 한 가지만 알려주세요" 이런 질문을 하지 않으면, 그 의사는 절대 좋은 답변을 할 수 없습니다.

"평소 채소를 안 드셨으면 꼭 챙겨드세요." 이게 치료입니다. 약은 어차피 밖에서, 약국에서 타지 않습니까. 약이 치료하는 게 아닙니다. 그 순간부터는 나의 치료예요. 내 선택인 거죠.

그리고 너무 의사 탓만 하지 마세요. 그 의사를 통해 결정한 내 문제예요. 이제는 내 탓을 하고, 내가 바꿀 수 있는 것들을 생각해야 진짜 치료를 할 수 있다는 말입니다.

의사도 잘 만나야 해요. 사람도 잘 만나야 하고 배우자도 잘 만나야 하잖아요. 그런 못난 배우자 택한 건 결국 나니까 내가 책임질 수밖에 없죠. 내 책임을 분명히 인정하고 반성해야 다음부터는 그런 사람 안 만날 거 아닙니까. 병도 마찬가지예요. 반성 없이는 절대 치료되지 않습니다.

그리고 본인 문제라는 것을 확실하게 인지하지 않으면, 그저 억울한 감정에만 빠져 있게 되는데, 사실 억울한 일은 절대 없습니다. 자기가 원하지 않는 일이 생긴 것이지, 억울한 일은 아니에요.

병이라는 것은 반드시 자기 탓을 해야 됩니다, 냉정하게. 그러면 치료방법이 생겨요. 저는 그걸 만들기 위해서 한 시간을 설명합니다, 환자한테. 아무도 안 해주니까. 제가 합니다. 그게 유일한 방법입니다, 대책이 아니라.

김태훈   긴 시간, 감사드립니다.

서재걸   네, 감사합니다.

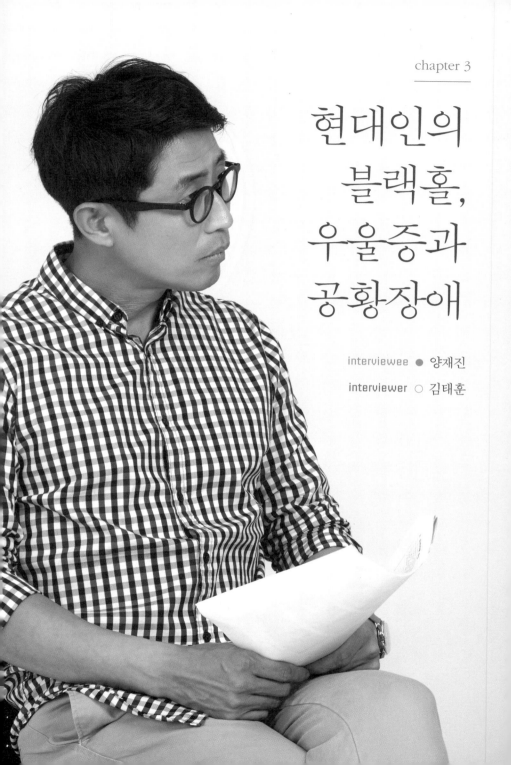

chapter 3

현대인의
블랙홀,
우울증과
공황장애

interviewee ● 양재진

interviewer ○ 김태훈

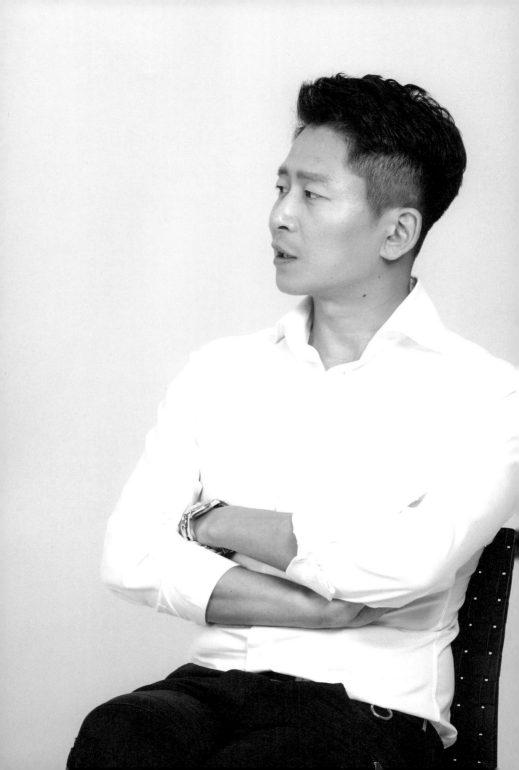

정신건강의학은 사람에 대한
이해에서 시작된다

김태훈　　　　정신건강의학과를 한마디로 간략하게 정의한다면 어떻게 말할 수 있을까요? 의대에 입학한 후 정신건강의학과를 지망했을 때, 교과서 맨 앞줄에 있는 개념이라고 할까요. 이 정의가 중요하다고 생각하는 것이… 정신건강의학과, 흔히 '정신과'라고 부르는 이 분야가 과거에는 단순한 분류법으로 사람을 정상과 비정상으로 나눴는데, 현대에 와서는 그 경계가 모호해졌습니다. 게다가 많은 부분 과거와는 다르게 인식되고 있기 때문에 정확한 개념을 다시 정의할 필요가 있을 것 같습니다.

양재진　　　　의학에서 다른 과는 정상과 질병으로 나누는 데 비해, 정신건강의학과에서는 정상과 비정상으로 나눠 생각해왔습니다. 이게 왜 문제가 되느냐 하면… 과거에는 뇌의 구조나 기능을 잘 몰라서,

말과 행동이 일반적이지 않은 사람에 대해 정신 혹은 마음에 문제가 있다고 생각했습니다. 할 수 있는데 안 한다고 하거나, 참을 수 있는데 못 참는 것이라면서 의지의 문제로 생각했죠. 그 사람을 환자로 보기보다는 비정상적인 사람으로 생각해 부정적인 감정을 품게 되는 경우가 많았습니다. 사실 암환자나 팔이 부러진 골절환자에게 화를 내는 경우는 없는데, 정신과적 질환이 있는 환자에게는 부정적인 감정을 많이 가집니다.

예를 들어, '알코올의존증'이라는 정확한 질환명이 있는 환자인데도, 가족이나 기타 그 사람 때문에 힘들었던 사람들은 '나쁜놈'이나 '술주정뱅이' 등으로 부르죠. 우울증의 경우, 신경전달물질의 불균형에서 오는 뇌질환인데도 불구하고, 과거로부터 현재까지도 우울증이 있다고 하면 마음이 약하고 의지가 박약한 사람으로 치부하기도 합니다.

정신건강의학을 한마디로 정의하면, '사람에 대한 이해'가 핵심이라고 봅니다. 교과서 서문 첫 줄을 봐도, 혹은 정신건강의학과를 지원하거나 선택하는 계기를 봐도, 사람에 대한 이해 혹은 더 들어가 본인의 문제로부터 시작하는 경우가 많습니다. 내가 살아가는 데 있어 나의 성격, 내가 부딪히는 부분, 내 성격적 단점에 대해 스스로 돌아보다가 다른 사람에게 적용하는 경우가 많죠. 사람에 대한 이해가 정신건강의학이고, 공부하는 이유는 나 자신에 대해 이해하기 위해서라고 보면 될 것 같습니다.

김태훈　　　정상과 비정상이 아니라 건강한 사람과 질병을 갖고 있는 사람으로 분류하는 것이 정신건강의학과의 현대적 분류법이라고 봐야겠군요.

이와 관련해서 참 씁쓸한 것이… 어떤 사람이 암에 걸렸다고 하면 연민이나 도움의 대상이 되는데, 정신건강의학과의 환자는 비정상으로 치부돼 회피의 대상이 되기 십상이었죠.

최근 모 지역구 국회의원이 자기 지역에 한방병원을 짓겠다고 공약을 했습니다. 그런 공약은 집값을 올리는 효과가 있어 많은 분들이 찬성하게 되죠. 그런데 그곳에 정신병원을 짓겠다고 공약을 한다면, 격렬한 사회적 반대에 부딪히게 됩니다. 일반적인 질환과 정신질환을 다른 차원에서 보고 있다는 얘긴데, 왜 이런 일들이 벌어지는 걸까요?

> "암환자는 연민의 대상,
> 정신질환자는 기피의 대상?"

양재진   그 국회의원이 공약한 한방병원 부지는 장애인학교가 들어오기로 했던 곳인데, 주민들의 반대가 있었어요. 지금도 계속 논란이 되고 있는 것으로 압니다.

이와 비슷한 일이 얼마 전에 있었습니다. 흔히 '국정'이라고 하는데, 중곡동에 있는 국립정신병원의 사례입니다. 이곳은 얼마 전까지 낡은 시설로 인해 사람들에게 정신병원은 저렇게 황폐한 곳이라는 편견과 부정적인 인식을 심어주기에 딱 좋은 상태였습니다.

현재 국립정신센터로 바뀌었는데, 그 과정에서 있는 시설을 없애라는 주민들의 의견이 많았습니다. 이때 행정을 담당하던 정신과 선생님이 주민들과 함께 한 일이 있습니다. 주민 대표들과 이전할 후보지를 정해서 그곳에 함께 가본 거죠. 그쪽 주민들도 싫어하고 반대하는 모습을 그대로 보여준 겁니다. 지금은 병원이 센터로 바뀌면서 주민들에게 주차장을 빌려주고, 2층 카페를 이용하게 하고, 지역 노인들에게 구내식당의 저렴한 식사를 제공하는 등 여러 가지 혜택을 제공합니다.

이게 말씀하신 대로 불과 몇 년 전까지 곳곳에서 일어나던 일입니다. 지자체마다 조금씩 다르긴 하지만, 혐오시설과 기피시설에 정신병원과 격리병원이 포함된 경우가 많았습니다. 격리병원은 결핵 등 감염성 질환자를 수용하는 시설을 말합니다. 특히 의료법과 조례에도 남아있을 정도로 사람들의 인식이 안 좋았죠. 이런 부정적인 인식은 문화의 차이거나 정신과를 이용하는 사람들의 사회적·경제적 지위와 관련이 있다고 봅니다.

지그문트 프로이트(Sigmund Freud)가 독일에서 정신분석학을 처음 만들어 제자들과 함께 활동하고, 제1차 세계대전 후 영국으로 망명하는 등 일련의 과정을 보면, 당시 정신분석이라는 것은 돈과 시간을 아주 많이 필요로 하는 치료법이었습니다. 그래서 정신분석을 받는다는 것이 지금처럼 심각한 비정상이라는 의미가 아니라, 부자들만 할 수 있는 무엇이라는 자부심도 있었어요. 당연히 거부감보다는 동경의 대상이 되었죠.

김태훈　　　바로 그 이유 때문에, 즉 연구 대상이 상류층이었기 때문에 프로이트 이론을 일반적인 정신과 치료에 적용하기에는 무리가 있다는 주장이 있었죠.

양재진　　　프로이트의 모든 이론은 한 케이스 한 케이스를 오랫동안 깊게 연구해서 나온 이론입니다. 결국 그에게 정신분석 치료를 받을 수 있었던 사람은 당시 유럽의 상류층밖에 없었습니다. 당시 귀족들이나 신흥 부르주아 정도였죠.

미국으로 건너가서도 마찬가지였어요. 미국은 유럽에 대한 열등감이 있어 유럽에서 했던 것을 자신들도 하고 싶어했어요. 그런데 미국에는 귀족이 없으니까 자본주의적 부르주아들이, 유럽과 똑같이 돈 많고 시간 있는 사람만이 그 치료를 받을 수 있었습니다.

상류층이 하던 것이기 때문에 일반 서민들은 비판하고 부정적인 시선으로 보았지만, 또 한편으로는 선망의 대상이기도 했죠. 그렇다 보니 정신과 주치의가 있거나 정신과 치료를 받는 것이 하나의 상징이 되었습니다. 마치 현재 미국에서 치과보험이 있는 것과 같은 상징이었죠.

그런 문화가 100년 넘게 흘러왔습니다. 정신과, 정신과적 치료, 상담, 카운슬링은 부정적인 개념보다는 하면 좋은 것, 자연스러운 것, 하고 싶은 것. 그런 긍정적인 개념으로 사람들에게 인식되었죠.

> "정신건강에 대한 동서양의 인식 차이,
> 어디서부터 시작되었나"

김태훈　　　흥미로운 이야기네요. 서양에서 정신건강의학과의 출발이 소위 부르주아를 비롯한 상류 귀족층을 대상으로 했기 때문에, 그 치료가 일종의 신분을 상징하는 무엇이었다는 거죠?

그러나 동양에서의 시각은 완전히 다르지 않습니까? 서양의학에 대한 이해가 전혀 없던 시기, 정신적 질환이란 일종의 주술적 치료의 대상이지 과학적 접근의 대상이 아니었으니까요. 그래서 소위 정신병이나 귀신들림, 혹은 더 심한 표현들을 써서 일반인들과 분리시키려고 했죠. 심지어 질병을 가치판단해 '정상'을 파괴하는 어떤 사악한 정령 같은 것으로 취급하기도 했습니다.

결국 이런 출발의 차이 때문에 지금까지도 우리가 정신적 질환에 대한 오해와 편견을 갖고 있는 것이라고 할 수 있겠군요.

양재진   맞습니다. 아니, 한편으로는 우린 이제 겨우 그 출발점을 따라잡기 위해 대중들을 설득하고 있는 과정이라고 봐야겠지요.

우리나라처럼 정신과에 대한 편견이 강한 곳이 아시아에서도 중국입니다. 근대화가 늦어진 만큼 정신과에 대한 편견도 강하다고 할 수 있죠. 우리나라보다 경제적·문화적으로 덜 발달된 동남아시아에는 상당히 심한 곳도 있습니다. 반면 일본은 같은 아시아지만 정신과에 대한 편견이 상당히 깨져 있고요.

사실 중세 유럽에서도 정신과 의사의 역할은 환자를 색출해서 격리하는 일이었습니다. 환자들은 교도소 비슷한 격리지에서 쇠사슬에 묶여 생활했는데, 그 사슬이 풀어진 지 얼마 되지 않았죠. 우리나라는 1900년대 초중반까지 이어졌고, 중국은 얼마 전까지도 그랬습니다.

김태훈   이 부분에 대해서는 논쟁이 많습니다만, 우리나라나 다른 일부 국가에서는 봉건성을 탈피한 뒤에도 정치범들을 탄압하는 데 정신병원이 사용되거나, 이해할 수 없는 어떤 것을 무조건 정신질환으로 몰거나, 자극적인 영화나 문학작품에서 정신병원을 정상적이지 않은 괴인(怪人)들이 주로 수용되어 있는 공포스러운 혐오시설로 묘사하는 경우가 있었습니다. 그런 이유로 정신건강의학과의 문을 두드리기가 정말로 쉽지 않았던 과거가 있었고요. 지금은 그런 이미지를 조금씩 바꿔가는 단계가 아닌가 합니다.

> "우리의 생활과 사회가 복잡다단해지면서
> 정신건강의학과가 다루는 범위도 넓어지고 있다"

양재진   사실 우리나라에서 정신건강의학과 자체나 정신질환자, 병원, 약, 치료 등에 대한 부정적인 인식이 고정되고 확산된 계기가 바로 새마을운동이 아니었나 싶습니다. 우리 어렸을 때를 생각해보면, 대부분의 동네에 정신질환자 한두 명은 있었습니다. 소위 '조현병'이라 불리는 병인데, 옛날에는 '정신분열증'이라고 했죠.

또 정신발달지체 환자도 한두 명씩은 있었는데, 마을 사람들에 의해 공동으로 케어되기도 했습니다. 물론 꼬마들에게 놀림과 학대의 대상이 되긴 했지만, 그래도 어르신들이 나서서 그렇게 하지 못하게 막아주고 적당한 마을 일을 시켜가면서 함께 보살폈어요. 저도 기억이 납니다. 쉽게 말해 덩치 큰 누나나 형인데 말과 행동이 이상해서 어머니나 아버지께 이야기하면, 누구네 집 몇째는 이러저러하니까 놀리면 안 된다, 그런 당부를 하셨었죠.

그러다 어느 순간 그런 사람들이 싹 사라졌어요. 집단수용이 시작된 겁니다. 첫 번째가 청량리정신병원이었죠. 그리고 용인정신병원 등으로 상징되는, 정신질환자 수용을 위한 대형병원들이 생겨났습니다. 일종의 정화작업이었죠.

김태훈   정말 그 접근방식 자체가 정신건강의학과의 이미지를 완전히 바꿔놨다는 생각이 드네요.

앞에서도 이야기하셨지만, 유럽에서는 인간에 대한 이해의 차원에서 정신건강의학이 시작되었습니다. 특히 20세기를 바꾼 세 권의 책을 꼽을 때, 카를 마르크스의 《자본론》, 찰스 다윈의 《종의 기원》과 함께 프로이트의 《꿈의 해석》을 이야기하지 않습니까. 이처럼 서양의 정신건강의학이 인문학적인 출발점에서 시작된 반면, 우리나라 정신건강의학과의 역사라는 것은 격리와 탄압의 차원으로 시작되었다고 할 수 있겠네요. 어쨌든 우리도 이제는 정상과 비정상이 아닌 건강한 사람과 질병이 있는 사람으로 분류하는 정신건강의학과의 정의에서 출발해야 할 것 같습니다.

최근 정신건강의학과에 대한 관심이 많아지고 있습니다. 다루는 범위가 포괄적으로 변했기 때문이라고 생각합니다. 과거에는 세상이 단순해서 스스로를 이해하는 데 큰 어려움이 없었습니다. 태어나서 성장하고 사회생활을 하는 과정에서 자신에게 영향을 미칠 수 있는 것들이 그다지 많지 않았으니까요. 하지만 고도로 복잡해진 현대사회에서, 특히 오프라인과 사이버 세상으로 양분되는, 전혀 다른 두 세계를 살아가게 되면서, 인간관계에서도 여러 가지 문제점이 나타나고 있습니다.

그런 의미에서 과거에 비해 정신건강의학과가 다루는 범위가 매우 넓어졌다고 볼 수 있을 것 같은데, 이와 관련해 최근의 경향은 어떤가요?

양재진　　　기본적으로 한 개인이 갖는 정보의 양, 바꿔 말해서 스트레스의 양이라고도 할 수 있는 그 정보의 양이 옛날에 비해 비교도 안 될 정도로 늘어났습니다. 한 자료에 따르면, 16세기 영국 농부가 태어나서 죽을 때까지 받는 정보의 양이 우리가 지금 하루에 받는 정보의 양보다 적다고 하니까요. 스마트폰이나 컴퓨터를 통해서 인터넷이나 SNS에 접속하는 순간, 원하든 원하지 않든 어마어마하게 넓은 정보의 바다에 노출됩니다. 바꿔 말하면, 스트레스의 바다에 풍덩 빠지는 거죠.

김 작가가 말씀하신 것처럼 정신과에서 다루는 영역이 넓어졌다는 것은, 그만큼 더 조심스럽고 위험해졌다는 뜻이기도 합니다. 과거의 기준으로 보자면 정신적 질환은 정상과 비정상을 나누는 경계이기 때문에, 정신건강의학과에서 건드리는 순간 그 사람을 비정상으로 볼 수 있는 가능성도 그만큼 커진 셈이죠.

김태훈　　　사회에서 분리돼야 하는 사람이 되는 거죠.

양재진　　　과거에는 환자들이 느끼는 불안과 공포, 불쾌감이 정말 심했습니다. 정신과적 질환이 의심돼서, 다른 과 선생님이 "정신과에 한번 가보시죠" 하면, 환자는 "왜 나를 정신병자로 취급합니까?" 하면서 화를 버럭 냈죠. '정신과'라는 말을 꺼내는 순간 비정상인, 낙오자, 격리자라는 이미지가 떠올랐으니까요. 지금은 많이 달라지긴 했지만, 비슷한 일들이 여전히 벌어지고 있습니다.

어쨌든 정신과 문턱이 낮아지고 정신과에 대한 부정적인 이미지가 조금은 희석되면서 과거에는 다루지 못했던, 다뤘어야 했지만 쉽게 손대지 못했던 부분들을 이제야 다루고 있다고 말씀드릴 수 있습니다.

정신건강의학과에 대한 오해와
편견에서 탈출하기

김태훈　　　다루는 범위가 넓어짐으로써 정신건강의학과에서 치료 받는 사람이 많이 늘어났습니다. 실제로 자기 주변 사람이 정신과에 다닌다고 하면 어렵지 않게 받아들이고, 그것이 특이하거나 중차대한 문제가 아니라고 인식하게 된 면이 있습니다.

　　이보다 더 중요하다고 생각하는 것이… 옛날에 정신과 다닌다는 것은 일종의 낙인과도 같았습니다. 과거 정신병이 치료된 경우가 거의 없었기 때문에, 정신과 환자가 되었다는 것은 암 같은 난치병 혹은 불치병 단계에 들어가서 정상적인 인간관계를 맺지 못한다고 인식되었던 거죠. 그 사람을 사회에서 떨어뜨려버리는 효과가 있었던 겁니다.

　　하지만 최근 정신의학과가 광의의 질병 또는 증상을 다루다 보니 치료에 대한 이야기도 쉽게 나오고, 가벼운 증상들이 그 범주에 포함되면서 상대적으로 중압감이 덜어진 것 같습니다.

양재진   사실 '정신과'라는 과명도 그렇고, 정신건강의학과 자체에 대해 오해를 많이 했던 문제 중 하나가 이것입니다. 정신건강의학과에서 다루는 것이 크게 두 가지, 사이코시스(psychosis) 즉 정신증과 뉴로시스(neurosis) 즉 신경증입니다. 과거에는 신경증에 대해서는 생각하지 않았습니다. 신경증은 정신병적 분류와는 조금 다릅니다. 쉽게 설명해 외적·내적 스트레스를 다루는 과정에서 무리가 생겨 심리적 긴장이나 증상이 일어나는 것을 말합니다. 하지만 일반적으로 정신병이라고 하는 것은 인격적 손상이나 현실감의 혼란을 일으키는 병들을 말하죠.

대표적 정신병인 정신분열증 즉 조현병과 망상장애를 제외하고, 우울증, 공황장애, 불안장애, 불면증, 폭식·섭식장애는 신경증에 포함됩니다. 과거 정신과에 대해 잘못 알고 있었던 것이… 신경증은 정신과에 포함되지 않는다면서 제외시키고, 정신병과 관련된 것만 생각했었다는 점입니다.

정신건강의학과에 대해 오해하는 두 번째 문제는 약에 관한 것입니다. 정신과 약물이 개발된 것은 1950년대 초, 우리나라에 들어온 것은 1960년대입니다. 그런데 과거 정신과 약을 복용했거나 그런 사람을 옆에서 지켜본 이들이 어마어마한 편견과 유머를 만들어냈습니다. 과거 대표적인 약이 클로르프로마진과 할로페리돌인데, 지금 약과 비교하자면 효과는 비슷했습니다. 요즘 나오는 신약들도 이들에 비해 비슷하거나 조금 좋은 정도일 뿐, 아주 탁월하게 더 좋은 약은 없습니다.

다만 그 몇십 년 동안 부작용이 현저히 줄었습니다. 과거에는, 효과는 좋지만 부작용으로 침을 흘린다거나 몸이 뻣뻣해져서 로봇처럼 걷는다거나 표정이 없어진다는 등의 이야기가 있었습니다. 또는 정신과

약 한번 먹기 시작하면 평생 먹어야 한다고들 말하곤 했죠. 지금의 약은 그런 부작용들이 확실히 줄었음에도 불구하고, 사람들의 생각은 아직 과거에 경험했거나 들은 이야기에 머물러 있는 것 같습니다. 여전히 정신과 약물치료를 거부하는 이유가 바로 그 때문이죠.

약물치료에 대해 간단하게 설명해볼까요. 면역력이 떨어진 몸이 바이러스를 이기지 못해 독감에 걸렸을 때 항바이러스제를 투여하고 면역력을 끌어올리는 치료를 통해 독감을 이기게 하죠. 마찬가지로 정신과 치료도 기본 약물을 통해, 혼란스러워진 뇌 안의 신경전달물질의 변화를 정상화시키고 여러 증상을 완화시켜 최초의 정상적인 상태로 돌아갈 수 있도록 도와주는 것입니다.

요즘은 정신건강의학과에 대한 이런 두 가지 오해가 많이 줄어들었습니다. '신경증도 정신과에서 다루는구나', '정신병은 이상한 사람만 걸리는 질환이라고 생각했는데 나도 걸릴 수 있는 거구나', 이런 생각들을 하게 된 거죠.

주변 사람들이 정신과에 많이 다니다 보니 조금 편안해진 것 같은데, 여기에 가장 큰 영향을 미친 것이 유학생들이라고 생각합니다. 1990년대 초부터 유학 붐이 일었고, 특히 미국으로 많이 갔습니다. 유학 다녀온 친구들이나 거기서 중·고등학교, 대학교 다니고 들어온 친구들이 우리나라 사람들의 정신과에 대한 편견을 없애는 데 역할을 많이 했습니다.

그 친구들도 처음에는 문화충격을 받았습니다. 조금 힘들다고 했더니 카운슬러에게 안내해주는데, 제가 아는 동생 중 한 명은 인종차별한다고 생각했답니다. (웃음) 나중에 알고 보니 카운슬링이 미국 사회에서는 흔히 받을 수 있는 것이었습니다. 이들이 한국에 돌아와서도 아무 거부감 없이 정신과에 다니면서 주변 사람들의 생각을 변화시킨 거죠.

김태훈   미국에서는 '카운슬러(counselor)'라는 용어를 많이 사용하지 않습니까?

양재진   미국에서 정신과는 사이카이어트리(Psychiatry), 심리학은 사이콜로지(Psychology)로 차이는 딱 하나, 약 처방 여부입니다. 예민한 부분인데요. 무척 조심스러운 것이, 미국의 경우 정신과를 전공하지 않고 심리학을 전공한 분들의 활동도 많아요. 하지만 우리나라는 아직 완전히 정착하진 않았고 시작 단계인 듯합니다. 물론 과거에 비해 전문적인 상담가들의 역할 비중이 늘어난 것은 분명한 사실입니다.

그쪽에서는 카운슬링 안에 '심리학 상담'이 다 포함됩니다. 어렸을 때부터 학교에서 조금만 힘든 문제가 있어도 카운슬러를 찾아가 상담하는 것을 아무렇지 않게 생각하죠.

우리나라에는 '카운슬러' 혹은 '상담교사'가 있는데, 정확하게는 카운슬러가 많이 배출되지 않아서 교사 중 한 명이 상담교사를 겸하는 경우도 종종 보게 됩니다. 이렇게 되면 치료진과 상담을 받는 내방자로 만나야 하는데, 수업시간에는 다른 과목을 맡은 선생님으로 인식되기 때문에 제대로 된 치료가 어렵다는 문제가 있습니다.

김태훈   덧붙이자면, 연예인들이 공황장애 앓고 있다고 공개적으로 이야기하면서 그런 증세를 숨기고 있던 일반인들이 용기를 얻어 커밍아웃하고… 그렇게 정신질환이 내 주변 가까운 사람들의 이야기가 되면서 일반적 사회현상으로 받아들여졌습니다. 그 과정에서 정신과에 대한 이미지가 바뀐 부분도 있는 것 같고요.

발음하기도 쉽지 않은데, (웃음) 정신건강의학과라는 긴 이름을 갖게 된 데도, 정신과 의사들의 고민이 숨어 있다는 생각이 듭니다. 사실 정형외과라고 할 때 '정형 무슨 외과'라고 하지는 않지요. 정신과라고 하면 되는 것을 뒤에 '건강의학'을 집어넣었다는 것이, 과거와는 다른 이미지로 접근하려는 노력으로 느껴집니다.

양재진　　　　잘 아시겠지만, 단어가 의미를 규정해버립니다. 정신과라는 단어에 대해 우리나라 사람들의 편견이 워낙 크고 부정적인 이미지가 강합니다.

정신과나 정신분열증 같은 단어들은 일제강점기에 일본이 사용하던 것이 그대로 남아 있는 겁니다. 그래서 정신분열증은 '조현병'으로, 정신과도 '정신건강의학과'로 바꾼 거죠.

연예인들이 자기가 문제라고 생각하는 것에 대해 대중에게 오픈하기 시작한 순서가 이혼, 성형수술, 그다음이 정신과적 질환입니다. 쉽게 말해, 사회적 편견으로 봤을 때 정신과적 질환이 이혼이나 성형수술보다 훨씬 세다는 거죠. 정신과적 질환에 대해 최초로 커밍아웃한 분이 이경규 씨로, 공황장애를 처음 이야기하셨죠.

김태훈　　　　또 덧붙이자면, 정신건강의학과에 다닌다는 것보다 더 앞선 것이 홍석천 씨의 커밍아웃이었죠.

양재진　　　　아, 그렇군요. 그럼 동성애보다도 오히려 편견이 더 심한 게 정신과적 질환이라는 이야기가 되는 건가요?

김태훈　　　쓸쓸하지만 아직은 그게 현실인 것 같습니다.

양재진　　　연예인들이 실제로 본인이 힘들다는 것을 강조하거나, 재판이 진행될 때 심신미약으로 감형을 받기 위한 것처럼, 자기가 저지른 일에 대한 면죄부로 정신건강의학과적인 질환을 이야기하는 경우도 보긴 했습니다. 그러나 어찌 되었든, 연예인들의 커밍아웃이 정신건강의학과에 대한 편견을 없애는 데 영향을 미친 것은 사실입니다.
　　　또 한 가지는, 제 자랑이기도 한데요. (웃음) 5~6년 전부터 인포테인먼트(infotainment)라고, 전문가들의 방송 출연이 활발해지면서 정신과 의사들도 방송에 많이 출연하게 됐습니다. 저 또한 시청자들에게 정신건강의학에 대한 바른 정보를 제공함으로써 편견을 깨는 데 일조했다는 자부심이 있습니다.

김태훈　　　우리의 편견 가운데 많은 부분이 정말 근거 없이 존재하는 것 같습니다. 최근 중국 동포들의 범죄가 뉴스에 등장하고 영화화되면서, 사회적 여론이 그들에게 좋지 않은 것이 사실입니다. 그런데 통계적으로 보면, 내국인들의 범죄율에 비해 높은 것이 아니라고 하더군요. 단지 뉴스에 등장하는 횟수와 그 방식 때문에 우리가 중국 동포들을 잠정적인 범죄인으로 생각하게 된 겁니다. 정신과적 질환을 앓고 있는 사람들에 대한 편견도 이런 식으로 형성된 게 아닐까요?

양재진　　　맞습니다. 정신과적 질환을 앓고 있는 사람들의 범죄율이 일반인의 범죄율보다 더 높다는 통계는 없습니다. 정신과적 질환자들 중 약을 복용하며 증상을 조절하면서 지내는 분들의 범죄율은 오히려 일반인의 범죄율보다 더 낮습니다. 단지 일반적이지 않은 범죄이기 때문에 언론에서 더 많이, 더 오래 다룬다는 차이가 있을 뿐이죠. 그렇다 보니 정신과적 질환을 앓고 있는 사람들을 무조건 잠정적 범죄자로 보는 면이 분명히 있습니다. 아무런 근거 없이 과거의 편견과 미디어의 관행적 보도가 맞물려 그런 좋지 않은 이미지를 만들어내는 것이죠.

하지만 이런 사항과는 별도로 다뤄야 할 부분이 하나 있습니다. 흔히 출산 후 겪는 산후우울증의 경우 간혹 극단적인 선택을 하기도 합니다. 이때 자신의 자녀와 같이 죽음을 선택하는 일들이 있는데, 이것을 '동반자살'이라는 식으로 보도합니다. 명백히 말하자면 이건 '선 자녀 살해 후 자살'입니다.

우리나라 사람들은 아이들을 부모의 소유물로 생각하는 경향이 있습니다. 이런 사고방식 때문에, 자신이 세상에 없을 때 아이들이 불행해지는 것보다 차라리 자신과 함께 죽는 것이 더 나을 거라는, 아무런 근거도 없는 생각을 한다는 것이죠. '자녀와 동반자살'이라는 말은 완전히 잘못된 것입니다. 질문과는 좀 다른 이야기지만, 이 문제만큼은 반드시 짚고 넘어가고 싶었습니다.

당신도 혹시,
우울증입니까

김태훈   이 시간에 중점적으로 묻고 싶은 것은 두 가지 질환에 대해서입니다. 첫째 우울증, 둘째 공황장애입니다. 이 두 질환에 대해 개인적인 측면의 접근법과, 최근 이런 증상이 왜 늘어나고 있는지 사회적인 측면에서 이야기해보고 싶습니다.

제가 최근에 충격을 받은 일이 있었습니다. 1년에 한 번은 꼭 만나는 고등학교 친구 여섯 명이 있는데, 그중 세 명이 약을 먹고 있더군요. 두 명이 고지혈증과 당뇨, 그중 한 명과 또 다른 한 친구가 우울증과 공황장애 약을 먹고 있다는 거예요. 어린 시절 남자들은 다 그랬겠지만, 이 친구들도 거칠고 마초적인 아이들이었는데, 두 명이나 우울증과 공황장애를 앓고 있다는 사실에 '정말 남의 이야기가 아니구나' 하는 현실적인 느낌이 확 밀려왔습니다.

우울증과 공황장애가 과거에도 있었는데 드러나지 않았던 것인지,

최근에 급격하게 증가하고 있는 것인지 궁금합니다. OECD 국가 중 자살률이 가장 높다는 사실과도 관계가 있는지요?

"우울증은 뇌가 걸린 감기, 열 명 중 한 명꼴로 우울증을 앓는다!"

양재진   우울증은 사실, 과거부터 지금까지 유병률이 거의 비슷합니다.

김태훈   과거라는 것이 어느 정도 전을 말하는 건가요?

양재진   20~30년 전과 큰 차이는 없습니다. 우울증 유병률은 10퍼센트 정도로, 열 명에 한 명 정도는 우울증을 앓았거나 앓고 있거나 앓을 수 있다는 겁니다. 아주 흔한 질환인 거죠. 그리고 여성은 남성보다 두 배 더 많이 걸립니다.

김태훈   특별한 이유가 있나요?

양재진   우선은 호르몬의 영향입니다. 에스트로겐이라는 여성호르몬이 호르몬 조절만 하는 것이 아니라, 뇌에서 다른 신경전달물질과 기분 조절을 합니다. 여성은 월경 즉 생리를 하고 임신, 출산, 수유를 합니다. 나이 들어서는 마침내 완경이라고 해서 생리가 멎게 되죠. 그 모든 과정에서 호르몬이 널을 뜁니다. 에스트로겐이 줄었다 늘었다 하면서 우울증 발생 가능성이 커지는 겁니다.

여성이 남성보다 우울증에 더 잘 걸리는 두 번째 이유는 환경적 요인 때문입니다. 지금은 여성의 사회적 진출이 늘었지만, 우리 어머니 세대는 대부분 가정주부로 살면서 본인이 받는 스트레스를 해소할 곳이 없었습니다. 또 과거 잘못된 여성상과 어머니상 때문에, 자기 삶은 없이 남편과 자식 뒷바라지를 잘해야 좋은 여자, 좋은 엄마, 좋은 부인으로 자타의 인정을 받을 수 있었습니다. 사회에서 그런 이미지를 각인시킨 거죠. 그렇다 보니, 보통 50세 언저리가 되면 완경이 오는데, 그때 남편은 밖으로 떠돌고, 자식들은 성장해서 또래들과 어울리고, 집에 덩그러니 혼자 있으면서 '빈둥지증후군'이라는 우울증상을 겪게 되는 겁니다.

사실 유병률이 10퍼센트나 되는 질환은 많지 않습니다. 과거에는 숨겼거나 몰랐던 분들이 방송을 통해서나 주변 사람들과 이야기하면서 알게 되고, 예전에는 치료 안 받던 분들이 지금은 병원에 나와 치료를 받으면서, 환자들이 늘어난 거죠. 과거보다 환자의 수 자체가 늘었다고 보기는 어렵습니다.

김태훈　　　최근 복잡한 사회생활이 우울증을 증가시켰다고 편하게 이야기하는 사람도 있지만, 우울증은 단순한 정신질환이 아니지 않습니까. 신체 노화에서 오는 호르몬 변화와 환경적 요인에 의한 삶의 의미 상실 등 복잡한 원인들이 있는 것 같은데요. 한가해지면 한가한 대로, 바빠지면 바쁜 대로 우울증이 올 수 있을 것 같습니다. 쉽게 말해서 피해갈 수 있는 것이 아닌 질병으로 인식해 받아들이고 해결책을 찾는 것이 빠르지 않을까 싶습니다.

　그렇다면 우울증의 기준을 어떻게 잡아야 할지, 질병으로 인식하고 적극적으로 치료하면 회복 가능한지 궁금합니다.

양재진　　　꼭 말씀드리고 싶은 것이, 우울증은 뇌 관련 질환이라는 겁니다. 폐렴이 폐에 염증이 생긴 것이고, 간염이 간에 염증이 생긴 것이듯이, 뇌에 문제가 있는 거란 이야기죠. 뇌에는 신경전달물질들이 있습니다. 도파민, 세로토닌, 가바, 아세틸콜린 등 여러 가지가 있어서, 뇌 안에서 적절하게 균형을 잡으면서 감정을 조절합니다. 그런데 스트레스가 한꺼번에 오거나 만성적 스트레스에 오래 시달리면 균형이 깨집니다.

　스트레스가 계속 오더라도, 즉 인풋이 많아도 아웃풋이 적절하면 문제가 없습니다. 가령 물통에 계속 물을 부어도 아래 적절한 크기의 구멍이 있으면 물통은 넘치지 않습니다. 하지만 구멍이 작거나 막히면, 또는 구멍은 적절해도 물의 양이 많거나 계속 부으면 물통이 넘치겠죠. 스트레스도 그런 개념으로 이해하면 될 것 같습니다.

　그렇게 스트레스에 의해 균형이 깨져버린 대표적인 경우가 우울증입니다. 뇌 안에 있는 신경전달물질의 불균형이 우울증을 일으키는 원인입니다. 따라서 '뇌에 생긴 질병'이라는 생각을 먼저 해야 하는 거죠. 그런데 잘못 받아들여서 우울증을 마음과 의지가 약해서 생기는, 그러니 기운을 내고 기분을 전환하면 극복할 수 있는 '마음의 병' 정도로 생각하면, 치료는 어려워집니다.

김태훈　　　의사들은 흔히 우울증을 '뇌가 걸린 감기'라고 표현합니

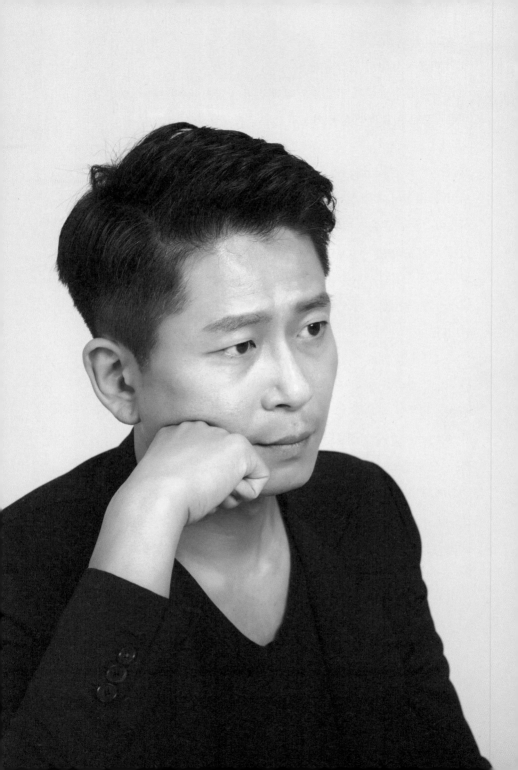

불안도와 긴장도가 높은 사람들은 조금만 스트레스를 받거나 힘들어도 못 잡니다. 이게 악순환인 것이… 잠을 못 자면 수면부족으로 예민해지고 불안도와 긴장도가 더 올라갑니다. 더 못 자게 되는 거죠. 그런 분들이 계속 스트레스를 받다가 결국 우울증으로 이어집니다. 우울증으로 가기 전 단계에서 불면증이 작용한다는 의견에는 동의합니다. 하지만 우울증뿐만 아니라 불안장애로도 갈 수 있죠. 다만 스트레스에 취약하다는 지표로는 볼 수 있습니다.

다. 우리가 일반적으로 감기 걸린 사람에게는 "잘 먹고 잘 자", "쉬어", "비타민 많이 먹어", "병원에 가"라고 합니다. 이에 반해 우울하다는 사람에게는 "용기를 내", "기운을 내자" 식의 관념적 용어를 사용하는 것을 보면 확실히 일반인들은 우울증을 대하는 태도가 다른 것 같습니다.

일단 병리학적으로 봤을 때 어떤 현상이 나타나면 우울증으로 진단하는지 궁금합니다.

"우울하고 슬픈 기분, 불면증과 식욕 변화 등
기분과 몸의 증상에 둔해지지 않기"

양재진 다른 과에서 다루는 질환과 정신건강의학과에서 다루는 질환은 진단체계 자체가 다릅니다. 다른 과의 경우 피검사, 혈액검사, 엑스레이, CT, MRI 등의 이미지검사에서 어떤 수치나 모양을 발견하는가에 따라 병에 대한 진단을 내립니다. 하지만 정신건강의학과에서는 환자가 보이는 모습, 환자의 표정과 말과 행동을 가지고 진단을 내리게 되어 있습니다. 왜냐하면 우리가 가지고 있는 현대의학의 진단기계나 진단검사 툴로는 정신건강의학과에서 다루는 질환의 여부를 진단할 수가 없기 때문입니다.

정신건강의학과에서 다루는 질환의 진단기준이 책으로 여러 권이 될 만큼 많이 정리가 되어 있는데, 그중 우울증은 아홉 가지 증상 중 다섯 가지 이상이 2주 이상 지속되면 진단을 내립니다.

여기서 꼭 하나 더 말씀드리고 싶은 것이 있어요. 많은 분들이 "저

정상이에요?", "저 문제 있는 거 아니에요?", "저 병이에요?"라고 물으시는데, 병이냐 아니냐를 판단하는 기준 가운데 하나는 사회적·경제적 기능을 잘 수행하고 있느냐 하는 것입니다.

김태훈　　쉽게 말해 사회생활에 불편함이 있느냐 하는 건가요?

양재진　　그렇죠. 일하는 데 문제가 생기면 그것은 질병일 가능성이 큽니다.

김태훈　　대표적으로 알코올중독 같은 것이겠네요.

양재진　　네. 또 하나 대인관계에 문제가 생기면 질병입니다. 이 두 가지 문제가 없다면 질병이 아닙니다.

우울증의 아홉 가지 증상(서울대학교병원 자료 참조)을 먼저 설명하자면 다음과 같아요.

첫 번째, 하루 중 대부분 혹은 거의 매일 슬픔, 우울, 공허함, 절망감이 주관적으로 보고되고 객관적으로 관찰됩니다. 두 번째, 거의 매일 또는 하루 중 대부분 거의 모든 일상 활동에 대한 흥미나 즐거움이 뚜렷하게 저하돼 있습니다. 세 번째, 체중 조절을 하고 있지 않은데도 1개월 동안 5퍼센트 이상 체중이 늘거나 줄어들고, 거의 매일 식욕의 감소나 증가가 있습니다. 네 번째, 불면이나 과다수면이 거의 매일 나타납니다. 다섯 번째, 거의 매일 정신운동 초조나 지연이 객관적으로 관찰됩니다. 여섯 번째, 거의 매일 피로나 활력의 상실이 나타납니다. 일곱 번째, 거의 매일 무가치감 또는 과도하거나 부적절한 죄책감을 느낍니다. 여덟 번째, 거의 매일 사고력이나 집중력의 감소, 또는 우유부단함을 주관적으로 호소하거나, 객관적인 관찰이 가능합니다. 아홉 번째, 죽음에 대해 반복적으로 생각하고, 자살사고가 납니다. 또는 자살시도나 자살 수행에 대한 구체적인 계획을 세웁니다.

우울증의 아홉 가지 증상을 이런 식으로 정리할 수 있습니다. 이것을 좀더 이해하기 쉽게 자세히 풀어서 설명할 수 있는데요, 먼저 아홉 가지 증상을 크게 구분해보면 세 가지입니다. 첫째 기분증상, 둘째 신체증상, 셋째 인지증상.

기분증상의 첫 번째는 우울하고 슬픈 감정입니다. 우리나라 사람들은 우울하고 슬프다는 말을 잘 하지 않습니다. 방송에서도 농담처럼 말한 적이 있는데요. 미국에서 처음 가져온 우울 척도로 보니 우리나라 사람 절반이 우울증이었다는 결과가 있을 정도로, 감정을 잘 드러내지 않죠. 특히 밝은 감정에 약합니다. 슬픈 감정도 마찬가지고요. 환자들도 우울하거나 슬프다고 표현하지 않고 가라앉는다고 이야기합니다. 마음이 가라앉는다, 기분이 가라앉는다고 표현하죠. 두 번째로 불안하고 초조합니다. 이유 없이 안절부절못합니다. 세 번째는 눈물이 많아집니다. 네 번째가 제일 중요한데, 의욕이 없어집니다. 만사 귀찮고, 하고 싶은 것이 없고… 소위 '무의욕증'이라고 하죠.

김태훈　　　제가 의욕이 없었던 게 술 때문이 아니었군요. (웃음)

양재진　　　김 작가는 숙취 단계죠. (웃음)

다음 신체증상으로 넘어가볼까요. 첫 번째는 불면증인데, 수면이 망가집니다. 자려고 누우면 오만가지 생각이 나서 잠을 못 이루고 자꾸 깨거나 수면의 질이 떨어지죠. 그리고 낮에 부정적인 생각을 많이 해서 밤에 악몽을 많이 꿉니다. 반대로 과다수면을 하는 경우도 있고요.

두 번째 신체증상은 식욕 변화입니다. 남성은 대부분 식욕이 뚝 떨어져 먹고 싶지도 않고 뭘 먹어도 맛을 못 느껴요. 당연히 체중이 빠집니다. 남성의 일부와 여성의 절반은 폭식을 합니다. 식욕이 돌거나 배가 고파서 먹는 것이 아니라 허한 마음을 달래려고 우겨넣는 것이죠. 이 경우 당연히 체중이 증가합니다.

세 번째는 몸이 여기저기 아픕니다. 우리나라 중년 여성들에게서 특징적으로 나타나는 증상이죠. 이유가 없고, 한꺼번에 한 곳만 아픈 게 아니라 돌아다니면서 아픕니다. 나는 아픈데 병원 가서 검사하면 다 정상이라고 해요. 병원에서 '신경성', '스트레스성'이라고 이름 붙이는 통증으로, 제일 많은 것이 두통, 얹힌 느낌, 관절통입니다.

네 번째는 몸 에너지가 떨어져서 조금만 움직여도 금방 피곤하고 그냥 누워 있고만 싶어집니다.

김태훈　　저에게 자주 나타나는 무기력증하고 비슷하네요. (웃음)

> "우울증은 대체로 집중력과
> 단기기억력을 떨어뜨린다!"

양재진　　김 작가는 숙취 단계라니까요. (웃음)

신체증상 다음으로 인지증상이 있습니다. 머릿속에 드는 생각인데,

이게 제일 중요합니다. 인지증상의 첫 번째가 사고의 왜곡을 통한 부정적 생각의 반추입니다. 쉽게 말해, 외부 자극이 그 막을 통과하면서 왜곡되는 겁니다.

김태훈 필터를 거치면서 네거티브해지는 거군요.

양재진 다른 사람들이 보기에는 잘돼가고 있는데, 내 눈에는 망할 것 같고, 다 소용없을 것 같고….

김태훈 남들이 비웃는 것만 같고….

양재진 주변에서 다 나를 싫어하고, 이번에도 실패할 것 같고… 그런 부정적인 생각이 가득 차는데, 한번 그러고 마는 것이 아니라 되새김질하듯 머릿속에 계속 맴돕니다. 환자들이 가장 힘들어하는 증상이죠. 그러니까 두 번째로 자존감이 떨어집니다. 자신이 쓸모없고 가치 없어 보입니다. 세 번째는 주변 사람들과 가족들에게 쓸데없이 혹은 지나치게 미안한 마음이 듭니다. 주부의 경우 특히 남편과 아이들에게 미안해합니다.

김태훈 제 주변에도 그렇게 아이들을 끌어안고 우는 엄마가 있어요. 미안하다면서요.

양재진 그분은 우울증일 가능성이 있습니다.
네 번째로 집중력이 떨어집니다. 실제로 집중하는 능력이 떨어지죠. 단기기억력도 저하됩니다. 연세 드신 분들이 우울증을 앓으면 치매와 혼동하는 경우가 있는데, 우울증에서는 '가성치매'라고 합니다.

다섯 번째로 결정을 잘 못 내립니다. 예전에는 할까 말까, 혹은 A야 B야 중에서 바로 결정했는데, 우울증이 오면 이거 하자니 저게 걸리고, 저거 하자니 이게 걸립니다. 그래서 우울증을 앓을 때는 절대로 중요한 결정을 못하게 하죠.

그리고 외로움과 소외감을 느낍니다. 오늘은 절망스럽고 내일은 희망이 없어 보입니다. 그렇다 보니 '죽음이란 무엇인가?', 사후세계를 생각하게 되고, 그러다가 '죽고 싶다', '확 죽어버릴까' 하는 자살충동을 느낍니다.

김태훈   절망은 정말 '죽음에 이르는 병'이군요.

양재진   지금까지 살펴본 아홉 가지 증상 가운데 다섯 가지 이상이 2주 이상 지속되면 우울증 진단을 내리게 되어 있습니다. 그런데 사실은 이런 증상과 더불어 사회적·경제적 기능이 손상되고 대인관계에도 문제가 발생해야 비로소 진단을 내리게 됩니다.

병원에서 이런 기준에 따라 '우울증'인지 아닌지 진단을 받는 것도 중요하겠지만, 그보다는 내가 힘든가, 괜찮은가 하는 주관적인 판단이 더 중요하다고 생각합니다. 앞에서 다섯 가지 이상이 2주 이상 지속되면 진단을 한다고 했는데, 그럼 네 가지 혹은 세 가지면 괜찮을까? 그건 아니라는 거죠.

80 이상을 정상이라고 하고 60 이하를 질병이라고 할 때 회색지대, 중간지대에 속한다 하더라도 내가 힘들면 위험하다는 겁니다. 나는 힘

들고 아픈데 병원에서는 정상이라는 말을 듣게 되면 더 힘들어집니다. 중간지대까지 아울러서 치료해야 된다고 생각합니다.

> "가면성 우울증,
> 마음이 아픈데 몸이 앓는다"

김태훈 제 주변에는 저처럼 명랑한 사람이 많은데, 그중 한 명이 어느 날 병원에 갔다가 충격을 먹고 왔어요. 우울증 진단이 나온 겁니다. 본인은 절대 자신이 우울하다는 생각을 못하고 있었다는 거죠.

사람들은 대부분 내가 우울해서 병원 가서 우울증 진단을 받으면 그나마 받아들이는데, 남들과 잘 지내고 낙천적이고 모임에서도 활발한 사람이 어느 날 병원에서 우울증 진단을 받으면 받아들이기 힘들어하는 것 같습니다.

양재진 '우울증'이라는 단어가 주는 강박관념이라고 할까요. 감기라고 하면 괜찮은데, 우울증이라고 하면 충격을 받죠. "나는 그저 좀 지쳤을 뿐, 그 정도로 심하지 않다"면서 자기 증상을 거부하는 분들이 많습니다.

'가면성 우울증'이라고 있습니다. 마치 가면을 쓰고 있는 것처럼 우울한 기분이 드러나지 않는 거죠. 우리나라에서는 여성에 비해 기본적으로 남성이 좀 많습니다. "남자는 태어나서 죽을 때까지 세 번 울어야 한다"면서, 자신의 감정을 느끼거나 표현하는 것을 금기시해왔기 때문이죠.

김태훈   어린 시절 그런 트레이닝을 받지 못했죠. 슬프면 눈물이 나는 게 당연한데, 남자는 울면 안 되고 아파도 안 되고… 그런 교육과 무관하지 않아 보입니다.

양재진   가면성 우울증에 걸린 분들은 그 증상이 몸으로 나타납니다. 마음이 아파야 하는데 몸이 아픈 거죠. 자신의 감정을 제대로 인지하지 못하고 감정 분화가 잘 안 되어 있기 때문입니다. 이런 분들은 어릴 때부터 자신의 감정에 충실한 교육을 못 받고 자란 경우가 많습니다.

쉽게 말해, 감정에 대한 인지가 긍정적인지 부정적인지만 나뉘어 있는 겁니다. "기분 어때?"라고 물으면 "좋아" 혹은 "나빠"라고 합니다. 그런데 좋은 기분도 즐거운 기분, 행복한 기분, 유쾌한 기분, 상쾌한 기분… 다 다르잖아요. 나쁜 기분도 그냥 "기분 나빠" 하고 끝이 아니라 불안, 우울, 슬픔 등으로 나눠 설명할 수 있고요.

이런 감정 분화나 인지는 어렸을 때 교육을 받아야 하는데, 그런 기회가 없었던 사람들은 자신의 감정을 잘 모릅니다. 불쾌해도 슬퍼도 그저 기분이 나쁘다고만 느끼죠. 그렇다 보니 자신의 감정을 솔직하게 표현하지 못하고, 빠져나가지 못한 감정들이 쌓이고 쌓여 결국 몸으로 터져나옵니다. 여기저기가 아픈 거죠. 이게 우리나라 중년 여성들에게 흔히 나타나는 증상입니다.

김태훈   화병 같은 건가요?

양재진   화병하고는 조금 다른데… 화병도 우울증의 일종으로 볼 수는 있습니다. 신체 중 명치 부위 통증과 극심한 불안증이 함께 오는 것이 화병인데, 명치 부위 통증에 대해 검사를 받으면 역시 '정상'으로 나옵니다. 우울증에서 나타나는 신체증상은 두통, 메슥거림, 구토 등입니다. 이렇게 스트레스 상황이 계속되면 결국 몸이 아픕니다.

김태훈   자신의 감정을 잘 모르는 건 너무 바쁜 탓도 있지 않을까요? 자신의 상태를 차분히 들여다볼 여유가 없는 거죠. 아침에 눈 떠서 잘 때까지 끊임없이 뭔가를 하고, 해결해야만 하는 문제에 봉착하면서 감정적인 문제가 후퇴하는 것 같아요. 그런 상태가 일상적으로 반복되면서 내가 지금 슬픈지, 힘든지, 우울한지 알지 못한 채 그냥 살아가는 거죠. 살아진다고 해야 할까요.

이런 면에서 여쭤보고 싶은 것이 있는데요. 현대사회에서 사람들이 스트레스를 많이 받으면서 우울증 발병률이 높아졌는데, 같은 환경인 경우에도 어떤 사람은 낙천적으로 해결하는 반면 그렇지 못한 사람도 있지 않습니까. 그렇다면 환경적 요인이 우울증에 결정적인 작용을 하지는 않는 것으로 보이는데… 개인의 기질이 그만큼 중요한 게 아닌가 싶기도 합니다.

저는 진단을 받아봐야겠지만, 개인적으로 낙천적이라고 생각합니다. 운동 끝나고 트레이너가 마사지를 해주는데 뭉친 데가 없다고 해요. 저는 나름대로 여러 가지 일을 하면서 스트레스를 받는데 말이죠. 반면에 행복하게 일이 잘 풀리는 사람도 근육을 만져보면 굳어 있는 경우가 있어요.

그런데 또 환경적 요인을 무시하지 못하는 것이, 가족이나 주변 사람들의 자살을 경험한 이들의 자살률이 유의미하게 높다는 통계를 본 적이 있습니다.

"눈치 없고 해맑은 사람들,
본인은 행복한데 주변 사람들은 괴롭다!"

양재진 정신건강의학과에서 다루는 모든 질환의 원인은 멀티팩토리얼입니다. 어느 한 가지 원인으로 생기는 경우가 없고, 보통 두세 가지 원인이 있죠. 먼저 유전적·기질적인 요인이 있겠고요. 두 번째가 환경적 요인으로, 어린 시절 양육환경이 가장 큰 영향을 미칩니다. 세 번째가 사회적 요인입니다. 같은 사건이 같은 사람에게 일어났다고 해도 어떤 사회와 문화권이냐에 따라 다르게 나타납니다.

김태훈 전쟁영화를 봐도 그렇습니다. 같은 미국인으로서 베트남전쟁을 같이 경험했는데, 그것이 병적인 현상으로 나타나는 사람이 있고, 그렇지 않고 정상적인 삶을 영위하는 사람도 있습니다. 이건 유전적·기질적 요인이 작용한 거라고 봐야겠네요.

양재진 사회적·문화적 요인은 이런 경우를 생각하면 될 것 같습니다. 가령 같은 장애를 안고 태어났는데, 장애인에 대한 차별이 없고 시설이 잘 갖춰진 선진국에서 태어나 자란 아이들과, 우리나라에서 태어난 아이들의 경우, 같은 장애인이라고 해도 정신과적 발병률이 분명히 다릅니다. 사회적·문화적 요인이 영향을 미친 것이죠.

기질적 요인은 성격에 기인합니다. 똑같은 사건이나 스트레스를 경험하더라도 낙천적이고 긍정적인 사람이 있습니다. 부모 중 한 명에게 영향을 많이 받은, 유전적 소인을 받은 경우입니다. 이런 사람들은 같은 사건이 일어나도 다른 사람에 비해 스트레스를 적게 받습니다. 똑같은 상황에서 다른 사람은 스트레스로 느끼는 것을 아무렇지 않게 받아들이죠. 당연히 정신과적 질환에 걸릴 가능성이 낮습니다. 다만, 본인은 행복한데, 주변 사람들이 힘들어할 가능성이 매우 큽니다.

김태훈 자기는 외부로 표출하면서 컨트롤하지만, 그걸 받아주는 주변 사람들은 피곤해진다는 얘긴가요?

양재진 아뇨. 그런 게 아니라, 이분들의 경우 눈치 없고 답답한 사람일 가능성이 큽니다. 낙천적이고 긍정적이고 해맑고 순수해 보이는 분들은 대개 본인은 행복합니다. 주변 사람들이 힘들어해도 본인은 한참 후에나 "무슨 일 있었어?" 하는 반응을 보이죠.

김태훈 직장상사가 업무를 지시하면서 핀잔을 주는데, 정작 본인은 스트레스로 받아들이지 않고, 지시하는 사람이 오히려 스트레스를 받는 그런 경우겠군요.

양재진 농담처럼 하는 이야기가 있어요. 이분들은 만수무강할 가능성이 높지만, 배우자나 직장상사, 동료들은 암에 걸릴 가능성이 높다고들 하죠. (웃음)

이런 분들은 스트레스가 와도 빨리 벗어나거나, '스트레스 역치 (stress barrier)', 즉 스트레스 반응을 초래할 수 있는 심리적 자극 수준이 워낙 높아서 어지간한 건 스트레스로 인지하지 못합니다.

반대의 경우, 즉 똑같은 것도 더 크게 받아들이는 사람도 있습니다. 이런 분들은 스트레스 민감도는 크고, 스트레스 역치는 낮습니다. 그래서 다른 사람들에게는 스트레스가 아닌 일도 엄청 큰 스트레스로 받아들이죠. 또 같은 스트레스를 받아도 남들보다 훨씬 힘들어합니다. 겉으로 보기에는 그냥 편하게 사는 사람인데, 본인은 항상 어깨가 뭉쳐 있고 힘들어 죽겠다고 하는 분들이 이런 경우죠.

유전적·기질적 요인을 제 기준으로 풀어보자면… 타고나기를 부드럽고 약한 분들은 말하고 행동할 때 상대방의 평가에 신경을 많이 씁니다. 남들에게 싫은 소리나 나쁜 말 잘 못하고, 거절도 못하죠. 부탁을 받으면 무조건 알았다고 하고는 뒤에서 후회합니다. 주변 사람들은 편하고 좋지만 본인은 힘들어 죽죠.

반대로, 똑같이 예민하고 민감하지만 강하고 센 분들은 자기 마음대로 삽니다. 강박적인 성격이 있어서 남의 뜻을 무리하게 내리누르거나 자기 뜻에 억지로 따르게 하는 경우가 많죠. 이런 사람들은 자기 일정이 다른 사람이나 상황에 의해 달라지거나, 사회적으로 지켜야 할 것을 안 지키는 사람을 보면 참지 못합니다. 대개 나도 내 마음대로, 주변 사람이나 환경도 내 마음대로 해야 직성이 풀리죠.

이에 비해 환경적 요인은 어렸을 때가 가장 중요합니다. 태어나서 만 5~6세까지는 부모나 환경 그리고 가정교육에 따라 성격이 많이 만들어집니다. 여기에 사회적·문화적 요인이 더해져서 정신건강의학적 질환이 발병하거나 혹은 발병하지 않는다고 볼 수 있습니다.

불면증이 먼저냐
우울증이 먼저냐

김태훈 　　　범위를 좀 좁혀볼까요. 여러 가지 증상과 요인이 헷갈리는 것이 불면증입니다. 잠을 잘 못 잘 경우 우울증을 유발한다고 하는데, 사실 우울증을 설명하는 데 있어 핵심은 신체 변화가 결국 정신적 질환을 가져올 수 있다는 점이 아닐까 싶습니다.

　　불면증은 현대인이라면 누구나 한번은 겪게 되는 것 같습니다. 최근 사회적 문제가 되고 있는 에너지음료의 각성제 성분으로 인해 어린아이들도 수면 리듬이 무너지면서 불면증을 경험합니다. 또 복잡한 사회구조로 인해 새로운 고민거리가 늘어나면서 수면습관이 불규칙해지고, 그 때문에 많은 현대인이 불면증을 안고 살아갑니다. 알다시피 우리는 전 세계에서 '가장 밝은 밤'을 가지고 있지 않습니까. (웃음) 이런저런 이유로 늦게까지 잠들지 못하는 생활습관이 불면증을 초래하기도 하죠.

그렇다면 불면증의 정확한 원인과 증상은 무엇이고, 우울증에 얼마나 심각한 원인으로 작용하는지 궁금합니다.

양재진   불면증, 정확하게 말해 '수면장애'는 정신과적 질환입니다. 수면장애는 크게 1차성과 2차성으로 나뉩니다. 1차성은 아무런 일도 없이, 그러니까 다른 기저질환 없이 불면증이 오는 경우로, 수면장애 자체가 하나의 정신과적 질환이 됩니다. 반면 2차성은 다른 질환의 한 가지 증상으로 불면증이 오는 경우로, 가장 대표적인 것이 우울증입니다. 우울증 때문에 수면 사이클이 깨지고 불면증 증상이 이어지는 것이죠.

방금 지적하신 원인들은 1차성 수면장애에 해당됩니다. 최근 우리나라에서 가장 대표적인 불면증의 원인은 스마트폰입니다. 농담 삼아 '스마트폰 불면증'이라고 이야기할 정도죠.

수면장애는 수면주기가 깨진 경우입니다. 뇌에 생체시계가 있는데, 생체시계는 빛에 반응합니다. 사람은 해가 지면 자고, 해가 뜨면 일어나죠. 때가 되면 졸리고, 때가 되면 잠이 깹니다. 이런 생체시계를 깨는 것이 인위적인 빛 자극과 불규칙한 수면습관입니다.

대학생들이 방학 때 폐인처럼 생활하곤 하는데요. 뒤로 밀렸으면 밀렸지 앞으로 밀리지는 않습니다. 늦게 자고 늦게 일어나고, 더 늦게 자고 더 늦게 일어나고….

김태훈   그렇게 꾸준히 해서 24시간을 뒤로 밀면 다시 돌아오지 않을까요. (웃음)

양재진   안타깝게도 그렇지 않습니다. 아무리 시간이 밀려도 일어나는 시간은 저녁을 못 넘겨서, 저녁때 일어나서 다시 놀더군요. (웃음)

수면주기가 뒤로 밀리는 것은 시차를 생각하면 이해하기 쉽습니다. 서울에서 LA로 이동했을 때 대략 16시간의 시차가 있습니다. 이렇게 낮밤이 바뀐 경우, 시차에 적응하기 위해서는 그쪽 시간에 맞춰야 하는데, 밀린 것을 맞추려면 일어나는 시간도 당겨줘야 합니다. 예를 들면, 아무리 잠이 모자라도 아침에 일어날 시간을 정하고 그 시간에 반드시 일어나도록 하는 거죠. 며칠 동안은 피곤하겠지만 결국 시차를 맞추는 효과가 있습니다.

스마트폰은 일단 깜깜한 곳에서 빛 자극으로 잠을 깨게 만듭니다. 그리고 스마트폰으로 무엇을 보는가도 문제인데, 우리는 대개 스마트폰으로 시와 수필을 읽거나 공부를 하지 않습니다. 주로 게임이나 SNS를 하죠. 아마도 스마트폰으로 공부를 하면 졸릴 겁니다.

김태훈   새로운 해결방법 같은데요. (웃음) 눈 뜨고 스마트폰 켠 순간 SNS나 포털을 검색하지 않고, 중국어 공부를 하면 불면증이 해소될 것 같네요. 아, 농담입니다.

양재진   '스마트폰 불면증'은 빛 자극으로 수면을 방해하는 것인데, 우리 뇌는 빛에 약합니다. 앞에서 말씀하셨다시피, 우리나라는 세계에서 밤이 가장 밝은 곳 가운데 한 곳입니다. 24시간 운영하는 영업장이 많고, 퇴근시간이 늦고, 할 일이 많고, 휴식을 취하는 시간이 다른 나라보다 늦고, 노는 시간도 늦게 끝나고… 밤에 일하거나 늦게까지 일하는 사람도 일 끝나고 놀 곳이 필요하니 24시간 돌아가는 거죠.

김태훈　외국 친구들이 말하길, 전 세계에서 월요일과 일요일에 나이트클럽이 영업하는 곳은 우리나라밖에 없다면서 놀랍다고들 하더군요. (웃음)

양재진　지금은 30~40대가 이용하는 나이트클럽은 평일에도 하는 것으로 아는데, 밤에 네온사인 등 빛 자극이 강합니다. 또 하나의 문제는 소음인데, 밤에도 차들이 달리고 소리를 지르고⋯.

그다음으로, 처리해야 할 정보의 양이 과거에 비해 어마어마하게 늘어서, 하루의 일을 정리하고 수면에 들기가 쉽지 않습니다. 컴퓨터나 스마트폰도 작업시간이 길수록 늦게 꺼집니다. 우리가 제대로 잠들기 위해서는, 컴퓨터나 스마트폰처럼 뇌가 하루 동안 한 일을 정리해야 합니다. 그런데 작업한 일이 너무 많아서 정리가 잘 안 되는 것이죠.

이런 여러 가지 원인 때문에 현대인들이 과거에 비해 수면장애를 많이 앓고 있는 것입니다.

"등불에서 스마트폰으로, 불면증의 역사"

김태훈　불면증에 관해 인류학자들의 흥미로운 이야기가 있습니다. 불면증의 역사는 기름을 얻기 위해 고래를 사냥하면서부터 시작되었다는 거예요. 그때까지 인류는 밤이 되면 빛이 없어 자연스럽게 잠을 잤는데, 등불을 켤 수 있는 기름을 얻으면서 밤에도 다른 일을 할 수 있게 되었다는 거죠.

원시인은 두 번 잤다고 해요. 겨울에는 밤이 12시간 이상 되잖아요. 잘 만큼 자고 깨도 여전히 동굴 밖이 어두우니까 그냥 누워 있을 수밖에 없어서 또다시 잠이 들었다는 거죠. 인류가 하루에 한 번 자게 된 것이 고래사냥으로 싼 기름을 얻게 되면서부터인데, 현대인은 스마트폰 때문에 한 번도 제대로 잠들지 못하고 수면장애를 앓고 있습니다.

사실 잠에서 깼을 때 밖은 여전히 어두운데 빛을 밝힐 것이 없다면, 뒤척거리다 다시 잠이 들겠죠. 스탠드를 켜서 책을 읽더라도 졸리면 자게 되고, TV도 12시가 되면 방송을 안 하던 시절이 있었습니다. 그런데 요즘은 눈을 뜨는 순간 거의 무의식적으로 휴대폰을 찾게 되죠.

양재진 불면증을 일으키는 또 하나의 원인으로 막연한 불안감을 들 수 있습니다. 과거 10년보다 최근 1년이 사회적으로 변화가 빠르고 정보의 양이 많고… 그렇다 보니 나도 뭔가 하지 않으면 뒤처질 것 같은 느낌을 받게 됩니다. 다른 사람을 앞서가기 위해서가 아니라 내 자리를 지키기 위해 쉼 없이 뛰어야 한다면서 자신을 채찍질하게 되는 거죠. 그러니 어떻게 편히 잠을 잘 수 있겠어요.

누군가 나보다 더 많은 정보를 얻고 더 많이 공부하고 있다는 막연한 불안감, 심지어 요즘은 SNS에 누군가가 나보다 더 주목받을 만한 정보나 사진을 올리지 않을까 하는 걱정까지 합니다.

김태훈 불면증에 대해 먼저 여쭌 것은, 불면증이 우울증의 굉장히 중요한 원인으로 보이기 때문입니다. 특별한 사건사고를 겪은 후 우울증에 이르기까지, 그 과정에 불면증이 가장 중요하게 작용하는 것이 아닐까 싶어요. 여러 원인이 합쳐져서 깔때기로 모이듯 우울증이라는 질병으로 발화되기 위해 마지막으로 거치는 관문이 불면증이 아닐까, 그런 생각이 듭니다.

양재진　불면증과 우울증의 관계를 이야기하기 전에 먼저 기질적인 차이를 봐야 할 것 같습니다. 똑같은 스트레스도 사람에 따라 크고 작게 받아들이고, 불안감이나 긴장감도 낮은 사람과 높은 사람이 있습니다. 낮은 사람들은 잘 잡니다. 무슨 일이 있어도 잘 자요. 어떻게 저렇게 잘까, 싶게 잘 잡니다.

김태훈　저 군대 가기 전날 12시간 잤습니다. (웃음)

"불면증과 섭식장애, 정신과적 질환 진단의 두 가지 공통 지표"

양재진　반면에 불안감과 긴장감이 높은 사람들은 조금만 스트레스를 받거나 힘들어도 못 잡니다. 이게 악순환인 것이… 잠을 못 자면 수면 부족으로 예민해지고 불안감과 긴장감이 더 올라갑니다. 더 못 자게 되는 거죠. 그런 분들이 계속 스트레스를 받다가 결국 우울증으로 이어집니다. 우울증으로 가기 전 단계에서 불면증이 작용한다는 의견에는 동의합니다. 하지만 우울증뿐만 아니라 불안장애로도 갈 수 있죠. 다만 스트레스에 취약하다는 지표로는 볼 수 있습니다.

김태훈　　　정신건강의학과 진단 과정의 공통 문지기가 수면이라고 볼 수 있겠네요.

양재진　　　정확히는 두 가지, 식사와 잠입니다.

김태훈　　　가장 일상적인 패턴이 무너졌을 때 정신건강의학과의 질병이 발화될 수 있는 거군요. 거꾸로 생각해볼 수도 있을 듯합니다. 불면증, 즉 수면장애와 섭식장애를 잡을 수 있다면, 질병으로 가는 것을 막을 수 있다는 논리도 성립되나요?

양재진　　　아니요, 지표일 뿐이지 원인은 아닙니다. 자, 자신이 견디기 힘든 상황에 처해 있고, 그 결과 불면증과 섭식장애 즉 식이장애가 나타났어요. 그런데 이분이 불면증과 식이장애를 바로잡는다고 해서 다음 단계로 가는 것을 막을 수는 없다는 거죠. 불면증과 식이장애가 나타난 것을 보니 힘든 상황이구나, 하고 유추할 수는 있지만 원인을 제거하지 않는 한 다음 단계로 가는 것을 막지는 못합니다.

김태훈　　　불면증이라는 환부를 도려내도 환경과 기질적 요인에 의해 재발할 수 있고, 보다 중요한 근본 원인을 찾아 제거하지 못한 채 단순히 수면장애를 잡는 것으로는 해결이 안 된다는 거네요.

우울증을 적극적으로
치료해야만 하는 이유

김태훈　　이제 치료방법에 대해서 이야기를 해볼까 합니다. 우울증이나 불안증이 있을 때 정신건강의학과에서는 어떤 처방을 하게 되나요? 물론 질병의 원인이 어린 시절의 환경부터 복잡하게 얽힌 문제라면 지속적인 상담을 통해 발화지점을 찾아 치료하는 것이 원칙이겠습니다만, 그래도 가장 기본적인 치료법이 있지 않겠습니까.

양재진　　우울증이나 불안증은 신경전달물질의 불균형에서 오는 것으로, 우선 약물치료가 진행됩니다. 정신건강의학과 전문의 상담을 통해 우울증으로 진단되거나 또는 환자 스스로 불편을 호소하는 등 우울증 증상에 해당되면, 치료의 첫 단계는 약물치료입니다.

　　많은 분이 드라마나 영화를 보고 정신과 치료에 대해 편견을 갖고 있는데요, 환자를 카우치에 눕혀놓고 상담을 한다든지 하는….

김태훈   그런 설정은 미국 영화에도 나옵니다.

"우울증이나 불안증의 가장 기본적인 치료방법은
인지증상을 완화하기 위한 약물치료"

양재진   그렇죠. 정신분석학을 전문으로 하는 분들 가운데 상담 센터를 운영하는 경우가 있습니다. 그런 곳을 제외하고, 일반 정신과에 가면 카우치는 없습니다. 일반 병원과 똑같이 앉아서 진료를 보게되어 있죠.

어쨌든… 약물치료를 하는 이유는 인지증상 때문입니다. 즉, 모든 것을 부정적으로 생각하는 분들에게는 백날 이야기를 해도 소용이 없어요. 본격적인 상담에 들어간다고 해도 힘들어하는 진짜 이유를 파고들어가기 위해서는, 최소한의 약물치료가 선행되어야 합니다. 인지증상이 완화되어야 가능한 일인 거죠.

김태훈   저 또한 정신과는 약물치료가 없는 과로 생각해왔는데, 이야기를 듣고 보니 약물이 가장 중요한 치료방법의 하나군요. 물론 약물치료는 증상에 대한 치료고, 근본적인 치료인 상담과 병행되겠죠.

사실 병원의 모든 과가 마찬가지인데, 특히 정신건강의학과 치료를 장기간 받는 건 원하지 않는 것 같습니다. 제 주변에도, 우울증이나 공황장애가 나타나 진단을 받고 약물치료를 하다 그 증상이 완화되면 다시 가지 않는 이들이 있습니다.

양재진　　그래서 재발률이 높고, 자살률도 증가하는 겁니다. 우울증의 경우 약물치료가 70퍼센트, 상담치료가 30퍼센트입니다. 상담치료의 첫 번째 단계는 병에 대한 진단과 치료, 그리고 약을 잘 먹게 만드는 것입니다. 이후 약물치료를 통해 증상이 완화되면 이제 근본적인 원인을 찾고 재발 방지를 위한 두 번째 단계의 상담치료를 병행합니다. 그런데 약을 먹고 증상이 좋아지면 오지 않는 경우가 많습니다. 또 가족이나 주변 사람들이 사회적 편견으로 치료 중단을 권유하는 경우도 많습니다.

김태훈　　실제로 그런 케이스가 있나요?

양재진　　부인이 우울증 치료를 받는데 남편이 병원에 못 가게 합니다. 집안 망신이라면서, 언제까지 정신과 약 먹을 거냐고 대놓고 이야기하는 것이 대한민국의 현실입니다. 딸이 우울증으로 병원 치료를 받는데, 아버지가 병원까지 찾아와서 우리 딸 혼삿길 막을 거냐, 너희가 책임질 거냐, 도대체 무슨 약을 먹인 거냐고 따지듯이 목소리를 높이는 경우도 있습니다.

김태훈　　말씀하실 때 감정이 섞이는 것을 보니, 실제 병원에서 경험하셨던 일인가요?

양재진　　그 질문엔 노코멘트하겠습니다. (웃음)

　통계적으로 2012~2013년 우리나라가 OECD 국가 중 자살률 1위입니다. 제가 본 통계가 맞다면, 이중에서 대략 80퍼센트가 정신건강의학과에서 진단을 받았거나 치료를 받고 있는 분이었어요. 그중 70퍼센트는 우울증을 앓았거나 앓고 있는 분이었고요. 자살 시도자를 제외하고, 자살로 생을 마감한 분들의 대략 60퍼센트가 우울증으로 죽었다는 이야기입니다.

그럼 우울증이 그렇게 무서운 병이냐? 아닙니다. 이런 분들은 대개 진단을 받았는데 치료를 안 받았거나, 치료를 조금 받은 뒤 증상이 호전되자 중단했거나, 재발 이후 다시 치료를 안 받은 케이스입니다.

김태훈 　　　그 통계를 이렇게 해석할 수도 있을까요? 치료 중에 극단적인 선택을 하는 사람은 거의 없는데, 진단 후 치료를 받지 않았거나 중간에 치료를 중단한 분들이 그런 경우가 많다는 거죠. 암도 수술이나 항암치료로 잡을 수 있는 시대인데, 암 0기 진단을 받은 환자가 치료를 받지 않아 암이 진전되고, 2~3기에 치료를 받다 어떤 이유로 중단해서 죽음에 이르는 경우를 생각해볼 수 있을 것 같습니다.

양재진 　　　암 진단을 받고 항암치료를 받아야 하는데, 치료를 중단하고 어디 가서 암에 좋다는 민간요법 등을 하다 망가져 돌아오는 경우와 비슷한 겁니다.

우울증은 언제가 위험하냐면… 증상이 제일 심할 때는 자살할 의욕도 없어지는 반면, 치료 초기 의욕이 살아날 때가 제일 위험합니다. 바닥보다 바닥을 찍고 올라올 때가 제일 위험한 거죠. 몸에 기운이 붙고 의욕이 생기기 시작할 때 자살 시도를 제일 많이 합니다. 치료를 받고 조금 좋아지면 중단하는 경우가 많은데, 그때 위험한 상황이 발생할 가능성이 커요.

"우울증을 방치하면
우울함이 성격처럼 굳어진다"

김태훈　　　　우울증이 일반명사처럼 들리는 시대를 살고 있습니다. 우울 증세, 우울감이 있는 그 많은 사람들이 모두 병원에 가지는 않습니다. 어떤 면에서는 대부분이 그냥 그 증상을 끌어안은 채 인생을 살아간다고도 할 수 있을 것 같습니다. 실제로 과거 부모님 세대가 그랬고 여전히 그런 사람들이 많죠.

그렇게 치료받지 않고, 우울증인지조차 모른 채 끌어안고 살아갈 경우 나타나는 신체적인 증상, 일반적인 현상에는 어떤 것이 있을까요? 주변 사람들이 그것을 일찍 눈치채고 조치를 취해준다면 상황이 조금이라도 나아지지 않을까 싶습니다.

양재진　　　　그런 분들의 가장 큰 특징은 우울함이 성격으로 굳어지는 겁니다.

김태훈　　　　흔히 '다크'한 사람이라고 하죠.

양재진　　　　우울증은 우울삽화 즉 디프레시브 에피소드(depressive episode)라고 합니다. 이 우울한 기간 중 치료를 안 받아도 짧으면 6개월, 길게는 1년이 지나면 저절로 좋아집니다. 문제는 바닥을 치고 올라올 때, 즉 안 좋다가 저절로 좋아졌을 때 원래 기분으로는 못 돌아온다는 겁니다.

김태훈   어떤 의미죠?

양재진   0점을 기준으로 플러스 1과 마이너스 1에서 업 앤드 다운을 반복하는 것이 사람의 정상적인 감정입니다. 마이너스 10으로 떨어져 우울증 진단을 받아도 거기서 일정하게 유지되는 것이 아니라 왔다갔다 합니다. 어떤 날은 살 만하고 어떤 날은 죽을 것 같은 감정을 느끼게 되죠.

그렇게 6개월에서 1년이 지나면 저절로 좋아지기는 하지만 마이너스 10에서 0점까지는 못 온다는 겁니다. 대개 마이너스 3~4까지 오다 멈춥니다. 그러면 마이너스 3~4가 마치 0인 것처럼, 거기서 업 앤드 다운을 하게 되죠. 즉, 감정의 기준 자체가 0이 아닌 마이너스 3~4로 떨어지는 겁니다.

김태훈   아주 즐거운 날도 일반적인 사람들 기준에는 못 미친다는 거군요.

양재진   네. 우울함이 성격처럼 굳어져서, 우울증 정도는 아니지만 예전에 비해 혹은 남들에 비해 가라앉아 있습니다.

그리고 치료를 제대로 안 받고 저절로 좋아지면 대개 재발이 잘 됩니다. 0점이 기준일 때는 어떤 스트레스가 와서 마이너스 1~2로 내려가도 충분히 회복할 수 있었는데, 마이너스 3~4 기준이면 그 스트레스로 마이너스 10까지 내려가 우울증이 재발된다는 이야기죠.

그리고 사실 6개월에서 1년이 지나면 저절로 좋아진다는 이야기의 전제조건은 이 사이에 무슨 일이 안 생긴다는 겁니다. 우울삽화 기간에 자살 등 극단적인 선택을 할 가능성이 있습니다. 그렇기 때문에 다시 한번 강조하지만 우울증, 반드시 치료받아야 합니다.

김태훈　　　신체에는 어떤 변화가 있나요?

양재진　　　우울증 같은데 제대로 치료받지 않을 경우 몸이 아플 수 있어요. 자신의 감정을 잘 인지하지 못하고, 나는 원래 이런가 보다 하고 살아가는데 몸이 여기저기 아픕니다. 일종의 신경성 질환이죠.

김태훈　　　큰 이유 없이 몸이 아픈 분들은 우울증을 의심해볼 필요가 있겠네요.

양재진　　　네. 우리네 엄마나 할머니들이 자꾸 아프다고 해요. 단순한 노화나 젊어서 일을 많이 해 그렇다고 하는데, 퇴행성관절염이나 근육에 문제가 없는데도 자꾸 아프다고 하면 우울증인 경우가 많습니다.

김태훈　　　최근에는 그런 병명을 잘 안 씁니다만, 10여 년 전만 해도 병원 갔다 오면 "신경성이라더라" 하는 말이 많았습니다. 그때만 해도 의사를 별로 신뢰하지 않던 시절이라, "모르면 신경성이라고 한다"고들 생각했어요. 자기는 아픈데 의사라는 사람이 속 시원하게 원인을 찾아서 해결책을 제시해주지 못하니까 답답했던 거죠. 지금 생각해보면 스트레스와 우울증 증상으로 몸이 아팠을 가능성이 크네요.

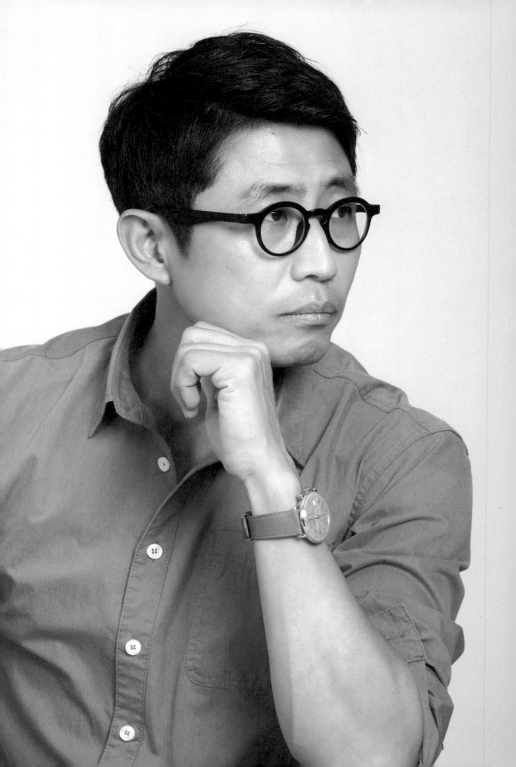

저 또한 정신과는 약물치료가 없는 과로 생각해왔는데, 이야기를 듣고 보니 약물이 가장 중요한 치료방법의 하나군요. 물론 약물치료는 증상에 대한 치료고, 근본적인 치료인 상담과 병행되겠죠.

사실 병원의 모든 과가 마찬가지인데, 특히 정신건강의학과 치료를 장기간 받는 건 원하지 않는 것 같습니다. 제 주변에도, 우울증이나 공황장애가 나타나 진단을 받고 약물치료를 하다 그 증상이 완화되면 다시 가지 않는 이들이 있습니다.

양재진　　　정신건강의학과에 찾아오는 분들, 특히 중년 여성들은 대개 통증의학과, 가정의학과, 신경과, 재활의학과 등 최소 두어 군데를 돌고 오는 경우가 많습니다. 검사를 해도 큰 이상이 없다 보니 추천을 받아서 오거나, TV를 보고 혹시 우울증인가 싶어서 오는 경우죠.

남 탓만 하는 사람과
내 탓만 하는 사람

김태훈　　질문을 조금 바꿔보겠습니다. 제가 정신건강의학과 의사가 등장하는 영화 가운데 제일 재미있게 본 것이 〈애널라이즈 디스(Analyze This)〉입니다. 강박증에 걸린 마피아 보스가 상담을 받으러 옵니다. 정신건강의학과 의사가 오이디푸스 콤플렉스(oedipus complex)라고 진단하자, 쉽게 설명하라고 합니다. 자기 엄마를 이성으로 느껴 아버지를 없애고자 하는 충동이라고 설명하자, 갱스터 캐릭터로 분한 배우 로버트 드니로가 막 화를 냅니다. 자기가 지금 전화하면 슈퍼모델 같은 늘씬한 여성들이 뛰어올 텐데, 자기가 왜 늙은 할망구를 이성으로 느끼느냐면서요.

그 장면이 이 영화에서 가장 웃긴 코미디 신이자, 정신건강의학과 이야기를 들을 때 크게 느끼게 되는 딜레마 같은 거라고 생각됩니다. 말하자면, 설명하는 것이 무슨 이야기인지 잘 모르겠다는 겁니다.

실제로 상담의로 임상을 하면서 환자들에게 설명을 하는데, 이해하지 못하거나 받아들이려고 하지 않는 케이스가 있었을 것 같아요. 특히 우울증 환자들이 대부분 자기 문제를 부인한다는 이야기를 들은 적이 있습니다.

양재진　　　정신건강의학과를 다룬 대표적인 드라마 중에서 〈소프라노스(The Sopranos)〉에도 마피아가 나옵니다.

김태훈　　　책으로는 닥터 이라부가 나오는 《공중그네》가 있죠.

"모든 문제를
남 탓으로 돌리는 사람!"

양재진　　　알코올의존증과 공황장애가 있는 마피아 보스. 그 장면에서 이야기된 오이디푸스 콤플렉스가, 어떻게 보면 프로이트의 장점이자 단점일 수 있고, 또 어떻게 보면 하나의 한계일 수 있습니다. 모든 것을 리비도(libido)라는 성적 충동으로 푼 것이 프로이트의 한계라고 하는데요. 그의 개인적인 성향이 많이 들어가 있는 것 같습니다. 그는 이해되지 않거나 해결되지 않은 것들의 많은 부분을 성적인 것으로 해결하려고 했어요.

사실 상담할 때 환자들이 제일 받아들이기 힘들어하는 것이 이런 용어나 정신분석학적인 이론은 아닌 것 같아요. 왜냐하면 현대의학의

정신건강의학과에서 프로이트의 이론을 그대로 적용하지는 않거든
요. 동성의 부모는 자신의 롤모델, 이성의 부모는 배우자의 롤모델 정
도로 받아들일 뿐이죠. "당신은 어머니에게 성적 욕구를 느끼면서 아
버지를 경쟁자로 여겨 경계하고, 아버지가 나를 거세할지도 모른다는
공포를 느낀다"는 식으로 말하지는 않아요. 그저 하나의 이론적 백그
라운드로 받아들이는 거죠.

환자들이 거부하거나 받아들이지 못하는 것은 본인의 문제입니다.
기본적으로 정신과적인 접근을 하다 보면, 아버지가 이렇고 어머니
가 이래서 이렇게 됐다고 하면, 이해되고 용인되는 부분이 있어요. 하
지만 근본적인 문제로 따져서 들어가면 결국은 내 문제인 겁니다. 세
상은 바꿀 수 없지만 나를 바꿀 수는 있고, 환경을 바꾸기는 쉽지 않은
데다 한계가 있지만 나를 바꾸는 것은 얼마든지 가능합니다.

환경을 아무리 바꿔봤자 자신이 바뀌지 않으면 같은 문제가 반복됩
니다. 그런데 근본적으로는 당신의 성향을 바꿔야 비로소 당신이 편안
해진다는 메시지를 줄 때, 사람들은 자신의 문제라는 걸 받아들이기
힘들어합니다. 저랑 상담하는 분들도 "또 내 탓이라고 하는 거냐"며
언짢아하십니다.

또 하나는, 아는데 바꾸기가 참 힘들다고도 합니다. 둘 다 맞는 이야
기죠. 제가 농담으로 정신과의 대전제가 '사람은 안 변한다'라는 거라
고 말하곤 하는데, 이는 그만큼 사람이 변하기 힘들다는 뜻이죠.

김태훈　　　기질적으로도 그렇고 습관으로 남아 있는 것들이 있다
보니 그렇겠죠.

양재진   일단은 내 문제로 받아들이기가 쉽지 않습니다. 받아들인다고 해도 행동을 통해 나라는 사람 자체를 바꾸는 데는 시간과 노력이 많이 듭니다. 하지만 그럴 만한 여력이 없고 의지가 부족한 이들이 많습니다.

남 탓을 하면 편합니다. 우리가 갖고 있는 방어기제는 성숙에서 미성숙까지 다양합니다. 일반적으로 중상급 이상 방어기제를 사용하면서 사회생활을 하죠. 그보다 미성숙한 방어기제를 사용하면 일상생활과 대인관계를 원활하게 할 수 없습니다. 그런데 평소에는 중상급 이상을 사용하더라도, 힘들고 스트레스 받는 상황에서는 일시적으로 미성숙한 방어기제를 사용할 수밖에 없죠. 그때 드러나는 것이 그 사람의 특징적인 성향인 겁니다. 미성숙한 방어기제 중에서 흔히 사용하는 것이 투사입니다.

김태훈   투사? 뭔가에 반영한다는 건가요?

양재진   내 문제를 상대방에게 떠넘기는 거죠. 나 때문인데, 너 때문이라고 하면 마음이 편해집니다. 사람은 자신을 탓하는 것을 불편해하고 힘들어해요.

김태훈   투사의 사례인지는 모르겠지만, 나이가 이미 마흔을 넘어 어른인데 어떤 문제에 봉착했을 때 어린 시절 부모의 탓을 하는 경우를 간혹 보게 됩니다. 이런 것들도 해당되나요?

양재진   당시 부모가 그런 영향을 미치지 않았다고 할 수는 없지만, 중요한 건 그 사람이 20~30대에 그걸 해결하지 못하고 미성숙한 상태에서 나이만 먹었다는 사실이거든요. 10대는 말할 것도 없고 20대 혹은 많이 봐줘서 30대 초반에도 '내가 아버지나 어머니 때문에 이런 거다'라는 이야기를 할 수는 있어요. 하지만 자기 스스로 굳건히 서 있는 사람이라고는 할 수 없겠죠. 그런데 그 나잇대에도 해결하지 못한 채 30~40대가 되어서도 부모를 탓하는 건 자신이 미성숙하다고 고백하는 것밖에 안 됩니다. 이것도 어떻게 보면 투사의 일종이죠.

"모든 문제를
내 탓으로 돌리는 사람!"

김태훈　가장 받아들이기 힘들어하는 게 모든 것이 결국 나 때문이라는 거라면, 거꾸로 이렇게 이야기할 수도 있을까요? 우울증이나 불안증 등 정신과적 질환 치료의 효과적인 출발은 모든 것을 본인의 문제로 받아들이는 것이다.

양재진　여기서 조심해야 할 것이 있습니다. 사건사고의 희생자들이, 자기 탓이 아닌데도 자신 때문이라고 생각하는 겁니다.

김태훈　폭행의 피해자이거나 주변에서 누군가 극단적인 선택을 했을 때, 그것이 자기 때문이라고 생각하는 사람들도 있죠.

양재진　　　성폭행을 당하거나 가까운 사람들의 자살 혹은 사고를 목격하는 등 직간접적인 트라우마를 겪은 뒤 왜곡된 사고로 인해 '모든 게 나 때문'이라고 생각하는 경향이 있습니다. 부모가 이혼하거나 부모 중 한 명이 사라졌을 때도 자신 때문이라고 생각하는 미성숙한 사고를 계속 이어가는 경우가 많아요. 이 또한 매우 조심해야 합니다.

　그런 사람들에게 필요한 것은 "네 탓이 아니야"라고 말해주는 겁니다. 그 상처를 충분히 어루만지고 덮어준 다음에 비로소 당신의 성향 때문이라고 알려주어야 합니다. 앞의 치유 과정을 생략한 채 당신 때문이라고 하면 적절한 치료가 되지 않습니다.

현대인의 유행성 질환, 공황장애

김태훈　　다음 주제로 넘어가보겠습니다. 요즘 우리 주변에 흔한 공황장애 이야기인데요. 저는 아웃도어 스포츠를 하다 보니 격렬한 상태로 패닉 같은 경험을 한 적이 있는데, 그다음부터는 걱정이 되는 겁니다. 실제로 불안장애가 온 건 아닌데, 전과 비슷한 상황이 펼쳐지면 미리 불안해지는 거죠. 학습효과인지도 모르겠습니다.

운전도 그렇습니다. 젊은 시절엔 스피드를 즐겼는데, 나이 들어서는 고속도로에서 핸들 잡는 것이 불안까지는 아니지만 부담스럽게 느껴지는 경우가 몇 번 있었어요. 얼마 전에는 강원도로 운전하고 가다가 터널에 진입했는데, 반복적으로 쏟아지는 불빛에 순간적으로 확 불안을 느꼈습니다.

이렇게 일상적인 삶에서도 불안 증상이 흔히 나타날 수 있을 것 같은데요, 불안장애의 보편적인 원인과 그 증상이 궁금합니다.

양재진   김 작가의 경우는 그냥 노화 같은데요. (웃음)

쉽게 말해, 나이 들어 신체적으로 약화되면서 불안은 증가합니다. 긴장도도 올라가죠. 젊은 시절엔 담대했어도, 나이 들어서는 겁이 나서 안전하게 가는 경우가 많지요.

김태훈   현명해지는 게 아니라 겁이 많아지는 거군요. 저도 암벽은 포기했어요. 다시 안 할 겁니다. (웃음)

양재진   김 작가가 다시 암벽등반을 하는 건 위험하죠. (웃음)

말씀하신 대로, 소위 익스트림 스포츠에서 패닉이 오는 건 일종의 불안발작, 공황발작(패닉 어택)입니다. 그런 경험을 하면 비슷한 상황에서 '이게 또 오면 어떻게 하지'라는 예기불안(anticipatory anxiety)이 올 수밖에 없죠.

여기서 중요한 것은 사람들이 이야기하는 공황발작이 진짜 공황발작에 해당되는지 아니면 공황발작에 해당되는 증상이 있기는 하지만, 증상의 정도와 종류가 공황발작에는 미치지 않는 아공황발작(서브 패닉 어택)이나 단순한 불안 증상인지도 좀더 세분해서 봐야 해요. 강도로 보면 공황발작도 우울증과 마찬가지로 사실 남용되는 면이 있습니다.

김태훈   공황발작을 나누는 기준 같은 게 있을 텐데요?

양재진   공황발작은 다음의 증상들 중 네 가지 이상이 해당이 되어야 하죠. 그 증상으로는 심계항진 즉 가슴 두근거림 또는 심장 박동수 증가, 발한, 몸이 떨리거나 후들거림, 숨이 가쁘거나 답답한 느낌,

질식할 것 같은 느낌, 흉통 또는 가슴 불편감, 메스꺼움 또는 복부 불편감, 어지럽거나 불안정하거나 멍한 느낌이 들거나 쓰러질 것 같은 느낌, 춥거나 화끈거리는 느낌, 감각이상(감각이 둔해지거나 따끔거리는 느낌), 비현실감(현실이 아닌 것 같은 느낌) 혹은 이인증(나에게서 분리된 느낌), 스스로 통제할 수 없거나 미칠 것 같은 두려움, 죽을 것 같은 공포 등이 있습니다.

아공황발작은 공황발작까지는 아니지만 공황발작의 증상 중 일부가 나타나거나 혹은 약한 강도로 나타나는 걸로 이해하시면 될 것 같아요. 많은 분들이 위 증상들 중 한두 개, 그것도 약한 강도로 나타나도 자신이 공황발작을 겪었고 공황장애라고 이야기하기도 하죠.

김태훈　　　남용된다는 건 어떤 의미인가요?

양재진　　　남발되고 있다는 겁니다. "나 우울해"라고 하면 되는데 굳이 "나 우울증인가 봐"라고 표현합니다. 그러면서도 우울증이라고 진단하면 화를 내죠. 요즘 사회적으로 극단적인 말을 많이 합니다. 가령 조금만 화를 내도 '분노조절 장애'라고 하는데, 사실 그런 이야기를 함부로 하면 안 됩니다. "화났니?", "나 화가 나", "오늘 좀 슬퍼", "좀 우울해 보이네"… 이렇게 자연스러운 감정표현이 일반화되어야 해요.

김태훈　　　자연스러운 감정표현까지 병리적으로 다루는 부분이 없지 않아 보입니다.

양재진　　　네, 맞아요. 병리적으로 다루면 위험합니다. 사실 인생을 살면서 감당하기 힘들거나 불안할 수밖에 없는 상황이 많이 생깁니다. 많은 사람들 앞에서 준비되지 않은 말을 해야 된다든지, 믿었던 사람이 예상치 못한 일을 강요한다든지… 그런 상황에서 공황발작과 비슷한 증상들이 나타날 수 있어요. 그것을 무조건 '공황발작'이나 '공황장애'라는 병리적 단어로 단정하고 극단적으로 몰아가는 사회현상은 경계해야 한다고 생각합니다.

김태훈 너무 쉽게 병리적으로 바라보는 시각을 경계해야 한다는 말씀이죠?

양재진 기침 조금 하는데 '결핵'이라고 하지 않고, 조금 아프다고 해서 '암'이라고 하지 않거든요. 우울한 증상에 대해 너무 쉽게 병리적으로 표현하는 것은 우울증을 조금 희화화하는 게 아닌가 싶어요. 그것이 정신건강의학과에 대한 또 하나의 편견이 되고 있다고 생각합니다.

김태훈 감정을 표현하는 데 있어 주변에서 농담 반 진담 반으로 하면, 화나거나 슬픈 상태를 스스로 말하지 않게 되는 부작용이 생길 수도 있을 것 같아요.

양재진 그런 극단적인 표현은 사실 상황을 재미있게 만들기 위해 많이 사용합니다. 남자들의 술자리에서 상황을 희화화하거나 누군가를 뒷담화하는 단골 소재로 동성애를 활용하는데, 정신과적인 질환도 그런 소재로 자주 사용되곤 하죠.

김태훈　　　비만한 사람을 코미디 소재로 활용하는 것도 같은 맥락으로 보입니다.

양재진　　　똑같죠. 과거 지적발달장애를 코미디 소재로 쓴 대표적인 예가 영구, 동네 바보 등이죠.

이야기가 너무 돌아왔네요. 아까 질문으로 돌아가서, 불안장애의 원인은 딱 하나, '멀티팩토리얼'입니다. 한 가지 원인으로 생기지 않습니다. 사실 정확한 원인은 밝혀지지 않았지만, 우울증과 마찬가지로 기질적, 환경적, 사회문화적 원인 등 총체적으로 봐야 합니다.

불안은 사실 우리가 살아남기 위한 하나의 메커니즘입니다. 원시시대에 낯선 생명체를 만나거나 위험한 환경에 처했을 때 아무렇지 않으면 그놈한테 잡아먹히거나 조난당해 죽을 수 있습니다. 그런 것을 방지하기 위한 뇌의 알람 시스템, 경보기가 바로 불안입니다.

> "불안은 조심하라는 뇌의 알람 시스템,
> 그것이 고장나 아무 때나 울리면 공황장애"

김태훈　　　우리가 편안한 상태가 아니라 뭔가 변화가 있고 이상한 일이 일어날 것처럼 불안하다는 것은, 환경적으로 안정적이지 않을 때 그 상황에 최대치의 긴장감을 갖고 대응하기 위한 하나의 시스템이라는 거죠?

양재진　　　조심하라는 알람이 켜지는 게 불안입니다. 불안을 느끼는 순간, 즉각적으로 판단해서 나보다 약해 보이면 싸우고 세 보이면 도망가고… 투쟁 혹은 회피 반응이 바로 일어나죠. 그렇게 싸워서 이겼거나 혹은 안전한 곳으로 피했으면 알람이 꺼집니다. 즉, 불안감이 낮아지고 평온한 상태가 되죠.

　　이처럼 살아남기 위한 하나의 메커니즘이 불안이었습니다. 그런데 이 알람 시스템이 고장나서 아무 이유 없이, 시도 때도 없이 강하게 울려대는 것이 공황장애라고 생각하면 됩니다.

김태훈　　　주변 사람들이 공황장애를 겪는 모습을 몇 번 봤는데, 꼼짝을 못하더라고요. 누워 있는 사람은 일어나질 못하고, 앉아 있던 사람은 땀을 뻘뻘 흘리면서 말도 못하고 혼자서 끙끙거리는 모습을 보고 충격을 받았습니다. 나중에 물어보면 죽을 것 같다는 생각이 갑자기 들었다는 거예요. 아무 일도 일어나지 않았는데 말이죠. 그런 상황에서 뭔가 해결할 수 있는 방법이 전혀 없었다고 하던데, 실제로 어떤 증상이 있나요?

양재진　　　100퍼센트는 아니지만, 공황발작이 처음 나타나면 선행하는 스트레스가 있습니다.

김태훈　　　선행하는 스트레스라면, 어떤 것을 말하나요?

양재진　　　며칠 전에 굉장히 스트레스 받는 일이 있었거나, 만성적 스트레스를 오래 받아오다 첫 번째 공황발작이 오는 경우가 많습니다.

상담을 해보면, 첫 번째 공황발작은 선행하는 스트레스가 있는데 그다음부터는 시도 때도 없이 발작이 온다고 해요.

공황장애는 두 가지 상태가 나타날 때 진단을 내립니다. 첫 번째는 공황발작, 소위 패닉 어택(panic attack)입니다. 사실 '어택'을 '발작'으로 번역하다 보니, 사람들이 또 하나의 선입견을 갖게 된 건 아닌가 싶기도 합니다.

김태훈　　　　간질발작 같은 이미지가 떠오르기도 합니다.

양재진　　　　두 번째로, 한 번 공황발작이 온 후 '또 오면 어떻게 하지'라는 예기불안이 있을 경우 공황장애 진단을 내립니다.

공황발작이 오면 불안하고 무섭고 식은땀이 나고 숨 쉬기 힘들어 합니다. 기도에 아무런 문제가 없는데 본인은 숨 쉬기가 힘들고 심장이 빨리 뜁니다. 마치 협심증이나 심근경색처럼 가슴 부위에 엄청난 통증을 느끼기도 하죠. 손과 발, 특히 손 쪽으로 이상한 감각, 말려들어가는 느낌이나 쥐나는 것 같은 이상한 느낌이 납니다. '이인증(depersonalization)'이라고 해서, 내가 내가 아닌 것처럼 낯설게 느껴지는데, 심한 분들은 마치 유체이탈해서 내가 나를 관찰하는 듯한 느낌까지 든다고 합니다.

또 하나의 증상으로 '현실감 상실(derealization)'이 있습니다. 영화에서도 자주 묘사되는데, 옆 사람의 말이 갑자기 멀게 들리고 꼭 물속에서 듣는 것처럼 느껴집니다.

김태훈　　　　웅웅거리는 것 같죠. 영화 기법으로는, 카메라를 뒤로 빼면서 줌을 당기면 포커싱되는 피사체는 그 자리 그대로 있는데, 뒤의 배경은 굉장히 이상하게 멀어지는 느낌이 납니다.

"공황발작의 증상, 본인은 죽을 것 같은데 검사 결과는 이상 무"

양재진　　네, 실제로 그런 느낌이 든다고 합니다. 익숙한 내 차와 사무실이 낯설게 느껴집니다. 내가 잘못되어가는 느낌, 이러다 미쳐버릴지도 모르겠다는 불안감, 죽을 수도 있겠다는 공포감을 느끼는 것이 공황발작입니다.

　　이게 무서운 것이, 남들이 볼 때 아무렇지도 않은데 응급실에 실려갑니다. 발병 후 두세 번째까지는 응급실로 가요. 가슴 아프고 숨을 못 쉬고 힘들어하고 땀 흘리니까 협심증이나 심근경색을 의심해서 응급처치를 하죠. 그런데 검사를 해보면 아무런 이상도 없으니 환자는 환장합니다. 나는 죽을 것 같은데 병원에서는 이상 없다고 하니까 더 힘든 거죠.

김태훈　　의학적 소견으로는 정상이라는 거네요.

양재진　　지금은 정신건강의학과에서 처치하지만, 불과 10년 전만 해도 응급실에서 그대로 돌려보내는 경우가 많았어요. 그나마 정신과 의사를 불러줘도 환자가 화를 내고 집으로 가는 경우도 있었고요.

　　공황장애가 있을 때 동반되는 것으로 가장 흔한 것이 광장공포증입니다. 공황장애는 광장공포증이 동반되는 증세와 그렇지 않은 증세, 두 가지로 나누죠. 광장공포증은 사람 많은 곳에 의지할 사람 없이 혼자 있을 때, 공황발작과 비슷하게 식은땀이 나고 어떻게 해야 할지 모르겠는 공포가 찾아옵니다.

김태훈　　　그래서 극장에 못 가는 분들이 있더라고요.

양재진　　　서울역 같은 광장, 대형마트, 극장 같은 곳에 잘 못 갑니다.

김태훈　　　심지어는 사소한 소음에도 아주 예민하게 반응하는 사람을 본 적이 있습니다. 비행기에서 꼬마가 우는 소리를 듣고 일종의 패닉이 온 분을 봤어요.

양재진　　　그런 분들은 광장공포증 외에도 폐소공포증이 있을 수 있습니다. 폐쇄공포증이라고도 하는데 자신의 의지로 벗어날 수 없는 막힌 공간에서 답답함과 불안, 공포를 느끼는 거죠. 터널, 고가도로, 다리도 무너질까 두려워 못 건너는 분들이 있고, 비행기는 비행하다 추락하거나 사고날까 봐, 엘리베이터는 떨어지거나 갇힐까 봐 못 타는 분들도 있습니다.

공황장애와 광장공포증이 기본적으로 있고 그 외 다른 증상이 추가되면, 멀쩡하다가도 자극이 오는 순간 폭발하는 겁니다. 비행기가 출발하기 직전 갑자기 내려달라고, 살려달라고 하는 분들이 이런 경우죠.

김태훈　　　모 가수가 비행기에서 담배를 피우다 질타를 받은 적이 있습니다. 어떤 정신건강의학과 의사가 그러시더군요. 본인도 문제가 될 것을 알면서도 그런 행동을 감행한 이유가 일종의 공황발작 같은 상황을 겪었기 때문이 아닌가 싶다고요. 일리가 있나요?

양재진 당사자를 상담하지 않아 정확하게 진단하기는 어렵지만, 가능성이 있습니다. 공황장애가 올 때 전조증상이 있는데요, 이명이 들리거나 갑자기 쭉 밀려오는 느낌이 들기도 합니다.

김태훈 약간 멍해지는 경우도 있다고 하더군요.

"쉽지 않은 우울증과 공황장애,
그럼에도 치료방법은 있다"

양재진 네, 눈이 풀리면서 초점이 흐려지는 등 몇 가지 전조증상이 있습니다. 처음에는 속수무책으로 당할 수밖에 없지만, 몇 번 경험하고 치료를 받다 보면, 그런 전조증상이 올 때 스스로 공황발작을 컨트롤하는 나름의 방법을 배우게 됩니다.

우선 항불안제를 복용합니다. 전조증상이 심해졌다 줄었다 하는데, 약을 통해 공황발작을 막는 긍정적인 경험을 여러 번 하다 보면, 약을 가지고 있는 것만으로도 전조증상에서 공황장애로 가는 것을 방지할 수 있습니다.

다음으로 인지행동치료를 할 수 있습니다. 공황발작이 올 때 죽을 것 같은 공포를 느끼지만 이제껏 죽은 사람은 없습니다. 또 영원히 끝 날 것 같지 않은 어마어마한 고통과 공포지만, 결국 15~30분 안에 끝 납니다. 공황발작이 와서 죽을 것같이 힘들어도 곧 끝나고 절대 안 죽 는다는 생각으로 신체증상을 조절하는 것이 인지행동치료입니다.

전조증상에서 공황발작으로 넘어가지 못하도록 조절하는 구체적 인 방법은 사람마다 다릅니다. 핸드폰 속 촛불이나 조명의 빛을 계속 응시하는 사람도 있고….

김태훈   저도 패닉을 두어 번 겪으면서 효과를 본 방식이 있는 데, 최대한 천천히 호흡하면서 호흡의 수를 세는 겁니다.

양재진   가장 많이 권유하는 것이 심호흡인데, 들숨보다 날숨을 두 배 길게 하는 거예요.

김태훈   패닉이 오면 날숨이 잘 안 나옵니다.

양재진   그래서 날숨을 길게 하는 겁니다.

김태훈   재미있는 것이, 1분 전까지는 죽을 것 같았는데 그 1분 이 지나고 해결되는 순간 너무 피곤합니다. 스쿠버다이빙하면서 처음 경험한 뒤 극단적인 익스트림 스포츠를 하면서 공포를 느낍니다. 최 근에는 서핑을 하면서 큰 파도가 오면 순간적으로 공포감이 들더군요. 그때 호흡을 조절하는 방식이 저한테는 도움이 되더라고요.

양재진 눈 감고 심호흡을 하라고 권하는데, 그것만으로 안 되는 분들은 다른 방법을 병행합니다. 제 환자 중에 한 분은 간이조명을 계속 쳐다보면서 심호흡을 하는 방법으로, 전조증상에서 공황발작으로 가는 것을 막기도 합니다.

아까 그 가수도 스스로 증상을 조절하기 위한 한 가지 방식으로 담배를 피웠을 가능성이 있어요. 담배를 안 피우면 죽을 것 같은 공포를 경험했을 수 있죠. 비상약이 떨어졌을 가능성도 있고요. 일반인들은 "참을 수 있잖아, 얼마 안 되는데"라고 쉽게 말하기도 하지만….

김태훈 경험해보지 않은 사람들이 하는 이야기죠.

양재진 그렇습니다. 공황발작을 겪어본 분들에게는 절대로 용납이 안 되는 발언이죠.

김태훈 저는 일상적인 상황이 아니어서 패닉이라고 합니다만, 경험하는 순간 '이것이 패닉이구나' 하는 생각이 듭니다. 300회 이상 자유롭게 스쿠버다이빙을 했는데, 어느 날 갑자기 완전히 다른 느낌으로 공포감이 머릿속을 싹 지나가요. 물속이다, 장비가 고장나면 죽을 수 있다… 이런 생각이 스쳐가면서 갑자기 제어가 안 되는 과호흡 상태가 됩니다. 들숨은 되는데 날숨이 나오지 않는 거죠.

양재진 공황장애에 동반되는 숨 쉬기 힘든 증상과는 다르게 숨을 쉬기 힘든 또 하나의 증상으로 과호흡증후군이 있습니다. 공황발작에서 나타나는 숨쉬기 힘든 것과는 좀 다른데, 명절 때 응급실에 과호흡증후군으로 상당히 많이 실려오십니다. 주로 여성분들이죠. 시어머니에게 꾸지람 들은 며느리, 대드는 며느리 때문에 기가 찬 시어머니들이 과호흡증후군으로 많이들 오세요. 가끔 영화나 드라마에서 얼굴에 비닐봉지 씌우고 하는 장면을 보셨을 겁니다.

김태훈　　　이산화탄소량을 늘린다면서 그렇게 했던 것 같은데….

양재진　　　그렇죠. 몇 년 전부터는 안 한다고 하던데, 저희 때만 해도 실제로 그렇게 했어요. 과호흡증후군이 전형적으로 들숨은 되는데 날숨이 안 되기 때문에, 혈중 이산화탄소가 떨어져서 저칼륨증에 걸리고 손이 오그라듭니다. 그래서 자기가 내뱉은 이산화탄소를 다시 마시도록 하기 위해 비닐봉지를 씌우고, 신경안정제를 혈관으로 주입해 진정시키는 것이 일반적인 치료법이었죠.

"우울증과 공황장애, 상담치료도 중요하다!"

김태훈　　　우울증과 공황장애, 참 쉽지 않은 질병입니다. 하지만 여전히 그 치료법에 대해서는 알려진 것이 많지 않습니다. 이 기회에 정신건강의학과에서 우울증과 공황장애 진단 후, 구체적으로 어떤 치료들이 진행되는지 조금 자세히 알려주시죠.

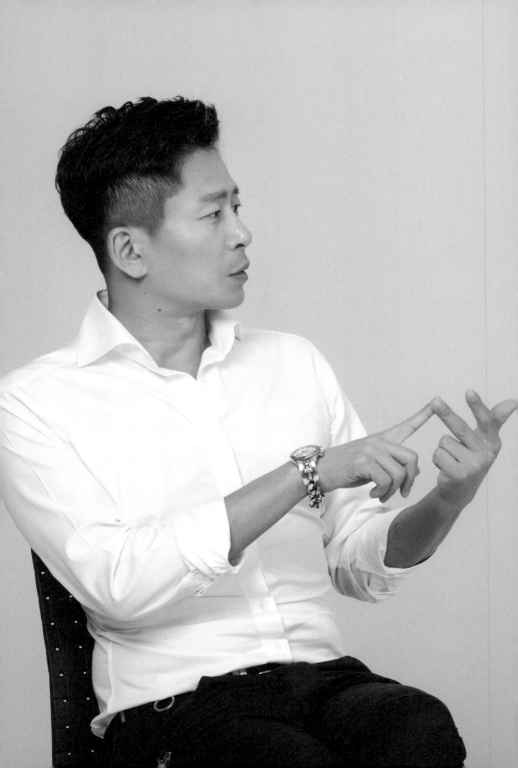

중요한 것은, 그 나라들의 자살률이 줄어드는 데 정부의 어마어마한 예산 투입과 노력이 있었다는 겁니다. 정신과적 질환에 대한 정부의 관심과 노력 그리고 예산은 1~2년 안에 절대 티가 나지 않습니다. 아이가 태어나면서부터 개입해 들어가기 시작해야, 이후 그 아이들이 30대, 40대, 50대가 됐을 때 빛을 발합니다. 지금 30~40대를 위해서 자살예방센터를 만드는 등의 일도 분명 해야 하지만, 이런 일들이 1~2년 안에 효과가 나타나지 않는다고 타박해서는 안 되는 거죠.

양재진　　우울증의 치료로는 크게 약물치료와 상담치료 두 가지가 있습니다.

먼저 약물치료에 사용하는 약물은 항우울제, 항불안제, 수면제입니다. 항우울제는 우울증의 근본적인 치료제로, 대부분의 우울증은 항우울제로 완치가 가능합니다. 더구나 최근 처방하는 항우울제는 부작용도 매우 경미하고요. 다만 진통제처럼 복용 직후 바로 효과가 나타나는 것이 아니기 때문에 매일 꾸준히 복용함으로써 혈중약물농도를 일정하게 유지해야 뇌에 가서 항우울 효과를 제대로 발휘할 수 있어요. 게다가 우울증의 인지증상 때문에 주변 사람들이 변화를 느끼는 데는 복용 후 1~2주, 자기 스스로 호전됐다고 느끼는 데는 복용 후 3~4주의 시간이 필요합니다.

우울증에 흔히 동반되는 증상이 불안과 긴장, 초조함인데요, 이런 증상을 치료하기 위해 항불안제를 처방합니다. 또 항우울제의 효과가 나타나기까지 시간이 필요하기 때문에 그동안 항불안제를 통해 증상의 안정을 꾀합니다.

우울증의 가장 흔한 증상이 불면증이고, 환자들이 가장 힘들어하는 증상이기도 하기 때문에 수면제 처방도 필요합니다. 규칙적이고 안정적인 수면주기가 기분증상에도 많은 영향을 미치므로, 치료 초기에 수면주기를 잡아주기 위해서 처방하죠. 하지만 장기간 복용을 하면 내성이나 의존의 위험이 있기 때문에 1~2개월 처방했다가, 수면주기가 규칙적으로 바뀌면 처방을 중단합니다.

약물치료와 함께 상담치료도 병행합니다. 치료 초기에는 환자의 상태에 대한 평가와 진단, 우울증과 우울증의 치료에 대한 설명, 약물순응도를 올리기 위한 교육, 환자가 내면에 쌓아놓은 감정과 생각들에 대한 환기를 목적으로 상담치료를 하죠. 그리고 약물치료를 통해 환자의 인지증상 중 사고의 왜곡이나 부정적 사고 반추 등의 증상이 호전되어 제대로 된 상담이 가능해지면, 이후에는 잔여 증상의 해소와 재발 방지를 위한 상담치료를 합니다. 자아성찰을 통해 스스로를 돌아보며 자신의 성향, 스트레스에 대처하는 방식, 과거 트라우마의 의미 등에 대해 알아보는 기회를 갖고 이를 건강하게 변화시키거나 해결하는 연습 등을 할 수 있도록 가이드하는 거죠.

공황장애는 약물치료와 인지행동치료를 병행합니다.

약물치료의 경우, 항우울제와 항불안제를 사용합니다. 우울증 치료제인 항우울제가 공황장애의 치료에서도 근본적인 치료제로 사용됩니다.

항불안제는 항우울제와 같이 근복적인 치료제로 사용할 뿐 아니라 공황발작이나 전조증상이 나타났을 때 비상약으로도 사용합니다. 환자는 전조증상이 나타나거나 공황발작이 왔을 때, 항불안제를 복용해서 전조증상에서 공황발작으로 넘어가지 않거나 공황발작의 증상이 빠르게 해소되는 경험을 합니다. 약의 도움을 받아서 자신이 증상을 조절하거나 경감시킬 수 있음을 직접 경험해야 합니다. 이를 통해 사소한 자극이나 작은 신체증상 같은 변화에도 공황발작이나 불안증상이 극대화되는 것을 막을 수 있습니다.

인지행동치료란 쉽게 말해 생각으로 신체증상을 조절하는 연습을 의미합니다. 인지치료의 핵심적인 요소는 환자가 사소한 신체감각을 파멸이나 죽음과 같은 파국적 상황으로 잘못 인식하는 것을 교정하는 것이고요, 또 공황발작이 일어나도 시간이 지나 없어지면 실질적으로 생명이 위협받는 상황이 아님을 인지시키는 겁니다. 이완요법, 호흡훈련, 실제 상황에의 노출(In vivo exposure) 등이 활용됩니다.

정신건강의학과적 질환,
사회가 함께 책임져야 한다

김태훈 우울증은 현대병이라고 하지만 과거에도 우울증 환자가 유의미한 비율로 있었다고 하셨는데, 공황장애는 어떻습니까? 역시 과거에도 있었지만 잘 드러나지 않다가 최근에 많이 알려진 것인지, 발병률 자체가 최근에 폭발적으로 증가한 것인지를 비교할 수 있다면 병의 원인에 대해서 정확하게 진단하는 데 도움이 될 것 같은데요.

양재진 정확한 유병률은 논문을 찾아봐야겠습니다만, 사실 '공황장애'라는 진단명이나 개념이 우리나라에 들어온 것이 그리 오래되지 않았습니다.

김태훈 생각해보면 우울증이나 우울 증세는 숨길 수 있지만, 공황발작은 사실 숨길 수가 없지 않습니까. 자신이 임의로 컨트롤할 수 있는 증상이 아니니까요. 또 정신과적인 질환보다는 신체적 질환으로 생각했을 테니까, 숨길 이유도 없었겠죠. 그렇다면 역시 최근에 증가한 것으로 봐야 할까요?

> "스트레스에 무방비로 노출된 현대인,
> 특히 남성들의 공황장애가 늘고 있다!"

양재진   그런 가능성이 있어보입니다. 실제로 공황장애 의심 증상으로 병원을 찾아오는 분들이 아주 많이 늘었습니다. 제가 개인적으로 느끼기에는 남성들, 특히 한창 사회활동이 왕성한 남성들이 많이 늘었어요. 공황장애의 유병률에 남녀 차이가 없다고 하지만, 실제 임상에서 느끼기에는 남성이 더 많은 것 같습니다.

김태훈   사회적 스트레스에 더 많이 노출되어서 그런가요?

양재진   그럴 수 있습니다. 우선 객관적인 스트레스의 양 자체가 과거보다 많이 늘었고, 또 스트레스를 건강하게 해소할 수 있는 방식이 예전보다 줄었을 가능성도 있습니다.

김태훈   어떤 의미죠?

양재진   예전에는 그렇게까지 열심히 일 안 해도 되는 사회적 분위기가 있었지요. 또 스트레스를 받아도, 건강하지 않은 방법을 포함해서 뭔가를 통해 어느 정도 해소할 수 있었다는 이야깁니다.

하지만 최근 10~20년의 변화를 봤을 때, 정보와 스트레스의 양이 어마어마하게 늘었는데, 특히 남성들에게 허용된 스트레스 해소 방법은 확 줄어들었어요.

김태훈　　예전에는 술 한잔 먹고 해결할 정도로 스트레스 양이 적었는데, 이제는 술을 웬만큼 먹어서는 해결되지 않을 만큼 늘어났죠.

양재진　　양이 늘었고, 다른 한편으로는 술 한잔 마시며 풀 수 있는 기회가 줄어든 겁니다. 남녀평등 시대가 되면서 남자들에게 사회적으로 요구하는 것이 엄청나게 늘었습니다. 하면 안 되는 것, 해야 되는 것이 훨씬 많아진 거죠.

김태훈　　맞아요. 그렇게 키워지지 않았는데 그렇게 살아야 하는 상황이 된 겁니다. 남녀평등, 당연한 이야기죠. 남성들에게 면죄부를 주려는 게 아니에요. 다만 남성중심 사회에서 교육을 받았는데, 이제 남녀평등 시대에 살아가다 보니 적응하는 데 노력이 필요하다는 거죠.

양재진　　남자는 부엌에 들어가면 안 된다고 배웠는데, 이제는 부엌에 안 들어가면 이상한 사회가 된 겁니다. 딱 40대 정도가 이런 과도기의 희생양이 아닌가 싶어요. 젊은 친구들은 젊은 어머니들이 "너 이거 해야 돼, 이제 남녀 구분 그런 거 없어"라면서, 남녀 차별 없이 키워서 괜찮은 것 같더라고요.

그리고 하나가 더 있습니다. 제 개인적으로 남성들에게서 공황장애가 더 증가한 이유로 생각하는 건, 남성은 자기감정을 표현할 데가 별로 없다는 겁니다. 카운슬링의 기본으로 '벤틸레이션(ventilation)'이라는 게 있는데요. 첫 상담에서 환자의 증상을 완화시키는 기법으로, 바로 '환기'시켜주는 겁니다. 내 감정을 누군가에게 편안하게 이야기하는 것만으로도 증상이 완화되죠. 여성들은 이런 환기를 할 대상이 많고, 또 잘합니다.

김태훈   여성들은 언어적으로 발달되어 있죠.

양재진   맞아요. 그리고 관계망도 잘 형성돼 있죠. 수다 떨 친구도 많고, 또 수다 떠는 것을 아무도 이상하게 생각하지 않습니다. 새로운 사람과도 금방 친해지죠. 사우나나 미용실에서도 처음 보는 사람과 편안하게 이야기하더라고요. 반면 남성들, 특히 40대 이상의 남성들은 대부분 누군가에게 자기감정을 표현하거나 속 이야기하기를 불편해합니다. 어려서부터 남녀평등 교육을 받고 잘못된 남성성을 주입받지 않은 젊은 세대는, 카페에서 케이크 먹으며 이야기하는 게 자연스러울 수 있어요. 하지만 나이 든 남성들에게는 영 어색합니다.

김태훈   남성들은 경쟁사회에서 자신에게 결함이 있다는 것을 밝히기 꺼려하죠.

양재진   자신을 잡아먹으라고 대놓고 이야기하는 거라고 생각하니까요.

김태훈　　　맞아요. 그래서 자기감정을 표현하거나 속 이야기를 털어놓으면서 자신을 다 보여주면 경쟁에서 밀릴 수밖에 없다는 위기감을 갖고 있는 것 같아요. 결국 스트레스가 많든 적든 제대로 배출하지 못해서 정신과적 질환에 걸리는 경우라고 봐야겠네요.

"정신건강이
오롯이 개인의 책임일 수 없는 이유"

양재진　　　여기서 조금 더 들어가야 하는 문제가 있어요. 정신건강의학과에서 다루는 질환은 그냥 개인의 문제만으로 치부할 수 없는, 사회적 시스템이 뒷받침되지 않으면 치료할 수 없는 질환이라는 겁니다. 안타깝게도, 현재 대한민국에서는 스트레스 양이 많은 분일수록 배출할 수 있는 시간적·경제적 여유가 없는 것 같습니다.

김태훈　　　그렇죠. 스트레스 배출도 결국 시간적·경제적 능력이 있어야 가능할 테니까요.

양재진　　　요즘 가장 많이 힘들어하는 사례가, 일을 하던 여성이 육아휴직을 하는 경우입니다. 아이 출산으로 여성은 엄마가 되고 하루 종일 육아에 시달립니다. 그런 와중에 경력단절이나 복직에 대한 어마어마한 불안과 두려움을 떠안게 되죠. 남성들도 마찬가지예요. 지금 다니는 회사에서 언제 명예퇴직당할지 모르는데, 아이들에게는 아직 돈이 들어가고, 집값은 계속 오르고… 이런 상황에서 스트레스를 풀라고 한들 어떻게 풀 수 있겠어요.

이런 면에서 사회적으로 최소한 뭔가 할 수 있는 그런 인프라 구축이 필요해 보입니다.

김태훈　　사회가 사람을 발전동력으로 사용하면서 스트레스를 늘렸는데, 그걸 해소할 수 있는 관, 즉 통로를 마련하지 못한 거죠. 즉, 상수도를 계속 만들면서 하수도는 그만큼 만들지 않아, 개인이 고스란히 끌어안게 된 상황이라는 겁니다.

양재진　　사회적으로 봤을 때 구성원을 효율적으로 활용하고, 그들이 원활하게 생활할 수 있는 인프라를 잘 만들어야 결국 국가나 사회에도 이득이 될 텐데요.

김태훈　　최근 금연정책이 강력하게 시행되고 있는데, 국민 건강을 위한다는 명분이 있지만, 보다 정확히는 의료보험 중 흡연비용이 많이 지출되기 때문이라고 합니다. 그렇다면 정신과적 질환으로 인한 사회 생산성 감소가 심각한 이 상황에 대해서도, 사회국가적으로 해결책을 강구해야 하지 않을까요?

관련해서 재미있는 이야기를 들었는데, 국민 1인당 소비 1~2만 달러 수준의 사회에서 많이 찾는 것이 종교나 점집이라고 합니다. 고도성장 사회에서 스트레스 풀 곳이 마땅치 않은 사람들이 특히 종교에 많이 의존한다는 거죠. 3만 달러에 근접하면 그 역할을 맡는 곳이 정신건강의학과나 문화교실의 특강들입니다.

여기에서 선진국의 사례를 봤으면 합니다. 우리나라의 단계를 이미 거친 일본이나 미국 등에서 정신건강의학과를 찾는 우울증 환자나 공황장애환자가 줄어들고 있느냐? 또는 어떤 사회적인 시스템을 통해 이 문제를 해결하려고 하는가? 그런 점들을 살펴볼 필요가 있다고 봅니다.

구체적으로 사례를 연구해본 적은 없지만, 문화적으로 드러나는 행태들을 보면 정신과적 질환이 줄어드는 징후는 보이지 않습니다. 오히려 극단적으로 표출되는 경우가 더 늘어나는 것 같아요. 그렇다면 개인과 사회가 각각 어떤 방식으로 대처해야 할 것인가, 그런 고민이 듭니다.

> "자살률을 줄이기 위해
> 사회와 국가가 정신과적 질환에 개입해야 한다!"

양재진   사실 정신건강의학과에서 다루는 질환의 유병률이 줄었다는 이야기는 저 역시 못 들었지만, 예후 면에서는 명백하게 영향이 있는 것 같습니다. 2004~2005년부터 우리나라가 OECD 국가 중 자살률 1위였는데, 사실 그 전에 일본도 1위를 한 적이 있습니다. 정신과적 질환으로 인한 청년들의 자살 문제 등이 오랫동안 이슈가 되기도 했어요.

김태훈   버블경제 붕괴 후 닥친 장기 불황으로 '은둔형 외톨이'

라고 하는 '히키코모리'나 돈벌이와 출세에 관심이 없는 '사토리 세대' 등 새로운 흐름이 나타났죠.

양재진　　프랑스도 한창 선진국으로 각광받던 과거에는 자살률이나 이혼율이 엄청나게 높았습니다. 그런데 최근의 통계들을 보면, 그런 흐름이 한풀 꺾이고 점차 안정되고 있어요.

　서구에서 가장 잘산다는 북유럽 사회의 경우, 지나치게 복지가 잘 되어 있어서 오히려 우울증 환자가 많고 자살률이 높다는 등의 이야기가 있었지만 지금은 줄었습니다. 대표적으로 핀란드도 자살률이 높았는데, 지금은 많이 줄었어요.

김태훈　　그 나라들과 우리의 자살률은 다른 차원이겠죠. 우리는 현실적인 측면이라면, 그쪽은 권태나 철학적인 요인이 많을 것 같아요.

양재진　　중요한 것은, 그 나라들의 자살률이 줄어드는 데 정부의 어마어마한 예산 투입과 노력이 있었다는 겁니다. 정신과적 질환에 대한 정부의 관심과 노력 그리고 예산은 1~2년 안에 절대 티가 나지 않습니다. 아이가 태어나면서부터 개입해 들어가기 시작해야, 이후 그 아이들이 30대, 40대, 50대가 됐을 때 빛을 발합니다. 지금 30~40대를 위해서 자살예방센터를 만드는 등의 일도 분명 해야 하지만, 이런 일들이 1~2년 안에 효과가 나타나지 않는다고 타박해서는 안 되는 거죠.

　의료와 교육을 흔히 백년지대계라고 합니다. 한 사람이 태어나서 부모 세대가 되기까지 30~40년이 흐르기 전에 결과를 함부로 이야기할 수 없습니다. 단기간에 정부의 노력과 예산, 정책이 쓸모없다고 평가할 수는 없다는 것이죠.

김태훈　　　학교 급식을 바꿈으로써 부모 세대에 비해 자녀의 평균 키가 성장한 경우와 비슷하겠네요. 정신건강의학과에서 다루는 질환도 다음 세대에 대해 이번 세대에 실패한 것을 반영하고 조정해서 미리 개입해 들어가야 한다는 말씀이군요.

양재진　　　정신과적인 질환이 기본적으로 인풋과 아웃풋의 문제, 혹은 기질적·환경적·사회문화적 요인으로 발생한다면, 그것에 대한 개입은 아이가 태어날 때부터, 조금 더 정확하게는 부모가 아이를 임신했을 때부터 혹은 임신계획을 세우는 때부터 시작되어야 한다는 겁니다.

김태훈　　　이 부분에 대해서도 현실적인 문제제기가 필요해보입니다. 개인적인 문제로 국한시키면 국가와 사회의 개입은 회의적입니다. 사회적·경제적으로 어떤 손실을 초래할 수 있으며, 무슨 문제를 야기할 것이라는 객관적인 전망과 수치화된 지표가 있을 때 국가적·사회적 개입이 가능할 것 같습니다.

　　자살을 사회문제로 보기 시작한 것은 불과 몇 년 전이에요. 그 전에는 단순한 개인의 문제로 치부했었잖아요. OECD 가입 후 여러 가지 지표를 우리 사회에 적용하고 있는데, 개인적으로 모두 흔쾌하지는 않지만, 그래도 자살률에 계속 관심을 기울이게 된 것은 의미가 있어보입니다.

양재진   사회가 성숙해가면서 정신과적 질환의 세 가지 원인을 바라보는 시각도 변합니다. 가장 후진적인 사회에서는 유전적·기질적 요인이 전부라고 생각합니다. 오로지 개인적인 이유로, "넌 그렇게 태어났어" 혹은 "니 팔자야" 정도로 생각하죠.

김태훈   개인에게 책임을 전가하는 거네요. 의지가 박약하다, 혹은 왜 그렇게 부정적으로 사느냐, 라며 질타하는 거죠.

양재진   기질적인 요인으로 잘못 태어난 거라면서 격리시키고 집안의 수치로 여기는 겁니다. 사실 불과 얼마 전까지도 이런 일이 비일비재했죠.

서울대에 진학한 후 조현병이 발병해서 20년 넘게 집에 감금되었던 분이 치료를 받은 적이 있습니다. 부모형제가 '넌 우리 집안의 수치'라며 집에 가두고 치료도 안 시켜준 겁니다.

여기서 조금 성숙되면 환경적 요인을 고려합니다. 쉽게 말해, 부모 탓까지는 하게 됩니다. 잘못 태어난 것도 있지만 어렸을 때 부모가 학대하고 관심과 사랑을 안 줬다는 거죠. 여기까지도 정부나 국가 차원의 개입이나 책임은 없습니다. 각자 집안의 문제인 거죠.

그다음 단계, 좀더 성숙한 사회로 나아가면 사회적·문화적 원인을 찾고 책임까지 집니다. 길게 보면서 "20년, 30년 전에는 안 그랬는데 지금은 달라졌네", "사회가 변화니 이런 문제가 있네" 하는 식으로 거시적인 접근을 함으로써, 정부의 개입과 책임이 뒤따르는 거죠. 우리나라도 지금 이 단계를 밟고 있는 거고요.

김태훈　　정신과적인 질환을 어떤 방식으로 다루느냐, 즉 개인의 문제로 보느냐 사회나 국가가 적극적으로 개입해 책임을 져야 할 문제로 보느냐. 이 점에 따라 그 나라의 인권과 사회적 수준을 가늠할 수도 있겠네요.

> "사회문화적 분위기에 따라
> 정신과적 질환의 발생률과 치료율이 달라진다!"

양재진　　제가 계속해서 사회문화적 원인을 강조하고 있는데요, 그 이유를 최근 사회문제가 되고 있는 공기의 질에 비유해 설명할 수 있습니다. 미세먼지나 매연, 일산화탄소 배출이 문제가 되면서 경유 차량이나 배기가스를 규제하고 있습니다. 대기 중 유해물질에 의해 여러 가지 질병이 생길 수 있다는 사실이 밝혀졌기 때문이죠.

김태훈　　실제로 베이징의 경우 평균수명이 4~5년 단축됐다는 보고도 있습니다.

양재진　　사회적인 분위기도 공기와 같습니다. 사회적 분위기가 좋으면 정신과적 질환 자체도 줄고, 그 결과 극단적인 선택을 하는 경우도 줄어들 겁니다. 사회적인 분위기가 좋지 않으면 스트레스는 계속 늘고, 해소할 시스템이나 인프라는 없고, 정신건강의학과에 대한 부정적인 편견은 여전해서 환자들도 쉬쉬하며 치료를 받지 않고, 쌓였던 감정들이 폭발해 폭력적인 언어가 난무하고, 결국 극단적인 선택으로 내몰리게 됩니다. 이런 분위기가 지속된다고 가정해봅시다. 그러면 정신과적 질환의 유병률이 늘고 그로 인한 예후도 좋지 않을 겁니다.

김태훈　　　우리보다 GDP가 높은 나라들의 여러 사례를 케이스스터디해서 관련 정책을 미리 마련할 필요가 있다는 생각이 듭니다.

흡연이 사회문제가 되는 것을 경험했다면, 이제 개인의 스트레스가 사회적 문제라는 것도 받아들이고 적극적인 해결책을 찾아야만 할 것 같습니다. 지금껏 소극적이었던 기업과 정부의 역할이 바로 이 부분에서 필요하지 않나 싶습니다. 우울과 불안이 사회구성원 전체의 문제가 된다면, 기업의 생산성과 국가의 안정성에도 당연히 문제가 될 수밖에 없겠죠. 도의나 복지의 차원에서가 아니라 사회적 비용이라는 측면에서도 예방 차원의 대책이 반드시 필요한 시점인 것 같습니다.

양재진　　　'예방 차원'이라고 하셨는데, 무엇보다 근무시간을 비롯한 근로여건을 적극적으로 개선해야 합니다. 아울러 경쟁을 통해 능률을 올리고자 했던 과거의 기업문화나, 낙오될지 모른다는 공포심을 주입해서 끊임없이 일하도록 만들었던 사회 분위기도 반드시 고쳐져야 해요. 더 이상 공장에서 똑같은 물건을 찍어내는 시대가 아닙니다. 창의력을 강조하는 현대사회에서 이런 식의 문화가 오히려 점점 더 많은 낙오자를 만들어내고, 그것이 사회적 비용이 됩니다. 이는 결국 우리 모두의 부담이자 문제가 될 겁니다.

정신건강의학과적 질환도
예방하는 방법이 있다

김태훈　　시선을 사회에서 개인으로 옮겨볼까요. 정신과적인 질환을 예방하고 치료하기 위해 우리 각자는 어떤 일을 할 수 있을까요?

양재진　　개인에게 하고 싶은 이야기는 두 가지입니다.

첫째, 본인이 여러 증상으로 힘들다면, 제발 편견을 갖지 말고 편안한 마음으로 동네 병원 가듯 정신건강의학과에 가서 상담을 통해 진단받고, 필요하다면 치료를 받았으면 좋겠습니다. 치료는 그 누구도 아닌 자기 자신을 위한 선택입니다. 정신과적 질환 또한 질병이며 아프다는 인식을 갖고, 아프지 않기 위해 치료를 받으시기 바랍니다.

둘째, 치료받은 뒤 재발을 막기 위해서는 자아성찰이 필요합니다. 인생을 살아가면서 우리는 수많은 분석을 합니다. 하는 일에 대해, 주식에 대해, 아이가 다닐 학원에 대해, 집값에 대해⋯ 수많은 정보를 나름대로 분석하죠. 현대인들은 모두 각 분야의 전문가입니다. 그런데 아쉽게도 정작 자기 자신에 대해서는 잘 모릅니다. 자신의 삶을 돌아보지 않고, 자기감정이나 생각에 대해서는 분석도 하지 않습니다. 제일 잘 알아야 되는 나 자신에 대해서는 전문가가 아닌 거죠.

> "자아성찰을 통해 나 자신을 알고
> 이해하고 친해져야 한다!"

김태훈　　자신에 대해 분석을 하더라도 혼자서 하기보다는 상담을 통해 해야 한다는 생각이 듭니다.

대학에 특강 가서 "음악 좋아하니?", "영화 좋아하니?" 물어보면 다 좋아한다고 합니다. 그런데 "어제 무슨 영화 봤니?" 하고 물으면 당황합니다. 많이 보면 주말에 하나 정도, 대략 한 달에 네 편 보는 거예요. 그 정도는 누구나 하죠. 좋아한다는 건 그게 없으면 못 사는 겁니다.

우리는 스스로 자신이 무엇을 좋아하고 싫어하는지 잘 모르는 채 사는 것 같습니다. 사회가 그만큼 복잡해졌으니, 자아성찰도 전문가와의 대화나 상담을 통해 한다면 자신을 좀더 정확히 알 수 있지 않을까 싶습니다.

양재진　　상담이라는 걸 심각하게 생각하지 말고, 헬스클럽에서 퍼스널 트레이닝 받는 것과 같다고 보면 됩니다. 이 기구를 어떻게 사용할지, 어떤 부위의 살을 빼고 어떤 근육을 강화시킬지, 함께 이야기하면서 배우는 거죠. 운동도 내 마음대로 하면 건강에 도움이 안 되거나 오히려 몸이 망가지잖아요.

퍼스널 트레이닝도 평생 받는 분들이 있지만, 일반적으로 몇 회 가이딩받고, 그다음에는 혼자서 하지 않습니까. 기구 사용법이나 운동 순서 등을 배워 헬스클럽을 제대로 활용할 수 있게 되면, 그 후에는 배운 대로 하면 운동이 되는 거죠.

상담도 마찬가지입니다. 평생 누군가 옆에 두고 멘토나 롤모델로 따라 하는 것이 아니라 내가 나를 돌아보기 위한, 자아성찰을 하기 위한 가이딩을 받는 겁니다.

상담에서 중요한 것은 그 시간보다 상담 이후입니다. 상담 과정에서 들은 이야기를 집에 와서 복기하는 거죠. 나에 대해 알아가기 위해서 이런 것을 물어보더라, 이런 것을 알아봐야 되고, 이런 것을 생각하고, 이런 것을 따져봐야 하는구나. 일정 기간 상담을 받은 후 그 방식대로 집에서 스스로 하면 됩니다.

제가 권하는 것은 일기쓰기입니다. 내가 묻고 내가 답하는 것으로, 상담 스킬을 그대로 가져올 수 있습니다. 일기가 귀찮다면 명상, 즉 메디테이션(meditation)이 그런 역할을 합니다.

내가 나에게 "너는 어떤 것을 좋아하니?", "어떨 때 가장 기쁘니?", "어떤 것을 하고 싶니?", "뭐가 되고 싶은 거니?"… 끝임없이 묻고 답하는 과정이 자아성찰입니다. 그리고 이것을 가이딩해주는 것이 정신건강의학과의 상담입니다. 상담을 통해 모든 것을 해결하려 하지 말고, 자기를 찾기 위해 연습하는 과정이라고 생각하면 상담을 좀더 편하게 이용하실 수 있을 겁니다.

김태훈　　상담을 통해 가이딩, 즉 '안내를 받는다'고 하셨는데, 사실 그 단계까지 가도록 결심하기가 쉽지만은 않은 것 같습니다. 방금 일기쓰기나 명상 같은 자가치유 방법들을 알려주셨는데, 아직 질병의 상태가 아닌 사람들이 발병하지 않도록 예방할 수 있는 또 다른 방법으로는 무엇이 있을까요?

양재진　　앞에서도 말씀드렸습니다만, 들어온 스트레스의 양만큼 잘 배출시키면 정신과적 질환을 예방할 수 있습니다. 하지만 선행되어야 할 것은 절대적으로 스트레스 상황을 줄이는 겁니다.

최근에는 무리한 사회적 관계, 즉 과도한 친목모임도 주요 스트레스 요인이 되고 있습니다. SNS를 통해 여가를 즐기지만, 그곳에서 만나게 되는 다른 사람들의 삶의 모습이 나보다 나은 것 같으면, 그것이 하나의 스트레스 요인으로 작용하기도 하죠.

일단은 이런 공간과 관계를 피하는 것도 하나의 예방책일 수 있습니다. 삶을 단순화하고, 필요한 것 외에는 절제하는 거죠. 스트레스가 들어오는 입구가 줄어들 테니 당연히 스트레스 상황도 줄어들 겁니다. 주변을 정리하고, 새해마다 세우는 목표의 수를 줄이는 것도 도움이 됩니다. 우리는 해내지 못할 계획을 자주 세우고, 그 실패한 계획 때문에 스트레스를 받기도 하니까요.

김태훈　　최근 미니멀라이프나 심플라이프를 추구하는 것이 유행처럼 번지기도 했는데, 이런 삶의 방식이 하나의 대안이 될 수도 있겠다는 생각이 드는군요. 최소한의 생활방식으로 간소한 삶을 사는 이들의 이야기를 들어보면, 주변의 물건이나 가구 혹은 관계에 대한 집착에서 벗어남으로써 스트레스의 양이 엄청나게 줄었다는 것을 확인할 수 있습니다.

가까운 일본부터 유럽까지 점차 늘어나는 추세입니다. 최근 서점가에서 베스트셀러가 되기도 한《나는 단순하게 살기로 했다》같은 책이 그 예가 될 것 같습니다. 이런 생각이 듭니다. 하나의 삶의 방식이 극단으로 치달아서 더 이상 해결책이 보이지 않을 때, 오히려 그 정반대 방향에서 문제를 해결하려는 움직임이 생겨난다는. 하지만 바로 당장 이런 삶의 방식을 선택할 수 없는 사람들도 분명히 있을 텐데요.

양재진　　　　물론 그렇게 삶의 방식을 완전히 바꿈으로써 해결할 수 있다면 최고의 답이 되겠죠. 하지만 현실은 그리 단순하지 않습니다. 그래도 어느 정도 가능한 선까지 삶의 방식을 단순화하는 노력은 분명히 필요하다고 생각합니다. 그리고 역시 스트레스를 배출하는 하수구의 역할을 강화해야겠죠. 자신만의 취미를 즐긴다든지, 규칙적으로 운동을 한다든지… 여기에 될 수 있으면 스트레스를 받는 상황에서 멀어지려는 노력, 이를테면 짧은 여행 같은 것을 의도적으로 삶의 한 부분에 넣어놓아야 합니다.

"우울증은 저절로 좋아지기 어렵다,
반드시 전문가의 도움을 받자!"

김태훈　　　　마지막 질문입니다. 우스갯소리로 질병을 기계적으로 구분할 경우 치통과 같은 질병과 감기와 같은 질병 두 가지로 나눌 수 있다고 하더군요. 감기처럼 내버려둬도 낫는 병이 있는 반면, 치통처럼 저절로는 결코 낫지 않는 병도 있습니다. 치과 의사들이 말하기를, 치과적 질환은 저절로 치료되는 법이 없다, 시간 끌수록 악화되고 결국은 극단적인 방법까지 동원해야 된다고 하더라고요.

정신건강의학과의 대표적인 질환인 우울증과 공황장애에 대해서도 묻고 싶습니다. 이 병을 그냥 놔둬도 극복된 케이스가 있는지, 아니면 적극적인 치료 없이는 치유되지 않는 질병인지… 이 질문에 대한 답이 나온다면, 우리가 이 병에 대해 어떤 태도를 취할지 좀더 명확하게 결정할 수 있을 것 같습니다.

양재진   감기는 대표적인 바이러스성 질환인데, 바이러스성 질환의 경과는 두 가지입니다. 첫 번째는 저절로 좋아지는 경우이고, 두 번째는 저절로 좋아지지 않는 경우인데, 그러면 몸에 문제가 있다는 의미입니다.

김태훈   두 번째는 극단적인 상태로 악화될 수도 있죠.

양재진   감기 걸렸을 때 위험해질 수 있는 사람들, 면역력 떨어진 노인이나 갓난아이 등은 그렇죠. 감기 증상이 일주일 이상 가면 감기가 아니거나 내 몸에 이상이 있는 경우라고 생각해야 합니다.

우울증과 공황장애는 질병 상태냐 아니냐가 제일 중요합니다. 내가 진짜 우울증인지, 그냥 우울한 건지, 진짜 공황장애 혹은 불안장애인지, 그저 좀 불안한 상태인지 명확한 판단이 필요합니다. 그런데 그걸 내가 할 수 없으니, 전문가의 도움을 받아야죠.

진짜 우울증이면 저절로 좋아지지 않습니다. 설령 저절로 좋아져도 재발 가능성이 높고, 성격 자체가 우울하게 바뀌어버릴 수도 있습니다.

김태훈　　좋아지는 것 자체가 마이너스 상태의 유지일 뿐 예전 상태로 돌아가는 건 아니라고 앞에서 말씀하셨습니다.

양재진　　네. 불안장애 또한 마찬가지입니다. 저절로 좋아지는 데 6개월에서 1년이 걸리는데, 그사이에 극단적인 선택을 할 수도 있는 위험한 상황이 발생하기도 합니다. 따라서 우울증 진단을 받으면 무조건 치료를 받아야 합니다.

하지만 '그냥 우울해', '요 며칠 좀 불안해'라고 느끼는 건, 스트레스를 좀 많이 받았는데 적절하게 해소하지 못하고 있는 상태인 겁니다. 이 경우에는 연습을 하면 됩니다. 자아성찰을 통해 자신의 감정을 정확하게 인지하고, 스트레스를 해소하거나 그 상태에서 벗어나기 위해 노력하는 거죠. 이런 연습 없이 저절로 좋아지기는 어렵습니다.

병이면 치료를 받아야 하고요. 그냥 우울하고 불안한 상태면 저절로 좋아질 수 있지만, 내버려둬도 무조건 좋아진다는 의미는 아닙니다. 내가 어떤 노력을 해야 하는데, 그 방법은 본인이 배우고 연습해야 합니다.

자아성찰은 그 과정에서 반드시 필요한 단계로, 치과 치료에 비유하면 이 닦기와 스케일링 같은 것이라고 할 수 있습니다. 평상시에 이 잘 닦고 스케일링 정기적으로 해도 치주염이나 충치는 생길 수 있고, 치주염이나 충치가 생기면 반드시 치료를 받아야 합니다. 그런데 이

닦기와 스케일링을 하지 않으면 치주염과 충치가 생길 가능성이 훨씬 커집니다.

정신과적 질환 또한 자아성찰과 스트레스 푸는 연습을 통해서 어느 정도 예방할 수 있지만, 반드시 걸리지 않는다고 장담할 수는 없습니다. 따라서 의심스러운 증상이 나타나면 반드시 전문가와의 상담을 통해 정확히 진단하고 치료를 받아야 합니다.

김태훈　　　현대인들은 어떤 형태로든 정신건강의학과적 질병 요인에 시달리고 있다고 합니다. 사회활동의 스트레스, 과도한 업무, 복잡한 인간관계 등등, 한 인간이 감당하기에 쉽지 않은 사회적 환경에 끊임없이 노출되기 때문이겠죠. 그러나 외부의 문제점을 근본적으로 바꿀 수 없을 때, 스스로를 보호하기 위한 노력이 반드시 필요하다는 생각을 다시 한번 하게 됩니다. 지난 시대의 편견에서 벗어나 좀더 자주 상담받고, 적극적으로 치료하는 태도가 중요할 것 같습니다.

양재진　　　신체의 병이 그렇듯 정신의 병도 결코 부끄러운 것이 아닙니다. 우울증을 뇌가 걸린 감기에 비유하듯이요. 잊지 말아야 할 것은 건강해져야 한다는 것입니다. 그것만이 유일한 목표가 되어야 하죠.

김태훈　　　흥미롭고 유익한 이야기 감사드립니다.

양재진　　　감사합니다.

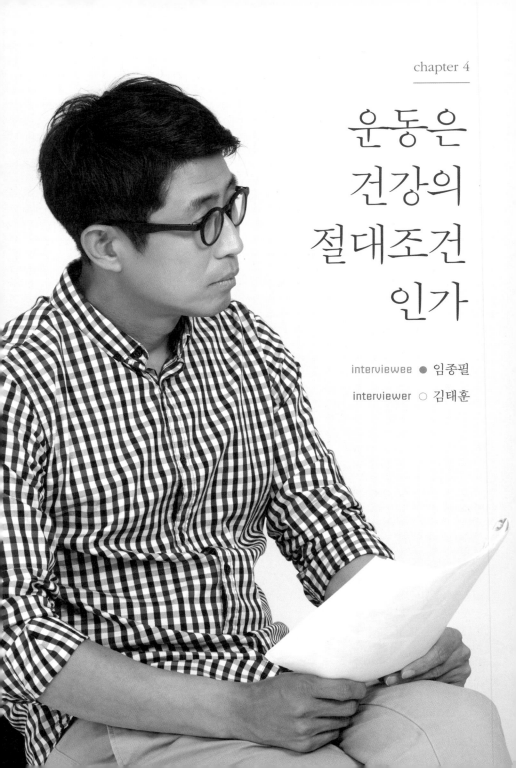

chapter 4

운동은
건강의
절대조건
인가

interviewee ● 임종필

interviewer ○ 김태훈

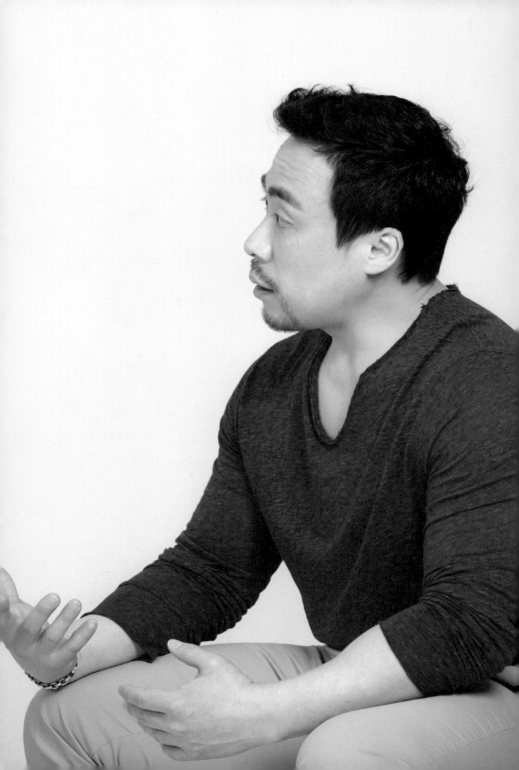

퍼스널 트레이닝의
진정한 가치

김태훈　　　　트레이너로서의 경력에 대해 여쭤보려고 합니다. 퍼스
널 트레이너(personal trainer), 즉 PT를 우리나라에 최초로 도입했다는
자부심이 있으실 것 같습니다. 최초의 PT가 어떻게 시작되었고, 지금
까지 어느 정도의 경력을 갖고 있는지 궁금합니다.

임종필　　　　PT는 사실 그전에도 있었습니다. 우리나라에 헬스클럽
이 보급된 것이 1970년대부터라고 하면, 생활체육으로 대중화된 것이
1990년대 초반이었습니다. 동네마다 헬스장이나 육체미체육관이 생
겼고, 트레이너도 있었어요. 초기 호칭은 헬스코치로, 대개 체대를 나
와서 임용고시를 보기 전에 잠시 쉬면서 하고 가는, 알바 같은 수준이
었죠. 그러다 외국 프랜차이즈인 '캘리포니아 피트니스'가 2000년대
초반에 들어오면서 '퍼스널 트레이너'라는 시스템을 도입했습니다.

김태훈　　퍼스널 트레이너란 쉽게 말해서 일대일 매칭 서비스를
말하는 거죠?

임종필　　그렇죠. 시작할 때 오리엔테이션하고, 인바디 체크해서
몸의 상태를 알려주고, 각자에게 맞는 적절한 운동법을 제시하고, 일
대일로 맞춤 운동계획을 세워 함께 진행하고….

　그런데 처음에는 우리나라 사람들이 이 시스템에 대해 거부감이 있
었어요. 그전에는 회비만 내면 됐거든요. 헬스코치가 있긴 했지만 기
구 사용법 알려주는 정도였죠. 그런 상황에서 갑자기 이런저런 일들을
해주면서 추가 비용을 내라고 하니까 어색했던 거예요.

　게다가 초창기에는 PT에도 약간 거품이 있었습니다. PT를 해야 좀
있어 보인다고 생각해서, 하려는 사람은 많은데 수용할 수 있는 수준
이 안 돼서 부작용이 있었죠.

<blockquote>"기본기를 제대로 배우지 않으면
운동도 노동이 된다!"</blockquote>

김태훈　　쉽게 얘기해서 하나의 상품으로서 PT가 시장에 등장했
지만, PT를 수행해야 할 트레이너들이 아직 확고한 시스템을 갖추지
못하고 개별적 교육도 안 되어 있었다는 거네요.

임종필　　맞습니다. 시스템이나 직원 교육이 제대로 이뤄지지 않

아서, 잔뜩 기대를 하고 온 고객들이 배신감이나 허탈감을 느끼는 경우가 많았어요.

김태훈　　운동의 효과를 직접 체험한 경우가 많지 않아서 실망감이 더 컸던 것 같습니다.

임종필　　초기에는 카운슬링, 상담으로만 진행되었습니다. 언변이 좋거나 외모가 번듯한 사람들에게 혹해서 받다 보니 정작 프로그램도 없고 효과도 못 느끼고… 그런 실정이었죠.

　　그래서 제가 퍼스널 트레이너 1세대라고 하는 것이… 물론 저보다 앞서서 한 분도 있습니다만, 대중들에게 긍정적으로 이 직업을 처음 알린 것은 배용준 씨를 통해서가 아닌가 싶습니다. 2003년경에 만나 사진집을 냈는데, 그게 대박이 나면서 PT에 대한 사람들의 인식이 달라졌습니다. 강남의 소수 사람들만 누리던 서비스를 대중들에게 알렸고, 퍼스널 트레이너를 직업으로 인식시킨 계기였다고 생각합니다.

　　단적으로 제가 30대 초반에 대학 강의를 나가면 체대 졸업생들의 희망사항이 대부분 퍼스널 트레이너였습니다. 인식이 바뀐 거죠. 그전에는 임용고시를 통해 중·고등학교 선생님이 되는 게 목표였는데, 지금은 열에 여덟은 퍼스널 트레이너가 되려고 합니다. 그런 친구들에게 새로운 진로를 터준 것에 대해 나름대로 자부심을 갖고요, 1세대라고 감히 이야기하고 있습니다.

김태훈　　일반인의 시각에서 봤을 때, PT가 과연 왜 필요한지 알고 싶습니다. 기구 사용법만 알면 혼자 할 수 있지 않습니까? 덤벨이나 바벨도 결국 나 혼자 들어올려야 하는데, 반드시 PT가 필요하다고 하는 것은 어떤 측면 때문인가요? 특히 직업적으로 몸을 아름답게 만들어야 하는 연예인이 아닌 일반인의 입장에서, 왜 PT가 필요한지 궁금합니다.

임종필　　간단하게 설명하자면, 수영에 비교할 수 있을 것 같습니다. 수영을 배우지 않고도 물에 떠 있거나 헤엄을 칠 수는 있지만, 어떤 위급한 상황에서 내 생명을 지켜내려면 오랜 시간 몸의 에너지를 아껴가면서 효율적으로 수영할 수 있는 방법을 익혀야 합니다. 그러려면 수영을 제대로 배워야겠죠.

운동도 제대로 알고 하면 다릅니다. 기구운동은 사실 배울 게 없다고 생각하기 쉽지만, 내 몸을 객관적으로 파악하고 쓸 수 있는 근육을 제대로 알고, 가동범위 내에서 운동하는 방법 등을 일정 기간 동안 제대로 습득하면 평생 즐기면서 할 수 있습니다. 반면 그런 교육 없이 무작정 하다 보면 운동이 노동이 될 수 있죠. 덤벨이나 바벨도 내 힘으로 드는 것이지만, 잘못 들면 부상을 당하고 연골이 마모됩니다. 차라리 안 하는 것만 못한 거죠.

어차피 웨이트 트레이닝할 거면 일정 기간만 제대로 배우면 됩니다. 나머지는 선택이에요. 파트너십으로 계속 가든 혼자 하든. 중요한 건 기본기를 제대로 익히는 겁니다.

김태훈　　저도 PT를 받으면서 새로운 경험을 했습니다. 먼저 무게 운동이 좀 늘었어요. 가령 10이라는 힘이 필요한 기구를 들 경우, 내가 가지고 있는 힘이 8~9로 떨어져서 운동을 계속할 수 없을 때, 트레이너가 1~2의 힘을 보태줘서 무게운동을 이어갈 수 있었죠. 가장 좋은 건, 어떤 근육을 써야 하는지 운동 과정에서 체크되는 게 아닐까 싶어요.

상체운동을 할 때도 윗가슴, 중간가슴, 아랫가슴 등 부위별로 힘을 쓰는 운동이 다르잖아요. 그런데 무게운동을 하다 보면 근력이 떨어지면서 집중력도 저하돼서, 내 몸 어디에 힘이 들어가는지는 생각도 못하고 그저 기구 들어올리기에 급급해집니다. PT를 받으면 그때마다 집중력을 체크하고 보완해줘서, 짧은 시간 운동을 해도 제대로 된 효과를 보게 되는 것 같습니다.

임종필　　　궁극적으로 근력운동을 하는 이유가 밸런스를 유지하는 것입니다. 연세 든 분들이 넘어지면 크게 다칩니다. 하지만 젊은 사람들은 넘어지면 바로 털고 일어나죠. 똑같은 상황에서 똑같이 넘어져도 나이 든 분들이 더 많이 다치는 것은 나이가 들면 중심 근육, 코어가 없어지기 때문입니다. 그것을 지연시키고 보강할 수 있는 것이 바로 근력운동이죠.

김태훈　　　PT의 궁극적인 목표는 운동하는 바른 방법을 익히고 매순간 집중하게 만듦으로써 운동의 효율성을 극대화하는 것이라고 이해하면 될까요?

임종필　　　네, 효율성입니다. 단순히 무게를 든다고 하면 노동과 크게 차이가 없습니다. 우리는 무게를 드는 게 목적이 아니라, 그 무게를 이용해서 내가 원하는 몸 부위에 자극을 주는 게 목적입니다. 그게 바로 운동과 노동의 다른 점이지요.

장시간의 노동도 근육을 쓴다는 점에서 운동과 같습니다. 그러나 균형이 무너진 채 특정 부위만을 반복적으로 사용하고, 정확한 영양 공급이나 휴식 없이 장시간 이어질 때 몸은 오히려 더 좋지 않은 상태가 될 것입니다. PT가 목표하는 올바른 운동이란, 운동을 하는 목표가 명확하고, 그 목표를 위해 온몸의 근육이 밸런스를 유지하면서 발달할 수 있도록 하는 것입니다. 개인적인 차이에 따라 적정한 시간을 투자하고, 영양과 휴식의 균형을 맞춰야 하죠.

사람들은 모두 어떤 식으로든 몸을 사용하고 있습니다. 그러나 건강하고 보기 좋은 몸을 만들기는 생각보다 쉽지 않습니다. 올바른 운동이란 바로 그런 점을 인식하고 내적으로는 건강과, 외적으로는 균형 잡힌 몸을 만들어내는 것입니다. 그것이 퍼스널 트레이너들의 임무이기도 하죠.

> "올바른 운동이란 내적으로는 건강과
> 외적으로는 균형 잡힌 몸을 만들어내는 것"

김태훈　　올바른 운동에 대해 설명해주셨는데, 좀더 구체적인 질문들을 드려보겠습니다. 우리 몸에 근육이 몇 개 정도 될까요?

임종필　　뼈가 대략 206개니까요, 거기에 다 붙어 있다고 봐야겠죠. 골격근이라고 하지 않습니까. 뼈가 있으면 그 부위엔 다 근육이 있는 겁니다.

김태훈　　　그럼 수백 개 되겠네요. 그런데 각 부위 각각의 근육을 골고루 발달시키는 운동 형태는 사실 대부분 모르고 있잖아요. PT는 결국 일상생활에서 사용하지 않는 근육까지 일일이 찾아내서 발달시키는 방법을 익히는 거라고 할 수 있겠습니다.

임종필　　　구석기나 신석기 시대에는 수렵이나 사냥을 위해 몸에 있는 근육을 모두 사용했습니다. 나무 위에 올라가 열매를 따고, 화살을 쏘아서 동물을 잡고, 맹수가 덤비면 '걸음아 나 살려라' 하며 도망을 가야 했습니다. 잡히면 죽는 거니까요. 그렇게 몸의 모든 근육을 다 활용했습니다.

　이런 식의 근육 사용은 계속 이어졌습니다. 농경사회였던 조선시대에도 그랬고, 불과 얼마 전까지만 해도 우리 어르신들은 학교 다닐 때 10리씩 걸었다고 하잖아요. 10리는 약 4km 거리로, 시간으로 따지면 한 시간 이상을 걸었다는 거죠. 그렇게 오래 걸으면 하체에 안 쓰는 근육이 없을 정도로 다 사용해야 합니다. 평지뿐만 아니라 산이며 계곡 등을 걸었을 테니까 더 그랬겠죠.

김태훈　　　발목에 힘주어 걷게 되니까 균형을 잡기 위해 주 근육이며 다른 근육까지 다 사용하게 된다는 거죠?

임종필　　　그렇죠. 그런데 현대인들은 근육을 쓰지 않습니다. 지금도 우리, 앉아 있잖아요. 앉아 있으면 치골에 있는 장요근이 꺾여 있습니다. 지하철 타면 다리가 벌어지잖아요. 그러면 엉덩이 골반에 있는 이상근(골반과 대퇴골을 이어주는 근육)이 짧아집니다. 현대인들은 이처럼 우리 몸 요소요소에 있는 근육들을 사용할 일이 점점 없어집니다. 과학이 발달하고 문화생활이 많아지면서 점점 몸을 안 움직이고 눈만 움직이게 되었습니다.

몸을 안 움직여도 되니까 생활은 편리해졌지만, 이게 몸에는 해롭잖아요. 현대인들이 계속 이런 생활을 유지하면 어떻게 될까요? 100세 시대라고 하는데, 이런 식으로 백 살을 살면 무슨 의미가 있겠어요. 그렇다고 지금 사냥을 하러 나갈 수도 없으니까, 운동을 해야 합니다. 현대인들에게 가장 중요한 것은, 일상생활에서 사용하지 않는 근육들을 끄집어내서 밸런스를 맞추는 일이라고 생각합니다.

정말 운동을 해야만
건강해질까

김태훈　　　　가장 근본적인 질문을 해보겠습니다. 왜 운동을 해야만 하는가? 운동반대론자들도 꽤 있습니다. 대표적으로 이런 주장을 합니다. "그 근육이 퇴화되는 것은 그것을 쓸 일이 없기 때문이고, 쓸 일이 없기 때문에 퇴화되는 것은 자연스러운 현상이다. 그것을 왜 발달시켜야 하나?"

재미있는 일화가 있습니다. 세계 최초로 헬스기구를 만든 사람이 레오나르도 다 빈치랍니다. 사람이 타고 날 수 있는 기계를 만들었는데, 제자들이 팔힘이 없어 그 기계를 제대로 움직이지 못했다는 거예요. 그래서 팔힘을 기르는 모래주머니를 만든 게 헬스기구의 시초라는 이야기죠.

과거의 인류가 사냥하면서 혹은 특정한 일을 하면서 필요에 의해 근육을 발달시킨 것이라면, 현대인들에게도 그렇게 엄청난 근육이 필요한가? 그렇지 않다는 거죠. 연예인들의 식스팩은 일종의 문화현상이라고 하더라도, 일반인들도 기능성보다는 미적인 측면에서 운동하는 경우가 더 많아졌습니다. 이런 점을 생각하면 굳이 실질적이고 현실적인 삶에서 운동이 정말 필요한지 궁금합니다.

"근육과 건강의 상관관계, 허벅지 근육이 당뇨 수치를 조절한다?"

임종필　　저도 일정 부분 동의합니다. 식스팩이나 역삼각형 체형 등은 여자들이 명품백 사는 것에 비유할 수 있습니다. 자신을 과시하는 것으로도 볼 수 있고, 없어도 그만이라는 거죠.

많은 사람이 명품을 삽니다만, 생활필수품은 아닙니다. 대부분 내 경제적·사회적 위치가 이만큼 된다는 것을 어필하는 것이죠. 식스팩도 마찬가지입니다. 내가 관리가 잘되어 있고, 생활에 철저하고, 완벽한 삶을 살고 있다는 걸 상대방에게 보여줌으로써 자기과시나 섹스어필하는 일종의 사치죠.

제가 필요하다고 하는 근육은 코어입니다. 코어라는 개념이 광범위한데… 자동차로 보자면 자동차축이 오래되서 휘어지면 차가 나가지 않습니다. 우리 몸도 나이가 들면 코어 근육이 줄어들 수밖에 없죠. 운동을 왜 해야 하느냐고 물으셨는데, 운동을 해서 코어 근육을 발달시키고 유지해야 100세까지 살더라도 건강하게 살 수 있기 때문입니다.

현대인들은 대부분 많이 앉아 있습니다. 음식은 과거보다 칼로리가 높은 것이 많죠. 입에 넣으면 바로 녹습니다. 이런 음식들이 당 수치를 올립니다. 당 수치 때문에 당뇨에 걸리고 복합적인 비만 관련 질병이 생깁니다. 그런 것으로부터 최소한의 방어막이 근육입니다. 외부에서 오는 좋지 않은 것들을 막기 위해 근육운동이 필요합니다.

김태훈　　　우리 몸의 주요 근육들이 약해졌을 때, 구체적으로 어떤 변화가 일어나나요?

임종필　　　가령 허벅지 근육을 보겠습니다. 목욕탕에서 나이 든 분들을 보면 상체는 큰데 하체는 가늘고 약합니다. 이분들이 가장 고민하는 것이 무릎과 발목의 관절입니다. 허벅지 코어 근육이 완충 역할을 하는데, 이것이 약해져서 체중을 감당하지 못하고 발목에 영향을 줘 연골이 닳고 관절이 약해지는 겁니다. 결국 이식수술을 하게 되죠.

내적으로 보면 허벅지 근육이 당뇨 수치를 조절해줍니다. 에너지를 사용하고자 하는 것이 근육인데, 근육을 유지하려면 연료로 지방이 필요합니다. 근육이 없다는 건 에너지를 많이 쓰지 않는다는 것으로, 결국 지방이 몸에 남는다는 뜻이죠.

김태훈　　　당뇨라는 것이 몸에 과다한 에너지가 남아 생기는 병이잖아요.

임종필　　　근육이 있다면 그 에너지를 써버리죠.

김태훈　　　근육이 커진다는 것은, 자동차로 치면 1,000cc가 2,000

~3,000cc가 되면서, 에너지를 더 많이 사용하게 된다는 뜻이겠군요.

임종필 에너지를 더 많이 저장했다가 내장기관에 제공하기도 합니다. 우리 몸의 에너지 공급원이 더 많아지는 거죠. 또한 간에도 연결이 됩니다. 근육이 많고 적음에 따라 피로 회복 속도가 달라집니다. 근육운동은 간 수치를 떨어뜨릴 수 있습니다. 알코올도 간으로 가기 전에 근육에서 일정 부분 해소하죠.

> "우리 몸의 근육이 발달하면
> 술이 빨리 깬다!"

김태훈 알코올을 분해하는 것이 수분과 단백질인데, 근육이 수분과 단백질을 많이 머금고 있기 때문에 그렇다는 거죠?

임종필 근육의 70퍼센트 이상이 수분으로 되어 있습니다. 과음한 다음 날 몸이 슬림해 보이는 경우가 있을 겁니다. 좋아하실 일이 아닙니다. 몸에서 수분이 빠져나간 거예요. 그만큼 근육이 감소된 거죠. 이럴 경우 근육이 외적·내적으로 많은 도움이 됩니다.

김태훈 우스갯소리지만, 운동선수들이 술을 잘 마시는 것도 근육과 관계가 있겠네요.

임종필   아니죠. 술이 세고 약한 건 분해효소가 많고 적고의 차이입니다. 운동선수가 일반인과 다른 점은, 술이 굉장히 빨리 깬다는 거예요. 일반인은 과음하면 다음 날 점심 이후까지도 누워 있는 경우가 더러 있지만, 운동선수들은 대개 아침에 바로 일어나죠. 체내에 저장된 단백질이 많기 때문입니다. 쉽게 말해, 제 통장에 10억 원이 있습니다. 김 작가님은 1,000만 원 있고요. (웃음) 어느 날 제가 기분이 좋아서 100만 원어치 술을 삽니다. 다음번에는 김 작가님이 매번 얻어먹을 수 없다는 생각에 100만 원어치 술을 삽니다. 저는 통장에 살짝 스크래치 정도 나지만, 김 작가님은 치명적인 상처가 되겠죠. 근육통장에 잔액이 많을수록 쓸 때 편안하게 쓸 수 있고, 없는 사람은 쓰면 바로바로 벌든지, 아니면 마이너스 상태로 남아 있게 되는 겁니다.

김태훈   술 먹고 다음 날 물을 많이 마시게 되거나 유난히 고기가 당기는 것도 알코올과 근육의 상관관계로 설명이 가능하겠네요.

임종필   그렇죠. 몸에서 빠져나갔으니까 수분, 당분, 단백질을 가져오라는 신호를 보내는 것으로 볼 수 있습니다. 부족한 만큼 계속 달라고 하는 거죠.

김태훈   알코올 분해 혹은 간 기능을 이야기할 때도 허벅지 근육을 자주 언급합니다. 허벅지 근육을 중시하는 또 다른 이유는, 심장에 도는 피가 밑으로 갈 때는 중력에 의해 빠른 속도로 내려가는데, 하체 특히 허벅지 근육이 퇴화되고 힘이 약해지면 위로 올려주는 펌핑 기능을 충분히 하지 못하기 때문입니다.

임종필　　　정맥이 약해지는 거죠. 내려가는 것은 동맥이 담당합니다. 올라가는 건 중력에 반하기 때문에 가뜩이나 힘이 더 듭니다. 피가 혈관을 타고 올라가는데⋯ 혈관도 근육입니다. 평활근이라고 하죠. 이 혈관 근육이 약하면 입구가 좁아져서 올라가다 맙니다. 그러면 심장에 무리가 오게 되죠.

　근육운동을 하면 통로가 넓어지고, 따라서 혈액순환이 잘됩니다. '기가 막힌다'는 표현이 있는데, 운동하는 사람은 기가 세고 튼튼하다는 애기를 듣습니다.

김태훈　　　운동할 때 '펌핑'이라고, 순간적으로 근육이 커지는 느낌이 있습니다.

임종필　　　혈관 안에 혈액이 몰리는 거죠.

김태훈　　　그런 운동의 효과가 심장에 작용을 하는 것으로 보면 되겠네요.

임종필　　　에너지를 원활하게 공급해야 하는데, 그게 여의치 않으면 건강에 심각한 영향을 미칠 수 있습니다. 쉽게 말해, 연세 드신 분들은 늦가을이나 초겨울에 동맥경화로 많이 쓰러집니다. 목으로 가는 혈관이 짧아지고 수축되어 생기는 현상 중 하나죠. 그래서 항상 목도리를 착용하시라고 권합니다. 심장도 그렇고, 뇌로 가는 혈액 및 산소 공급도 마찬가집니다.

김태훈　　　결국 근육이 기능적으로도 꼭 필요하다는 거네요. 운동 능력을 위해 근육을 쓴다고 생각했는데, 우리 몸의 항상성을 유지하고 피로를 해소하고 알코올을 분해하는 것과도 연관이 된다는 거죠?

임종필　　　절대적입니다. 수술을 앞두거나 이미 수술한 환자들의 회복과 관련해서도 그렇습니다. 중환자실에 누워 있는 환자들에게 스테로이드제나 단백질을 투여하는 것도 근육과 상관이 있습니다. 근육이 없으면 회복이 안 됩니다. 몸에 무리를 줘가면서까지 근육제를 투여하는 것은 그만큼 근육이 중요하다는 거죠.

김태훈　　　나이 드신 분들이 병원에 입원해 있으면 급격하게 노화되는 것도 근육과 관련이 있겠네요.

임종필　　　방어막이 점점 얇아지는 겁니다.

김태훈　　　운동으로 인해 발생하는 활성산소가 노화를 촉진한다는 운동반대론자들의 주장에 대해서는 어떻게 생각하세요?

임종필　　　우리가 이렇게 이야기만 해도 2퍼센트 정도의 활성산소가 생깁니다. 활성산소는 자연스러운 겁니다. 나이 들면서 세포가 죽는 게 당연한 것처럼요. 그게 무서워 운동을 못한다는 건 구더기 무서워 장 못 담그는 것과 같습니다.

　마라토너들을 보면 밖에서 자외선 받으면서, 극한의 고통을 견디며 두 시간 이상 뜁니다. 활성산소가 안 생길 수가 없습니다. 확 늙죠. 우

리가 하려는 운동은 그런 운동이 아닙니다. 마라토너들의 운동이 프로
페셔널한 운동이라면, 우리가 하는 것은 생활체육입니다. 하루에 30분
에서 한 시간 정도죠. 활성산소 무서워서 운동 못한다면 도시에서 살
지 말고 청학동 내려가야죠.

김태훈　　　　한 시간 운동해서 발생하는 활성산소보다 운동한 효과
가 더 좋은 영향을 미치기 때문에 운동이 필요하다는 말씀이군요.

"운동에 엘리베이터는 없다,
한 계단씩 올라가야만 효과를 볼 수 있다"

임종필　　　　죽어 있는 나무나 돌을 깎는 이들을 예술가라고 합니다.
사람은 살아 숨 쉬는 존재이며, 만물의 영장입니다. 사람의 몸을 만드
는 것을 한낱 돌멩이나 나무를 깎는 것에 비교할 수 없어요. 어마어마
한 변수가 있습니다. 정해진 답이 있을 수 없죠. 나무나 돌은 깎는 기술
을 터득하면, 딱 그대로 하면 답이 나옵니다. 하지만 사람은 절대 그렇
지 않습니다.

　방송이나 홈쇼핑 등에서 운동을 이야기하면서 '쉽고 간단하고 재미
있게'라는 말을 많이 합니다. 이렇게 쉽게 운동할 수 있다, 이런 간단한
운동법이 있다, 이런 기구로 재미있게 운동해라… 그런데 과연 쉽고
간단한 운동이 효과를 낼 수 있을까요? 우리 몸은 정직합니다. 일정 시
간, 일정한 강도의 운동이 이루어졌을 때 그 효과가 몸에 나타납니다.

그리고 그런 효과를 제대로 얻기 위해서는 운동의 원리를 이해해야 하는 것이죠. 단지 보여주기 위한, 혹은 호객을 위한 운동방법을 아무리 따라 해봐야 제대로 된 운동효과를 볼 수 없습니다. 오히려 몸의 균형을 무너뜨리고 특정 부위만 발달하는 부작용이 나타날 수도 있죠. 단언하는데, 운동에 엘리베이터는 없습니다. 쉽게 올라가는 에스컬레이터도 없죠. 계단을 하나하나 밟아가야만 합니다.

김태훈 알고는 있습니다만, (웃음) 쉽지가 않습니다. 계단을 하나씩 밟아가야 한다는 말씀은 곧 규칙적인 운동을 뜻하는 것일 텐데, 사실 많은 사람이 그 꾸준함을 발휘하지 못해 운동을 포기하지 않습니까.

임종필 어떤 일이든 습관처럼 몸에 익숙해지는 시간이 필요합니다. 하물며 지금까지 전혀 운동을 해본 적이 없는 경우라면 더욱 그렇겠죠. 전문가들에 따르면, 3개월 정도를 반복해야만 몸이 운동을 노동이 아닌 운동으로 받아들이고 적응하기 시작한다고 합니다. 물론 개인차가 있겠지만, 저 역시 일정 정도 동의합니다.

그런데 이 3개월이 그리 쉽지 않습니다. 어떤 분들은 일주일에 하루 운동을 오시고는, 3개월 후에 왜 운동의 효과가 없냐고 하십니다. 제가 현장에서 체험한 바에 따르면, 최소한 일주일에 2~3회 이상 3~6개월을 운동해야 어느 정도 운동 효과를 볼 수 있습니다. 몸이 드라마틱하게 변한다기보다는 '내가 건강해지고 있구나' 그런 느낌을 받는 기간이죠. 이 시기가 참 쉽지 않습니다. 운동을 하지만 눈에 띄는 변화는 없고, 지루하고 힘든 시간이에요.

이 기간을 잘 넘길 수 있도록 도와드리는 것이 바로 퍼스널 트레이너입니다. 계속해서 운동의 목표를 상기시켜주고, 지루하지 않고 효과적인 운동방법을 알려주고, 매일매일 성취감을 느낄 수 있도록 자극해주는 겁니다.

환자가 의사에게 자신의 상태를 끊임없이 물어보고 싶어하는 것처럼, 처음 운동을 시작한 분들도 매일매일 트레이너에게 이것저것 물어보십니다. 내 몸이 정말 변할까 하는 의구심도 들고, 운동을 잘하고 있는 건가 하는 궁금증도 생기기니까요. 이런 시기를 잘 넘겨야 비로소 혼자서도 운동을 할 수 있을 만큼 습관화되고, 운동효과도 어느 정도 나타납니다.

이 시기에 트레이너로서 반드시 드리고 싶은 말씀이 있습니다. 우리 모두 바쁜 일상을 살아가지만, 운동은 나머지 모든 일을 다 하고 남는 시간에 하는 것이 아닙니다. 마치 하루 세끼 밥을 먹듯이 반드시 시간을 정해놓고 해야만 하는 것이죠. 하루 일과를 짤 때, 운동시간을 꼭 넣기 위해 노력해야만 합니다. 다른 조금 덜 중요한 사회적 관계나 일을 줄여서라도 운동을 하러 가야 한다는 의지가 있어야만 몸의 변화를 느낄 수 있습니다.

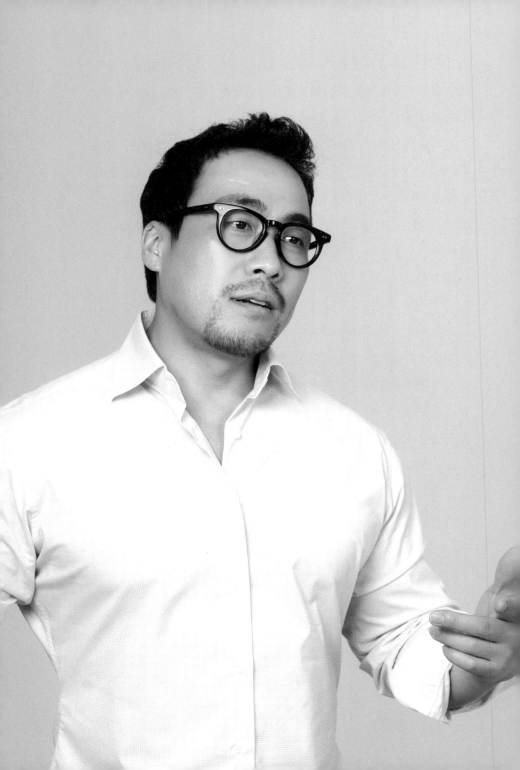

많은 사람이 명품을 삽니다만, 생활필수품은 아닙니다. 대부분 내 경제적·사회적 위치가 이만큼 된다는 것을 어필하는 것이죠. 식스팩도 마찬가지입니다. 내가 관리가 잘되어 있고, 생활에 철저하고, 완벽한 삶을 살고 있다는 걸 상대방에게 보여줌으로써 자기과시나 섹스어필하는 일종의 사치죠.

제가 필요하다고 하는 근육은 코어입니다. 코어라는 개념이 광범위한데⋯ 자동차로 보자면 자동차축이 오래되서 휘어지면 차가 나가지 않습니다. 우리 몸도 나이가 들면 코어 근육이 줄어들 수밖에 없죠. 운동을 왜 해야 하느냐고 물으셨는데, 운동을 해서 코어 근육을 발달시키고 유지해야 100세까지 살더라도 건강하게 살 수 있기 때문입니다.

미에 대한 왜곡된 기준이
불러온 불만족

김태훈　　　트레이너로서 본인의 역할을 하면서 가장 많이 듣는 질문이 있을 텐데요, 그걸 알면 일반인들이 운동에 대해 어떻게 생각하는지 이해할 수 있을 것 같습니다.

임종필　　　빨리 살을 뺄 수 있는 방법이나 단기간에 몸을 만들 수 있는 방법에 대해 많이들 물어보십니다. 하지만 단언컨대 그런 방법은 없습니다. 물론 극단적인 다이어트와 운동으로 단기간에 살을 뺄 수는 있겠죠. 문제는 그러다가 몸이 완전히 망가질 수도 있다는 겁니다. 몸이 적응하는 시간을 주지 않고 생활습관을 극단적으로 바꿔버리면, 당장의 효과는 만들어낼 수 있을지 모르지만, 그런 방식으로 과연 얼마나 더 유지할 수 있을까요?

　　TV에 나오는 연예인들이 단기간에 다이어트에 성공해서 식스팩을 보여주는 장면들을 떠올려보시면 이해가 빠를 겁니다. 몸은 그럴듯하지만 얼굴은 심하게 나이 들어 보이는 경우가 많죠. 극단적인 다이어트가 초래한 결과일 겁니다. 심지어 얼마 지나지 않아 예전 몸으로 돌아가버리는 경우도 보셨을 겁니다. 일상적으로 유지할 수 없는 방법이라는 뜻입니다.

건강에 가장 좋지 않은 것이 급격한 체중 변화입니다. 우리는 할리우드 배우들처럼 24시간 주치의와 전속 트레이너를 데리고 다니며 몸을 관리할 수 없으니까요. 급격한 다이어트는 몸을 완전히 망가뜨릴 수 있다는 사실을 잊지 말아야 합니다.

"극단적인 다이어트가
도박과 같은 이유"

김태훈　　　단기간에 살을 빼기 위한 극단적인 다이어트나 스테로이드 요법이 오히려 몸에 해가 된다는 거군요. 결국 몸을 제대로 만들기 위해서는 인내심을 가지고 꾸준히 노력하는 것밖에 다른 방법이 없다는 얘기네요.

임종필　　　그렇습니다. 극단적인 다이어트는 살을 빼는 데만 열중하지, 몸을 건강하게 만드는 데는 관심이 없습니다. '극단적'이라는 단어가 보여주듯 몸은 극도의 스트레스 상태가 됩니다. 탄수화물을 극단적으로 절제해야 하니 신경은 날카로워지고 짜증이 늘죠. 심하게는 우울증이 오는 경우도 봤습니다.

스테로이드 요법도 마찬가지입니다. 단기간에 근육은 커집니다. 그러나 스테로이드는 멈추는 동시에 운동효과가 떨어집니다. 그러면 다시 스테로이드의 유혹에 빠져들게 되죠. 도박과 같습니다. 처음에는 '한 번만 해야지'라고 생각하지만, 거기서 빠져나오기가 쉽지 않습니다. 아예 중독이 되어버리는 경우도 있습니다. 왜? 좀더 쉬운 방법이 있다는 것을 알게 되니까요. 그렇게 여러 번 반복하다 보면 결국 약물에 의한 부작용들이 나타나기 시작합니다. 이것은 자신이 자신의 몸에 가하는 심각한 반칙입니다. 그 피해 또한 자신이 고스란히 떠안아야만 하는….

김태훈　　편법이라는 거죠.

임종필　　아름다움에 대한 인식의 개선이 반드시 필요합니다. 미디어가 사람들의 기준을 흐트러뜨려놨어요. 미의 기준은 시대별로 조금씩 바뀌어왔어요. 여성의 경우 현재는 키 160센티미터 대에 체중 40킬로그램 대가 아이돌의 평균 몸매인데, 이걸 기준으로 삼습니다. 이미지가 잘못 세팅되어서 진짜 아름다움이라는 개념 자체가 잘못 흘러가고 있는 것 같습니다.

김태훈　　그렇다면 전문 트레이너로서 제시할 수 있는 아름답고 건강한 미의 기준은 어느 정도 될까요? 구체적으로 수치화해주신다면?

임종필　　바로 그런 수치에서 벗어나야 한다는 것이죠. (웃음)

키와 몸무게를 수치로 잡아서 이야기할 때, 우리는 함정에 빠지게 됩니다. 몸을 구성하는 것은 근육뿐만이 아닙니다. 지방도 있죠. 같은 100킬로그램이어도 근육의 양과 지방의 비율이 다릅니다. 중요한 것은 수치가 아니라, 근육량이 많은 건강한 몸이어야 한다는 것이죠. 수치에서 벗어나야 비로소 운동을 바로 볼 수 있습니다. 살을 빼는 것만이 운동이 아닌 것이죠. 외적인 이미지 또한 균형이 중요합니다. 키와 몸무게의 상관관계는 결국 균형의 문제니까요.

김태훈   여기서 한 가지 궁금증이 남는데요, 극단적인 방법을 동원해서 다이어트나 운동을 할 경우 어떤 문제가 생기나요?

임종필   활성산소가 급격하게 늘어나서 쉽게 늙어버립니다. 얼마 전에 다이어트를 한 어떤 연예인의 경우 20년은 늙어 보이더군요. 아주 잘못된 케이스입니다. 그분이 대표적으로 '해서는 안 되는 사례'를 보여준 겁니다.

김태훈   저 또한 물어보고 싶었던 부분입니다. 그 연예인처럼 다이어트를 통해 몸짱은 됐지만 그렇게 갑자기 얼굴이 나이 들어 보이는 건 왜 그런 건가요?

임종필   우선 식사량을 서서히 줄여가면서 운동을 해야 하는데 갑자기 줄이면, 몸에서 기아 상태로 인지해 스트레스 호르몬이 엄청나게 나옵니다. 코르티솔이라는 스트레스 호르몬은 강력한 독약 같은 성분이 있어서 모든 세포를 찾아다니면서 죽입니다. 이 경우, 남자는 남성호르몬이 줄어들고 여자는 여성호르몬이 줄어들어, 심한 경우 탈모나 불임을 유발하기도 합니다. 이외에도 여러 가지 부작용이 있습니다. 가장 눈에 띄는 것 하나만 말씀드리자면 얼굴에 주름이 많아지는 거죠. 그래서 갑자기 늙어보이는 겁니다. 급격하게 체중을 빼는 과정에서 활성산소가 대거 생산되고, 이 활성산소가 피부의 콜라겐을 산화시켜 얼굴의 주름을 만들게 됩니다.

"과도한 운동중독은
제대로 된 운동법을 모르기 때문이다"

김태훈   운동시간은 어느 정도가 적절할까요? 하루 30분에서 한 시간을 이야기하셨는데요. 몸을 빨리 만들고 싶은 욕심에 체육관에서 서너 시간씩 운동을 하는 사람들도 봤습니다.

임종필   그런 경우 대부분 빨리 포기합니다. 저도 매년 1월에 영어학원에 등록하거나 인터넷강의를 들으면, 하루에 두세 시간씩 집중해서 공부를 합니다. 하지만 얼마 못 가 여지없이 포기하고 말죠. 영어공부는 역시 내 길이 아니구나, 생각하면서요. (웃음)

운동도 마찬가집니다. 하루에 두세 시간씩 계속할 수가 없어요. 그러면 다칩니다. 월남 스키부대 출신 아버님들이 그렇게 운동을 하세요. 현재의 몸은 체크하지 않고 옛날 생각만으로 운동을 하시는데, 그러면 부상을 입게 되고 결국 운동을 계속 못하게 됩니다.

김태훈   운동을 어느 정도 꾸준히 해온 사람들 중에서도 운동중독이라고 할 만큼 하루에 몇 시간씩 매달리는 경우가 있습니다.

임종필   잘 아셔야 되는 것이, 그런 분들은 자극을 못 받아서 그런 겁니다. 정확히 말하자면, 자극을 못 찾는 거죠. 올바른 운동법을 알면 자극할 부위를 정확히 찾아서 운동을 하고, 적당히 자극을 받으면 운동을 멈춥니다. 그런데 제대로 교육이 안 된 분들은 자극을 찾기 위해 계속 시간투자를 하죠. 사격으로 치면, 영점이 안 잡힌 총입니다. 그러니 계속 쏘는 거죠. 세 발을 쏴서 맞힐 수 있는 것을 서른 발을 쏴도 못 맞힙니다.

김태훈   PT의 효용성을 이야기하면서 언급했듯이, 이 운동이 자극해야 될 근육의 위치와 부위를 정확히 알면 그렇게 긴 시간 운동할 필요가 없다는 거죠?

임종필   하고 싶어도 할 수가 없죠. (웃음)

뛰는 게 좋을까
걷는 게 좋을까

김태훈　　　이제 본격적으로 운동방법에 대해 이야기해볼까요. 한동안 헬스클럽에서 뛰지 말고 걸으라는 이야기를 많이 들었습니다. 걷는 것이 칼로리 소모에 더 유리하다는 거였죠. 그런 영향인지, 최근에는 뛰는 사람들보다 걷는 사람이 더 많은 것 같습니다. 그런데 걷는 게 정말 뛰는 것보다 더 효과적인 운동방법인가요?

임종필　　　너무 일차원적인데… 무거운 분들이 뛰면 러닝머신이 망가지니까, 클럽에서는 될 수 있으면 걸으라고 권한 겁니다.

김태훈　　　정말요? (웃음)

임종필　　　네. 100킬로그램 이상인 사람이 뛰면 러닝머신이 견뎌

내질 못했어요. 요즘은 그렇지 않지만, 헬스클럽 초창기에는 대개 그 랬습니다. 아, 그리고 러닝머신이 아니고 트레드밀(treadmill)이 정확한 용어입니다. (웃음)

여기까진 여담이고, 본질적인 문제로 보자면… 뛰면 당연히 운동량 이 많아지고, 심박 수가 올라갑니다. 그런데 근육 자극에는 빨리 걷는 것이 도움이 많이 됩니다. 근육을 태우는 데도 빨리 걷는 것이 훨씬 효 율적이죠. 일장일단이 있습니다.

뛸 경우, 잘 뛰면 되는데 그런 사람이 별로 없습니다. 뛸 때 쿵쿵쿵 소리가 나면 관절에 무리가 갑니다. 잘 뛰는 방법을 배우고 연습한 사 람은 뛰면 운동량이 많아지고 좋아요. 하지만 그렇지 못한 사람은 맹 목적으로 뛰고, 더구나 쿠션도 좋지 않은 운동화를 신고 뜁니다. 이럴 바에는 뛰는 것보다 빨리 걷는 것이 더 효과적이라고 권유합니다.

개인적으로 평지에서 걷는 것은 권장하지 않습니다. 약간 경사각을 주고 걷는 게 좋습니다. 현대인들이 가장 안 쓰는 근육 중 하나가 다리, 엉덩이 뒤쪽 근육입니다. 평지가 너무 많아졌어요. 산과 들을 다 깎아 서 경사진 곳이 없고 그나마 경사진 곳은 차로 다닙니다. 평지만 걷다 보니 뒤쪽 근육을 안 쓰게 됩니다.

김태훈   높은 곳은 엘리베이터나 에스컬레이터를 이용하죠.

임종필   그래서 정작 써야 할 뒤쪽 근육을 안 쓰고 있는 겁니다. 여성들 엉덩이 예쁘게 보이려고 힐을 신습니다만, 힐은 엉덩이 망가뜨 리는 지름길입니다. 힙업이 되려면 오히려 뒤꿈치가 내려가야 합니다. '마사이신발'이라고, 뒤꿈치가 땅에 닿는 신발이 있었습니다. 뒤꿈치가 무조건 닿아야 엉덩이 근육 스트레칭이 됩니다. 그런데 힐은 뒤꿈치가 들려 있어 근육을 짧아지게 만들죠.

"웨이트 트레이닝을 한 다음
유산소운동을 하는 게 가장 효율적!"

김태훈   사실 걷기에 대해 재밌는 이야기를 들었습니다. 꾸준히 뛸 수만 있다면 운동능력에 가장 좋지만, 꾸준히 뛰게 했더니 회원들이 한 달 후 오지 않더랍니다. 너무 힘들다는 거죠. 그래서 제안한 것이 걷기였다는 겁니다. 걷는 것이 뛰는 것보다 쉽고, 앞서 말씀하신 것처럼 근육을 자극해서 다이어트에도 효과적이고… 체육관 입장에서는 회원 확보를 위한 마케팅의 일환으로 걷기를 장려한 측면도 있는 것 같습니다.

흥미로운 것은, 걷기회의론자들의 주장입니다. 그렇게 걸어봐야 입맛만 좋아져서 오히려 더 많이 먹게 되고 음식 흡수율도 올라간다는 겁니다. 그러니 결국 그 정도 걷기만으로는 살을 뺄 수 없다는 거죠.

임종필   맞는 말입니다. 그렇게 처음부터 30분 걸으면 배만 고파요. 식욕만 더 생기죠. 그래서 순서가 중요합니다. 처음에 근력운동을 해서 탄수화물 글리코겐을 에너지로 사용합니다. 여기에 대략 40~50분 정도 소요됩니다.

김태훈   웨이트를 말하는 건가요?

임종필   네, 웨이트 트레이닝입니다. 40~50분이 지나면 글리코겐이 고갈됩니다. 그때부터는 지방을 에너지원으로 사용합니다. 그러니까 웨이트 트레이닝을 먼저 하고 그다음 유산소운동을 하면 지방을 효율적으로 태울 수 있습니다.

그런데 근력운동은 안 하고 유산소운동만 하면, 30~40분을 글리코겐만 사용하는 겁니다. 탄수화물을 다 사용했으니 내려오면 허기가 져서 밥을 먹게 되는 거죠. 그렇다고 유산소운동을 한 시간 이상 하면, 지방은 태울 수 있지만 관절에 무리가 오겠죠. 그래서 트레드밀에 올라가기 전에 근력운동을 하는 것이 도움이 된다고 하는 겁니다.

그럼 마라토너들은 어떻게 그렇게 말랐나? 물론 이유가 있죠. 운동을 하면 탄수화물, 지방, 단백질 순으로 탑니다. 지방도 다 태웠는데 에너지가 없으면 단백질을 가져다 쓰죠. 마라토너들은 두 시간 이상 뜁니다. 단백질까지 다 써버려 몸이 싹 말라버리는 거예요.

김태훈   근육이 커질 수 없는 상황이라는 거네요.

임종필   없죠. 근육도 지근이라고 해서 얇은 근육만 태웁니다. 반대로 100미터 선수들은 몸이 큽니다. 고농축 탄수화물만 쓰죠. 몸이 클 수밖에 없어요. 이처럼 운동방법이나 형태에 따라 체중을 불리거나 줄일 수도 있습니다.

근육운동이 무조건 좋고 유산소운동이 전혀 소용없다는 식의 흑백논리는 적절치 않습니다. 무엇을 먼저 하는가가 중요하죠. 웨이트 트레이닝 한 다음, 유산소운동 30~40분 하는 것이 아주 효율적입니다.

> "몸의 유지를 원한다면 일주일에 두 번,
> 변화를 원한다면 세 번 운동하라"

김태훈　　　한 직장인이 트레이너를 찾아와서, 일주일을 기준으로 최소 운동량을 묻습니다. 어느 정도 해야 몸의 변화를 이끌어낼 수 있을까요?

임종필　　　변화와 유지 두 가지로 나눈다면, 유지는 일주일에 두 번 정도 하면 됩니다. 한 시간에서 한 시간 반 정도가 적당하죠. 삼겹살에 소맥 먹지 않고 건강을 위해 힘쓰겠다고 작정할 경우, 두 번 정도면 유지가 됩니다. 그런데 변화를 주고자 한다면 최소한 세 번 정도는 해야 몸에서 받아들입니다. 그래야만 유의미한 변화를 이끌어낼 수 있어요.

이것은 일종의 항상성입니다. 운동을 하는 날과 그렇지 않은 날의 비율이 적절해야 비로소 효과로 나타납니다. 근육은 사용하고 회복하는 과정을 통해 강화됩니다. 그런데 일주일에 하루만 운동을 하면, 물론 아주 안 하는 것보다는 좋겠지만, 근육에 충분한 자극을 줄 수 없겠죠. 그래서 주 2~3회의 운동을 권하는 겁니다.

그렇다면 일주일 내내 운동을 하는 것이 더 좋을까요? 물론 프로페셔널이라면 그렇겠죠. 그러나 일상을 살아가는 일반인이라면, 생활 속에서 받게 되는 스트레스와 피로도가 있으니까, 적절하게 몸을 쉬어주기도 해야 된다는 겁니다. 근육은 운동을 한다고 무조건 좋아지지 않습니다. 영양공급과 휴식이 필수죠.

좀더 구체적으로 설명하자면, 주 2회 운동을 할 경우 대부분 상체 하루, 하체 하루로 나눠서 하게 됩니다. 최소한의 운동을 하는 셈이죠. 하지만 주 3회라면 하체운동을 하루 하고, 상체운동을 이틀로 나눠 진행합니다. 근육의 부위를 좀더 세분화해서 집중적으로 운동을 하게 되는 거죠. 그래서 유지가 목적이면 주 2회, 근육 발달이 목표면 주 3회의 운동을 권해드립니다.

김태훈　　　운동반대론자들은, 늘 과로에 시달리고 잠이 부족하고 술자리가 잦을 경우에는 운동이 오히려 독이 될 수 있다고 주장합니다.

저도 술 많이 마십니다만, 술 먹은 다음 날 짐(GYM)에 가기는 쉽지 않습니다. 잠이 부족하면 조금 더 자는 것이 낫지 않을까, 스스로를 합리화하면서 운동을 빠지게 되죠. 그런데 이게 어쩌면 저의 일반적인 루틴이 아닌가 싶기도 합니다.

어떤가요? 피곤한 몸을 이끌고 운동을 하느니 차라리 쉬는 것이 낫다는 운동반대론자들의 주장에 동의하십니까?

임종필　　　일부 동의하고, 일부 반대합니다. 수면시간이 다섯 시간도 안 될 경우 운동을 안 하는 게 맞고, 여섯 시간 이상 잔다면 운동하는 것이 맞습니다.

운동 대신 조금 더 잔다고 피로가 풀린다는 것은 자기합리화입니다. 운동으로 땀을 빼면 몸에 쌓인 니코틴이나 알코올 찌꺼기 등이 땀으로 나옵니다. 술 먹고 다음 날 운동하면서 땀 냄새를 맡아보면 굉장히 짜고 악취가 납니다. 몸에 쌓인 노폐물이 땀으로 배출되는 거죠. 사우나에서 땀을 빼면 아무런 맛이 안 느껴집니다. 몸 안의 무기질과 비타민 위주로 밀어내기 때문입니다. 노폐물은 그대로 있죠. 잠을 더 잔다고 해서 노폐물이 나올까요? 아뇨, 계속 쌓입니다. 그러다 어느 순간 확 늘어져버리죠. 그래서 규칙적인 운동이 필요한 겁니다.

사실 회식이다, 피곤하다, 수면부족이다… 운동을 하지 않을 이유는 매일 넘쳐납니다. 바쁜 현대인들에게 마음 편히 운동할 수 있는 여건이란 쉽게 마련되지 않으니까요. 그래서 본인의 동기부여가 무엇보다 중요합니다.

김태훈　　　술 먹은 다음 날 운동을 하는 건 어떻습니까? 운동반대론자들은 술을 마셔 간에 무리가 간 상태에서 운동까지 하게 되면 역효과가 난다고 주장하는데요.

임종필　　　제가 의사는 아니지만, 제가 아는 의사 선생님의 말씀을 빌리자면, 똑같은 상황에서 운동을 하는 사람이 장기적으로 더 잘 회복이 된다고 합니다. 쉴 경우 누적이 돼서 회복이 더 더디다는 거죠. 꾸준하게 운동하는 것이 장기적으로 술을 더 마실 수 있는 에너지가 된다는 점을 기억해주시길 바랍니다. (웃음)

김태훈　　　어떤 방식이든 꾸준히 운동을 해서 근육량을 늘려야 한다는 거네요. 오늘 하루 피로를 풀기 위해서는 자는 것이 좋지만, 장기적으로 봤을 때는 피로를 풀고 알코올을 분해하는 속도를 높이기 위해 근육량을 늘리는 게 낫다는 거죠.

임종필　　우리 생활에서 선택이 아닌 필수라고 할 수 있습니다. 부부생활을 할 때도 근육의 역할이 엄청나게 중요합니다. 결국은 혈관입니다. 나이가 들거나, 스트레스를 많이 받거나, 술담배를 하게 되면 혈관이 좁아집니다. 남자의 성기관 역시 혈관입니다. 40대를 지나면서 정력이 약해진다는 것은 천만의 말씀입니다. 운동하면 중학생과 똑같아집니다. 중학교 2학년 수준으로, 운동하면 얼마든지 회복이 됩니다.

김태훈　　중학교 2학년 학생이요? (웃음)

임종필　　제가 과장이 좀 심했나요. (웃음)

운동 결심,
작심삼일이 되는 이유

김태훈　　　트레이너로서 직접 짐을 운영하고 계십니다. 새해가 되면 불같은 의지를 가지고 운동을 시작하겠다는 사람들이 많이 찾아오죠?

임종필　　　연초에 영어학원과 헬스클럽 매출이 가장 많이 오른다고 합니다. (웃음)

김태훈　　　그분들 대부분이 꽃 피는 봄이 오면 흔적도 없이 사라집니다. 가장 큰 이유가 무엇이라고 생각하시나요?

임종필　　　제가 영어 포기하면서 느낀 건데, (웃음) 의욕과 실력의 차이 때문이 아닌가 싶습니다. 내 의욕은 저 하늘까지 올라가 있는데 내 능력은 바닥입니다. 의욕을 너무 그렇게 내버려두면 잡지를 못합니다. 능력이 의욕을 못 따라가면서 결국 포기해버리는 거죠.

"과도한 목표가 우리를 주저앉게 한다!"

김태훈　　실제 운동 목표를 연예인으로 삼는 경우가 더러 있습니다. 예전에는 이소룡, 최근에는 영화배우 권상우처럼 만들겠다고들 하죠. 의욕이 앞서지만 한두 달 해보고 몸이나 생활에 변화가 없게 되면 점점 귀찮아지고 지치고, 그러다 운동능력과 이상 사이에 괴리가 생기게 됩니다.

임종필　　사회생활 처음 시작하면서 이건희 회장처럼 되겠다고 하면 괴리감이 느껴집니다. 목표 설정을 현실에 맞게끔 해야 합니다. 어떤 분들은 저한테 와서 멋진 모델처럼 만들어달라고 합니다. 솔직히 말씀드리면, 다시 태어나는 수밖에 없습니다. 그걸 어떻게 하겠습니까. 냉혹하지만 정확하게 내 현실을 파악하고, 거울 속 나를 보고, 내가 할 수 있는 최대치가 어느 정도인지 고민하는 것이 중요합니다.

김태훈　　그러면 어느 정도의 시간 동안 꾸준히 해야 계속해서 운동하는 습관이 몸에 남게 되나요? 운동이 자기화되는, 소위 인이 박이는 데 필요한 시간이 궁금합니다. 앞에서도 살짝 말씀해주셨지만, 현장 트레이너로서 좀더 구체적이고 현실적인 이야기를 듣고 싶습니다.

임종필　　담배 끊는 것과 유사한데, 3개월은 부족하고 6개월은 되어야 합니다. 대부분 특별한 목적을 위해 한두 달 하게 되는데, 어느 정도 시간이 지나면 부작용을 경험합니다. 제가 보디빌더 생활도 좀 했는데요, 다이어트를 3〜4개월 합니다. 끝나면 100프로 요요가 옵니다. 20킬로그램 빼는 데 3〜4개월 걸립니다. 반면, 20킬로그램 찌는 데는 열흘도 채 안 걸립니다. 저야 직업이다 보니 쪘다 뺐다 하지만 일반인들에게는 엄청난 스트레스입니다.

　기간이 짧으면 요요가 빨리 온다는 건 불변의 진리입니다. 체중을 5〜6킬로그램 빼려고 한다면 한 달에 1킬로그램 뺀다고 생각하면 됩니다. 6개월이면 6킬로그램 빠지는 셈인데, 그렇게 뺀 살은 다시 잘 안 찌고 인이 박입니다. 한 달에 1킬로그램 넘어가면 몸에 무리가 오기 시작합니다.

김태훈　　6개월이 최소 기간이다? 그 정도는 돼야 운동이 꾸준하게 되고 요요현상 없이 받아들일 수 있다, 이거네요.

임종필　　네, 최소 기간입니다. 밖에 나가면 피트니스센터 광고에 '3개월'이라는 말이 많이 등장하는데, 왜 3개월일까요? 그건 회원권 팔려는 상술일 뿐입니다.

김태훈　　3개월, 6개월, 1년 등 기간이 길수록 금액을 낮춰줍니다. 짐을 운영하는 분들에게 이렇게 싸게 하면 이윤이 남느냐고 물어본 적이 있는데, 6개월이나 1년 끊는 분들도 대부분 그 기간을 다 다니지 못한다고 하더군요.

임종필　안 나오는 사람이 많죠. 그런데 한 달 끊은 사람은 매일 나옵니다. 3개월 끊으면 덜 나오고, 1년 끊는 사람들은 후원자죠. 일종의 기부자입니다. 자기합리화가 어느 정도 작용한다고 봅니다. 끊어놨으니까, '킵'해뒀으니까 언제든지 가면 되겠지, 그렇게 위안을 하는 거죠. 그런데 가만히 생각해보면, 우리가 보통 술 먹고 '킵'해둔 것도 잘 찾아먹게 되지 않잖아요. (웃음)

본론으로 돌아가서… 기간은 6개월이 이상적이고, 생리학적으로 봤을 때 3~4개월이 지나야 변화가 시작됩니다. 그 전에는 생리적인 변화가 아닌 인위적 변화입니다.

김태훈　운동을 하면 살이 빠지고 근육이 단련되는 것 외에 다른 변화가 있나요?

임종필　호르몬이 달라지죠. 근육을 만드는 대표적인 호르몬인 테스토스테론 호르몬 수치가 올라갑니다. 남성이 남성다워지고, 힘을 더 많이 쓸 수 있게 되고 생활에 활력이 생기죠. 근육이 커지는 게 중요한 것이 아니라 생활에 활력이 생기는 것이 중요합니다. 3~4개월 지나면 스스로 느낄 수 있습니다.

왜 그 기간이냐 하면… 운동을 처음 하시는 분들은 처음에는 몸에서 반감을 일으킵니다. 안 하던 것을 하다 보니 적응기간이 필요한 거죠. 한두 달은 운동이 아닌 노동으로 인지해서 몸이 고통이나 통증으로 받아들이고 밀어냅니다. 빈도를 일정하게 해서 어느 정도 반복해야 비로소 운동으로 인식하게 됩니다. 그게 대략 3개월입니다. 생리적 변화는 사람마다 다르지만, 보통 3~4개월 지나면 나타나기 시작하고,

그때부터 인이 박입니다.

"쉽고 간단하게 살을 빼는 방법은
이 세상 그 어디에도 없다!"

김태훈　　　우리 몸에 생리적인 변화가 나타나고 운동으로 인식하는 게 3개월이고, 6개월 정도 되었을 때 몸에 유의미한 변화가 일어난다는 거네요. 그렇다면 운동을 계속할 수 있는 어떤 패턴이 있을까요?

임종필　　　외부적인 변화만 생각하면 운동을 쉽게 포기하게 됩니다. 하지만 내부적인 변화가 분명히 있습니다. 술 좋아하는 경우, 전에는 다음 날 오후 3시까지 잤는데 운동을 하게 되면 12시 반만 되면 일어날 수 있습니다. 계단을 올랐는데 숨이 차지 않아요. 성적인 부분에서 둔감했는데 스치는 옷자락에도 반응을 하게 되는 등 활기를 띠게 됩니다. 그런 내부적인 변화가 일차적으로 옵니다.

　　일차적인 변화는 식스팩이 아닙니다. 배가 나오면 새끼발톱 깎기가 어렵고 혈압이 올라갑니다. 그런데 운동을 하면 어느 순간 새끼발톱 깎기가 편해집니다. 여자들은 속옷을 입고 블라우스 입었을 때 등에 튀어나왔던 부분이 쏙 들어가는, 자신만 알 수 있는 변화가 일어납니다.

김태훈　　　TV 방송이나 홈쇼핑 등을 통해 운동을 소개하는 트레이너들이 많습니다. 집에서 간단하게 할 수 있는 운동이라면서 팔뚝살 혹은 등살 빼는 운동을 소개하는데, 효능이나 효과 측면에서는 좀 의심스럽습니다. 현실적으로 얼마만큼의 효과가 있는지 잘 모르겠어요. 또 특정 부위의 살을 빼는 기구들도 많이 나옵니다. 전문 트레이너 입장에서 어떻게 보십니까?

임종필   TV에 나오는 모델들은 해당 운동기구로 살을 뺀 것이 절대 아닙니다. 사실 저도 팔아봤습니다. 이거 사용하면 배용준처럼 된다고 했는데, 솔직히 말씀드리자면, 그 도구로는 살이 빠지지 않습니다. 판매를 해야 하니까 어느 정도 포장해서 말씀드리는 부분이 없지 않아요. '쉽고 간단하게 할 수 있다'는 건 상당히 유혹적인 표현입니다.

김태훈   식탁에서 이렇게 말하는 것과 같죠. "간단하게 만들 수 있는 거 줘." 요리하는 입장에서는 가장 짜증나는 요구죠. (웃음)

임종필   '간단하게'는 가장 어렵고 포괄적인 개념인 것 같아요. 정말 '간단하게' 할 수 있는 사람은 아예 모르거나 마스터거나 둘 중 하나 아닐까요. 마스터라면 어려운 일도 간단하게 하겠죠. 아예 모르는 사람이야 하는 게 아니라 그냥 넘겨버릴 테고요. 그러니 마스터가 아니라면 '간단하게'라는 유혹에 넘어가서는 안 됩니다. TV에 나오는 모델은 따라갈 필요도, 따라갈 수도 없습니다.

부위별로 살을 빼거나 근육을 키운다고도 하는데, 우리 몸의 모든 근육은 다 연결되어 있습니다.

김태훈   특정 부위 살을 뺀다는 건 현실적이지 않다는 거네요. 그런 방법은 정말 없습니까?

임종필   결단코 없습니다. 셀룰라이트 제거제다, 다이어트 패치다, 뭐다뭐다 하는데, 대부분 임상실험도 제대로 되지 않은 것들을 공식적으로 판매하고 있습니다. 정말 형사고발하고 싶어요. 부분적으로 사실이 포함되어 있을 수 있지만, 그것이 전체적인 진실인 것처럼 왜곡해서 판매하는 것은 대국민 사기입니다.

유명인사들이 한다는 간헐적 단식이나 1일 1식 등 유행 다이어트에 혹해서 하게 되는 경우도 많은데, 그런 방식의 효과나 효능에 대해서도 정확한 검증 없이 함부로 말해서는 안 된다고 생각합니다.

부위별로 살을 뺄 수 있는 방법은, 트레이너로서의 인생을 걸고 결단코 없습니다. 만약 현실적으로 가능하다면, 노벨상을 받거나 천문학적인 돈을 벌었을 겁니다. 탈모를 해결하는 것과 같은 수준의 과제가 아닐까 싶습니다. (웃음)

김태훈   그렇다면 팔뚝살이나 허벅지살을 빼고 싶어하는 사람에게 어떤 운동법을 권하시겠습니까?

임종필   전신운동입니다. 어느 부위에 살이 찌는 것은, 우리는 '때가 낀다'고 하는데, 에너지를 가져다 쓸 근육이 없다는 이야기입니다. 해당 부위 근육만 키워서 될 일이 아니라, 몸 곳곳의 근육들을 깨워 에너지를 사용하게 해야 합니다. 계속 순환운동을 해서 지방을 많이 쓸 수 있게 해야지, 특정 부위만 빼는 것은 불가능합니다. 반대로 키울 수는 있습니다.

김태훈   운동을 하면 해당 부위를 키울 수는 있지만, 팔운동을 한다고 해서 팔에 있는 지방이 빠지지는 않는다는 거네요.

임종필   지방은 전신 순환운동을 해야 빠집니다.

김태훈   인체 부위에서 지방이 빠지는 순서가 있나요?

임종필   보디빌더 선수들을 보면 마지막에 뱃살이 빠집니다. 시합 끝나고 나서 가장 먼저 찌는 곳이 배고요. 지방세포라는 것이 운동이나 다이어트를 한다고 없어지지는 않습니다. 작아지는 거죠. 풍선과 같습니다. 바람을 넣으면 커지고 바람이 빠지면 줄어들지만, 그 안의 개체 수는 큰 변동이 없어요. 지방세포의 개체 수는 성장기 때 이미 다 증가합니다.

> "지방세포는 작아질 뿐,
> 없어지지 않는다!"

김태훈   체질이라고 하는데, 어떤 사람은 물만 먹어도 금방 살이 찌고, 어떤 사람은 많이 먹어도 안 찌잖아요. 이것도 결국 지방세포 개체 수의 차이에서 오는 거라고 볼 수 있겠네요.

임종필   근육도 근육세포의 수에 따라 달라집니다. 결국 근육세포와 지방세포의 비율에 따라 살이 찌거나 안 찐다고 할 수 있죠. 인위적으로 조절할 수 있는 것이 아닙니다. 배에 지방세포가 가장 많이 몰려 있어요. 어디든 안 쓰면 때가 끼는데, 현대인들은 배를 쓸 일이 별로 없습니다.

김태훈　　잘 쓰지 않기 때문에 쌓이는 거라는 얘기죠. 복근운동을 하면 배에 지방이 쌓이지 않겠네요.

임종필　　복근운동은 근육을 붙이는 것이지 지방을 태우는 것이 아닙니다. 복근운동을 하면 배에 있는 근육을 두껍게 만들 수는 있지만, 지방은 별개의 문제입니다. 지방은 순환운동을 해야 빠집니다. 그리고 배가 나온 사람은 대부분 허리가 약합니다.

김태훈　　체중이 앞으로 쏠리니까요.

임종필　　그렇게 허리가 약한 상태에서 배운동을 하는 것은 좋지 않습니다. 배가 나왔다는 건 근육보다 지방이 더 많다는 얘긴데, 무리해서 상체를 들어올리면, 허리근육에 무리가 가면서 디스크의 원인이 됩니다. 역으로, 허리가 약한 사람도 배가 나옵니다. 그러니 배 나온 사람이 배운동하는 건 바보 같은 짓이죠. 차라리 팔다리운동을 하는 것이 낫습니다. 지방의 잉여 칼로리를 팔다리에서 가져다 쓰도록 하는 것이죠.
　　현대인들은 도시형 비만이 많습니다. '스파이더 비만'이라고 하는데, 팔다리는 얇고 몸통만 두꺼워지죠. 사실 팔다리 쓸 일이 별로 없잖아요. 맨날 손가락질만 하고 페달만 밟죠. 반면, 두뇌는 자꾸 사용하니까 커져서 거북목이 됩니다.

운동선수를 볼까요. 축구선수나 농구선수들은 무지하게 뜁니다. 그들 중에 배 나온 사람은 없습니다. 그런데 야구선수는 어떤가요? 분명히 같은 구기운동인데 배 나온 사람이 있습니다. 운동방법이나 근육을 어떻게 쓰느냐에 따라 근육의 형태도 달라지는 겁니다. 투수나 타자는 사실 씨름을 하는 것과 같습니다. 순간의 힘을 발휘하는 거죠. 1루까지 가는 데 몇 초 안 걸립니다. 다 해봤지만, 10초 내외로 끝납니다. 무산소운동은 씨름과 똑같은 운동입니다. 순간적으로 근육을 최대치로 쓰는 운동과 장시간 근육을 쓰는 마라톤 같은 운동은, 운동의 방법뿐 아니라 운동에 의한 근육의 크기도 완전히 달라집니다.

운동을 한다고 해서 근육이 다 두꺼워지는 게 아닌 거죠. 피겨스케이팅을 하는 김연아 씨는 다리가 어떤가요?

김태훈　　가늘죠.

임종필　　김연아 씨가 스쿼트 무게 100킬로그램으로 운동한다면 믿으시겠습니까?

김태훈　　저보다 무겁게 하네요. (웃음)

임종필　　공중에 떠서 세 바퀴를 돌려면 체공시간이 상당히 길어야 하는데, 체공시간은 허벅지 근육에 의해 만들어집니다. 허벅지 근육이 강해야 올라갈 수 있는 거죠.

여자들은 운동하면 다리가 두꺼워진다고 하는데, 펌핑이 되니까 당

단기간에 살을 빼기 위한 극단적인 다이어트나 스테로이드 요법이 오히려 몸에 해가 된다는 거군요. 결국 몸을 제대로 만들기 위해서는 인내심을 가지고 꾸준히 노력하는 것밖에 다른 방법이 없다는 얘기네요.

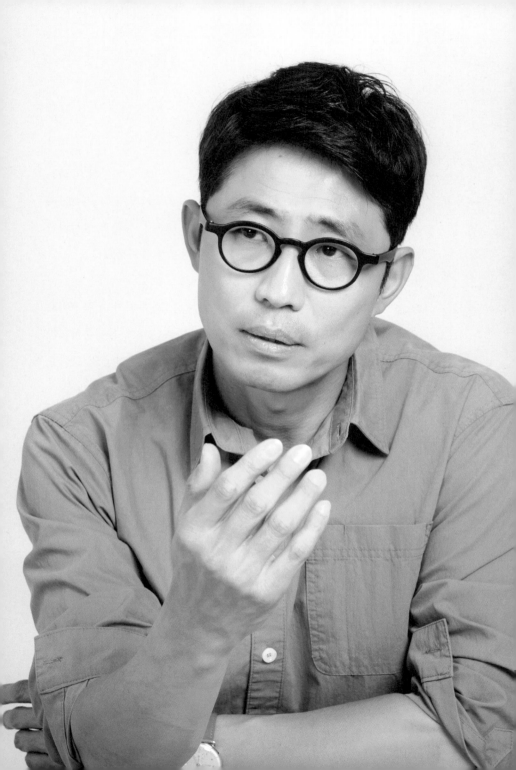

연히 두꺼워지는 겁니다.

김태훈　　　피가 몰리면서 그런 거죠.

임종필　　　네. 운동을 하면 펌핑 때문에 조금 더 두꺼워지긴 하는데, 시간이 지나면 다시 돌아옵니다. 사실 운동을 어떻게 하느냐에 따라 근육을 크게도 작게도 만들 수 있습니다. 작은 근육을 발달시키면 점점 타이트해지고, 큰 근육을 발달시키면 점점 키울 수 있죠.

김태훈　　　여성들이 운동을 싫어하는 이유 중 하나가 우락부락해지는 것 때문이라고 하는데, 트레이너들 말로는 그렇게 우락부락해지려면 입에서 단내가 날 정도로 운동을 해야 한다고 하더군요. 운동으로는 우락부락해지기 힘들다는 거죠.

임종필　　　"난 재벌 회장처럼 되고 싶지 않아서 돈 많이 안 벌래" 하는 것과 같습니다. 안 해도 될 걱정을 사서 하는 거죠.

몸의 건강, 습관에 따라
달리 형성된다

김태훈　　남성들은 주로 멋진 근육질 몸매를 원하고, 여성들은 대부분 날씬한 몸매를 원할 텐데요. 대표적으로 근력운동과 유산소운동이 있다고 하면, 각기 다른 체형의 몸을 원할 때 어떤 운동을 하는 게 좋을까요?

임종필　　특정 선수를 목표로 하지 않는 이상, 이상적인 운동은 남녀 성별이나 체형과 상관없이 공통으로 해당된다고 봅니다. 물론 중량의 차이는 있습니다. 근육질 몸을 원한다면 무게운동을 중심으로 해야 하겠죠. 마른 사람이라면 유산소운동이 많이 필요하지 않지만, 뚱뚱한 사람이라면 유산소운동도 같이 해야 합니다. 지방을 태워야 하니까요. 여성의 경우 날씬한 몸매를 원해서 무작정 유산소운동만 하는 것도 좋지 않습니다. 근육이 없으면, 기초대사량이 부족해 조금만 먹어도 살이 찔 수 있습니다. 근육운동을 같이 해야만 하는 이유죠.

순서를 말씀드리면, 오자마자 스트레칭하는 분이 있는데 잘못하면 다칩니다. 몸이 언 상태에서 갑자기 스트레칭하면 근육과 인대가 놀라죠. 몸에 살짝 열이 필요합니다. 먼저 사이클을 5~10분 탑니다. 땀이 송골송골 맺히는 순간, 몸이 운동할 준비가 된 겁니다.

다음 순서는 릴렉스로, 스트레칭을 해줍니다. 우리나라는 운동할 때 스트레칭에 인색한 편입니다. 미국과 아시아의 다른 나라를 다녀보면 우리나라가 스트레칭에 인색하다는 걸 알 수 있습니다.

김태훈　　인색하다는 건 잘 안 한다는 건가요?

> "스트레칭만 잘해도
> 운동 절반은 한 것이다"

임종필　　네, 잘 안 해요. 시간도 얼마 안 걸리는데, 5~10분이면 되는데, '빨리빨리' 때문에 대충 건너뜁니다. 실제 스톱워치를 눌러보면, 본인은 10분 했다고 하는데 실제로는 1분 정도 한 경우가 많습니다. 하지만 충분한 스트레칭은 기본입니다. 운동을 하면서 발생하는 모든 부상의 99.9퍼센트가 스트레칭과 워밍업을 제대로 안 한 데서 옵니다. 박태환 선수는 스트레칭만 40~50분 합니다. 프로페셔널들은 스트레칭의 중요성을 압니다.

사이클 5분에 스트레칭 10분 하면, 15분이 지났죠. 다음은 웨이트

트레이닝 40분입니다. 옆 사람하고 이야기하고 카톡 하고 스마트폰 보면서 하면, 하지 않는 것만 못합니다. 스마트폰 끄고, 그날 내가 할 분량의 운동을 적어놓고 차근차근 해야 합니다. 그렇게 근력운동을 충분히 한 다음, 유산소운동 30분. 총 1시간 30분, 90분 정도 하면 가장 이상적인 운동이라고 봅니다.

김태훈　　전문적으로 운동하는 사람들이 아닌 일반인들에게 이상적인 운동시간인 거네요. 하지만 나이가 들어 운동을 하면 적응하기가 쉽지 않습니다. 개인적인 경험이라 반드시 맞다고 할 수는 없지만 말이죠. (웃음) 주변에서 보면, 어렸을 때 운동을 했던 사람은 몇 년 놀다가 다시 해도 금방 회복하고 빨리 적응하는 것 같습니다. 반면 어릴 때 운동 별로 안 했던 사람들은 나이 들면서 운동하는 것을 더 두려워하고 발이 잘 떨어지지 않아요. 짐에 등록을 해도 쉽게 포기하고 말죠. 어린 시절의 운동능력이나 경험이 나이 들어서도 영향을 미치나요?

임종필　　100퍼센트 영향을 미칩니다. 학창시절 우등생 친구가 나쁜 친구 만나 가출해서 3~4개월 술 먹고 놀다 충격을 받고 돌아와 다시 공부를 합니다. 한편에서는 아예 공부를 안 했던 친구가 마음을 다잡고 열심히 공부를 해요. 다음 시험에서 두 친구의 성적이 어떻게 나올 것 같습니까?

김태훈　　공부했던 친구가 잘 나올 가능성이 높겠죠.

임종필　　맞습니다. 그것이 기억력이고 잠재력입니다. 내재되어 있는 능력이죠. 근육세포도 성장기에 증식합니다. 그때 운동하면 지방보다 근육세포가 더 많이 생깁니다. 그렇게 생긴 세포는 늙어야 없어집니다. 중간에 운동 안 하면 세포가 작아졌다가, 나이 먹어서 다시 운동을 하면 세포가 반응을 합니다. 그러니까 아예 안 했던 사람보다 빨리 근육이 만들어지고 몸도 좋아지죠.

정신적인 영향도 있습니다. 어렸을 때 긍정적인 효과를 경험했던 사람들은 나이 먹어서 다시 운동을 시작하는 데 거부감이 없어요. 하지만 그런 경험이 전혀 없는 채로 나이 먹어서 처음 운동을 시작하면 운동을 노동으로 생각하고 부정적으로 받아들입니다. 땀나고 헉헉거리는 이미지만 기억하죠. 운동할 때의 쾌감은 잘 느끼지 못하는 겁니다.

> "운동도 습관이다,
> 일찍 시작하고 꾸준히 하자!"

김태훈　　학교 교육의 영향도 있는 것 같습니다. 심지어 운동장이 없는 학교도 있다고 합니다. 이런 환경이 심각한 영향을 미칠 수도 있겠다는 생각이 들어요.

임종필　　어렸을 때 운동장에서 친구들과 마음껏 뛰어놀거나 운동경기를 하면서 성장한 경우 아무래도 좋은 기억이 많이 남겠죠. 운동을 하면서 느낀 희열이나 쾌감뿐만이 아닙니다. 놀이나 운동경기는 룰이 있고 파트너와 팀이 있지 않습니까. 자연스럽게 파트너십과 팀워크를 배울 수 있고, 그것이 사회생활로 이어지죠. 반면 그런 경험이 없는 친구들은 개인주의 성향이 짙고, 심한 경우 자기만 알고 자기 틀에서만 성장할 수도 있습니다. 실제로 강남의 중·고등학교 학생들을 PT해보면 개인주의적인 성향이 있습니다. 근력운동에 대한 인식도 좋지 않고요. 개인적으로 체육시간이 없어지는 것에 반대합니다.

김태훈　　　거시적으로 봐서, 미래 건강보험 지출까지 감안하면 더욱 그렇겠네요.

임종필　　　2015년 기준으로 비만 관련 비용이 약 9~10조 원이라고 합니다. 살을 빼기 위해 다이어트 관련 약이나 용품을 구입하고, 비만으로 인한 질환을 치료하는 데 쓴 돈입니다. 안 써도 되는 돈이죠. 과거에는 안 썼던 돈인데, 새롭게 추가된 비용입니다.

김태훈　　　어마어마하네요. 문제는 앞으로 더 늘어날 가능성이 높다는 데 있는 것 같습니다. 그런데 정말 근육도 나이를 먹다 보니, 나이 들어서 운동하면 젊었을 때보다 속도가 잘 안 붙는 것 같아요.

임종필　　　나이가 들면 기초대사량 자체가 급격히 감소하니까요. 또 젊은 사람은 세포가 늘어나는 속도가 빠른데, 나이 든 사람은 느립니다. 그래서 시간이 걸리지만, 무조건 하면 됩니다. 근육운동이 좋은 것이 정년이 없다는 거예요. 노력한 만큼 결과가 나오게 되어 있습니다. 또 운동을 하면 골밀도가 올라갑니다. 뼈의 밀도가 좋아져 골절도 예방할 수 있죠.

김태훈　　　아, 그런가요? 어떤 이유 때문이죠?

임종필　　　근육을 쓰게 되면 골격근이라고 해서 뼈도 같이 성장합니다. 밀도가 높아지면서 튼튼해지는 거죠. 근육이 수축운동을 하면서 뼈 성장판을 자극해 성장을 돕고, 조골세포를 자극해 칼슘 유입을 촉진해 골 밀도를 높여주기 때문입니다.

　어린 시절 운동이 중요한 게 바로 이런 이유 때문입니다. 근육운동을 해서 뼈를 바르게 지지해주면, 성장할 때 척추가 굽거나 몸이 구부정해지는 것을 충분히 예방할 수 있습니다. 물론 성장이 끝난 성인도 근육운동을 통해 자세를 교정할 수 있어요. 대표적인 것이 허리 뒤쪽에 있는 척추세움근입니다. 이 근육이 약해지면 허리를 지지하는 힘이 없으니 자연스럽게 몸이 앞으로 숙여집니다.

　앞에서도 말씀드렸습니다만, 근육은 뼈에 붙어 있습니다. 운동을 통해 근육이 튼튼해지면 뼈를 더 잘 지지해 자세를 잡아주는 효과가 분명히 있습니다. 그래서 근육운동만으로 키가 큰 듯한 느낌을 받을 수도 있는 거죠. 운동으로 몸을 완전히 다르게 만들 수는 없지만, 자세가 좋아지는 것만으로도 충분히 효과를 만들어낼 수 있습니다. 근육운동이 그런 해법의 하나라는 것은 분명합니다.

김태훈　　　조금만 더 구체적으로 설명해주시죠.

임종필　　　사람의 몸은 뼈와 근육으로 유지됩니다. 이때 뼈와 근육이 얼마나, 어떻게 발달했는가 하는 점이 자세를 결정하는 데 가장 중요한 요인이 되죠. 컴퓨터를 오래 사용하고 자주 휴대폰을 들여다보는 현대인들은 대부분 몸이 앞으로 굽어 있습니다.

어릴 때부터 컴퓨터를 사용하는 요즘 아이들은 그 정도가 더 심하겠죠. 이런 경우 몸의 뒤쪽 근육, 특히 척추세움근을 중심으로 한 등 뒤쪽 근육을 강화시키면 자세를 교정할 수 있습니다. 몸이 펴지니 당연히 키도 커지는 효과를 볼 수 있죠. 몸 뒤쪽의 근육은 아이들뿐만 아니라 성인들에게도 중요합니다. 대부분 엘리베이터와 에스컬레이터를 사용해 고층으로 이동하기 때문에 비탈을 올라갈 때 쓰는 몸 뒤의 근육들이 퇴화되어 있습니다. 이런 근육을 강화시키면 역시 곧은 자세를 유지하는 데 도움이 됩니다.

하나 더 이야기하면… 지하철을 타면 소위 '쩍벌남'이라고 하는 남성들을 보게 됩니다. 그런데 대부분 허벅지와 골반 근육이 퇴화해, 그것이 다리를 벌리는 원인이 되기도 합니다. 근육이 잡아주지 못하니 다리가 벌어지는 거죠. 에티켓이 없다고 욕하지만, 퇴화된 근육 때문이기도 하니 조금 안쓰러운 경우도 많습니다.

> "효과적인 운동시간,
> 분명 따로 있다!"

김태훈 한때 아침형 인간이 인기였습니다. 그렇지 않은 사람은 루저로 취급하는 분위기였죠. 저는 아침잠이 많아 그 흐름에 반기를 들었었는데요. (웃음) 운동을 하는 시간대에 대해서도 의견이 분분합니다. 아침운동이나 저녁운동 각각 장단점이 있을 것 같은데, 어떤 생활

리듬을 가진 이들에게 어떤 시간의 운동이 좋은지 추천해주시죠.

임종필　　　보통 직장인의 경우, 아침 7시에 일어나서 8시 출근, 7시 퇴근, 10시 취침이라고 한다면 당연히 오후에 운동하는 것이 좋습니다. 성장호르몬이 밤 10시부터 새벽 2시까지 분비됩니다. 성장호르몬은 근육을 성장시키고 회복시키는 호르몬입니다. 그 타이밍에 맞춰 운동하면 좋죠.

　살을 빼고 싶다면 저녁이나 야식 먹고 남아 있는 잉여 칼로리를 효과적으로 제거하는 것이 중요합니다. 그걸 효율적으로 태우려면 오전 유산소운동이 도움이 됩니다. 여유가 될 경우 오후에 근육운동을 병행하면 좋습니다.

　몇 시에 자고 몇 시에 일어나느냐 하는 생활리듬에 따라 식사와 운동시간을 바꿔주면 됩니다. 직업상 낮과 밤이 바뀐다고 해서 운동을 하지 않을 수는 없습니다. 연예인 김종국 씨는 새벽에 운동하고 잡니다. 무조건 몇 시가 아니라 본인의 수면시간에 따라 맞추면 됩니다.

> "평범한 직장인이라면
> 밤에 근력운동, 아침에 유산소운동을!"

김태훈　　　일반적인 직장인의 경우, 운동을 언제 어떻게 하면 좋을지 좀더 구체적으로 설명해주시죠.

임종필　　　퇴근 후 근력운동을 8시에 해서 마감하고 11시경에 취침하면 좋습니다. 살을 빼고 싶다면, 아침에 조금 일찍 일어나서 30분 사이클을 타면서 유산소운동을 하길 권합니다. 근력운동은 한 시간 밤에 하고, 유산소운동은 아침에 30분 하는 것이 적절한 조합으로 보입니다.

김태훈　　　유산소운동은 어느 정도 하는 게 가장 효과적일까요? 체육관에서 보면, 트레드밀에서 두 시간짜리 영화를 보고 내려와도 땀이 나지 않는 분이 있는가 하면, 빠른 속도로 10분만 걸어도 온몸이 땀에 흥건해지는 분도 있습니다.

임종필　　　스마트폰 많이 들고 다니시는데, 1분 이상 통화할 수 있다면 잘못된 유산소운동을 하고 계신 겁니다.

김태훈　　　제대로 하면 통화 자체가 어렵다는 거네요.

임종필　　　일상적인 소통이 가능하다면 잘못된 운동이고, 연락을 받았는데 좀 있다가 전화할게 정도, 정상적인 소통은 안 되고 간단한 통화만 할 수 있는 정도의 강도가 맞는 것 같습니다.

　심리적인 상담을 하거나 어떤 이슈에 대해 열변을 토한다면, 적당한 운동 속도가 아닙니다. 내가 유산소운동을 하는데 드라마 보면서 배우의 감정에 몰입된다면, 그 또한 맞지 않습니다. 전문적인 용어로 목표 심박 수, 최대 심박 수에 도달하지 못합니다.

김태훈   편하게 걷는 정도로는 운동이 되지 않는다는 얘기네요. 골프는 어떤가요? 골프가 좋은 운동이라고는 하지만, 골프 쳐서 살 뺐다는 사람은 거의 못 봤습니다.

임종필   골프는 엄밀히 따지면 스포츠가 아닙니다. 게임이죠. 스포츠라고 하면 활동적으로 움직이면서 땀을 빼야 하는데, 볼링이나 골프는 운동학적으로 봤을 때 아주 안 좋은 운동에 속합니다. 진자운동으로, 한쪽 방향만 쓰기 때문에 균형이 무너집니다. 관절에도 무리가 오죠. 반대쪽도 사용해줘야 하는데, 그게 현실적으로 어렵습니다. 실제로 미국에서는 골프 레슨을 할 때 반대쪽으로도 시킨다고 해요.
　이건 물론 일반인들에게만 해당되는 이야기입니다. 프로 운동선수들은 평소에 웨이트 트레이닝을 병행하기 때문에 이런 문제들이 생기지 않죠.

김태훈   유산소운동으로서도 효과가 없나요?

임종필   산책하듯이 걸어가면서 하면 별로 도움이 되지 않습니다. 80~90대 노모 모시고 가서 함께 골프를 치면, 정서적인 효과는 있겠지만 운동학적으로는 별로 효과가 없습니다.

운동을 하는
나만의 목적과 방법

김태훈   이제 운동을 시작하는 사람들에게 실질적으로 도움이
될 만한 이야기들을 여쭤보려고 합니다.

최배달이라고, 극강의 파이터이자 극진가라테의 창시자죠. 그분이
아들과 나눈 대화를 듣고 크게 웃은 적이 있습니다. 아들이 아버지에
게 어떤 무술을 배워야 되느냐고 물었답니다. 아버지가 답하길, 집에
서 가장 가까운 짐에 다니라고 했다는 거예요. 한편으로는 재미있지
만, 가장 중요한 이야기인 것 같습니다. 학원이나 체육관처럼 억지로
다녀야 할 경우 집에서 멀면 더 안 가게 되잖아요.

운동을 전문적으로 가르쳐오신 입장에서, 운동을 처음 시작할 때
가장 중요한 것이 무엇이라고 생각하세요? 운동을 쉽게 포기하는 이
유가 의욕과 실력의 차이 때문이라고 하셨는데, 그렇다면 현실적으로
어떤 목표를 설정해야 운동을 포기하지 않고 꾸준히 할 수 있을까요?

"3만 원짜리 헬스클럽에서
300만 원어치 효과를 보는 방법"

임종필　　　　먼저, 최배달 총수님 말씀이 심플하잖아요. 철학적인 표현입니다. 어떤 짐에 가는 게 좋으냐고 묻는다면, 저 또한 동네 체육관에 가라고 권하겠습니다. 우리가 시설 좋은 독서실 다닌다고 다 공부 잘하는 거 아니잖아요. 실력 좋은 강사 많은 학원 다닌다고 다 좋은 대학 가는 것도 아니고요. 어떻게 활용하느냐에 따라 3만 원짜리 헬스클럽에서도 300만 원어치 효과를 볼 수 있고, 300만 원짜리 헬스클럽에서 채 3만 원어치도 다 못 뽑아낼 수도 있습니다.

헬스클럽 활용도를 높이기 위해서는 결국 스스로 학습이 되어야 합니다. 어떤 사람은 헬스클럽에 가서 트레이너에게 배우 김태희처럼 만들어달라고 합니다. 요구가 너무 포괄적이고 추상적이에요. 무엇보다도 다시 태어나지 않으면 불가능한 일입니다. 그보다는 "선생님, 제가 오늘 팔운동을 하려고 하는데, 팔에 집중이 안 됩니다. 자세 한번 잡아주실 수 있을까요?" 이렇게 디테일하고 구체적으로 요청하는 게 좋습니다. 트레이너 입장에서는 이 사람이 공부를 해서 질문을 한다는 생각에 더 진지하게, 하나라도 더 가르쳐주게 되어 있습니다. PT를 하지 않더라도 말이죠. PT를 받아야만 가르쳐준다고 할 트레이너는 대한민국에 없습니다. (웃음)

그다음에 '천 원의 행복'인데, 천 원짜리 주스 한 병 갖고 가서 물어보면 대부분 다 가르쳐줍니다. 하루에 2~3개씩 물으면 열흘이면 20~30개가 됩니다.

김태훈   스스로 짐 활용도를 높이라는 거군요.

임종필   아무리 좋은 짐에서 아무리 실력 좋은 트레이너에게 PT 를 받더라도, 소가 질질 끌려가듯 하면 효과가 없습니다. 왜 하는지, 어느 부위가 운동이 되는지 노트에 필기해가면서 계속 원리를 배우면 일정 기간 후 나머지는 얼마든지 혼자 할 수 있습니다.

   PT의 단점이 사실 금액인데, 초기에 좀 지출이 있더라도 스스로 잘 배워두면 평생 활용이 가능합니다. 김 작가님도 복싱하시면서 기본 스텝 배우면 나머지는 혼자 할 수 있지 않습니까. 하지만 기본기를 배우지 않은 사람이 샌드백을 치면 어깨와 손목이 남아나질 않습니다.

김태훈   처음부터 혼자 하는 것보다는 최소한의 학습을 받아야 기본 자세라든지 운동시 유의할 점들을 알 수 있고, 그런 면에서 초기 두세 달은 PT가 필요하다는 거네요. 여의치 않으면 짐 트레이너를 어떻게 활용할지 고민해봐야겠고요.

임종필   사실 요즘은 스마트폰에 다 나와 있습니다. 짐에 가기 전 내가 오늘 할 운동을 먼저 찾아보고 질문거리를 생각해서 가는 것도 도움이 될 것 같습니다.

김태훈   스마트폰에 있는 건 잘 안 외웁니다. 아인슈타인의 말대로, 금방 찾을 수 있는 건 기억해두지 않게 되죠.

임종필   외우라는 것이 아니라, 질문거리를 스마트폰에서 찾아

보라는 겁니다. 팔운동에 어떤 동작이 있는가를 알면 질문거리가 생기잖아요. 운동 관련해서 한두 가지 질문한다고 돈 더 내라는 트레이너는 없습니다. 백화점 시식코너에서 맛봤다고 다 사는 건 아니지 않습니까. 지혜롭게 활용하라는 거죠.

"거울에 자신의 몸을 비춰보면서
현실적이고 구체적인 목표를 설정하자!"

김태훈　　　목표 이야기로 돌아가서, 일반인들에게 가장 현실적인 운동 목표는 어떤 것일까요?

임종필　　　전설적인 보디빌더이자 영화배우인 아널드 슈워제네거도 같은 문답을 했습니다. 답은 거울 앞에 전라로 서보는 것입니다. 몸을 흔들어보세요. 흔들리는 것이 모두 지방입니다. 그거 빼면 된다는 거죠.

김태훈　　　운동할 때 가장 중요한 건 뭐라고 생각하세요? 어떤 분들은 몸을 만드는 건 운동이 3할, 수면과 영양이 7할이라고 주장합니다. 사실 현대인들에게 가장 힘든 부분이기도 하죠. 잦은 회식 때문에 매번 먹게 되는 기름진 음식, 운동할 시간적·정신적 여유의 부재, 집중적으로 휴식을 취할 수 없는 환경 등.
　　운동량은 자신의 하루 일과에 맞춰야지, 무조건 정해진 시간에 짜

맞추기는 어렵다고 봅니다. 피곤한 날은 30분 정도 줄이고, 여유가 있는 날은 30분 정도 더 하고, 주말에는 등산이나 하이킹 등 좀 다른 방법으로 운동을 하는 거죠. 이런 식의 프로그램에 대해서는 어떻게 생각하세요?

임종필　　　우리 몸에는 대근육과 소근육이 있습니다. 대근육은 가슴, 등, 팔, 허리, 하체 등의 큰 근육이고, 소근육은 정교한 움직임에 필요한 작은 근육을 말합니다. 컨디션이 안 좋은 날에는 소근육운동만 합니다. 코어운동, 플랭크운동, 팔운동 등은 에너지를 상대적으로 덜 사용해도 됩니다. 대신 컨디션이 좋을 때는 대근육을 활용하는 하체운동을 통해 에너지를 많이 씁니다.

　관절을 많이 사용하는가, 적게 사용하는가도 중요합니다. 관절이 늘어나면 근육도 늘어나니까요. 플랭크운동은 어깨와 팔꿈치, 스쿼트는 골반과 무릎, 발목을 사용합니다. 컨디션이 별로면 관절을 적게 쓰는 운동을 하고, 좋을 때는 많이 사용하는 방향으로 프로그램을 구성하면 됩니다. 굳이 관절을 움직여야 운동이 되는 건 아닙니다. 가장 좋은 운동이 플랭크(plank)로, '널빤지'라는 뜻입니다.

김태훈　　　스쿼트와 함께 '악 소리 나는 운동'으로 불리죠. (웃음)

임종필　　　저 학교 다닐 때는 선생님이 '엎드려뻗쳐!'를 자주 시키셨는데, 그것이 바로 플랭크입니다. 코어운동이라 꾸준히 하면 도움이 많이 됩니다. 샤워 전에 1분씩 세 번만 해도 땀이 엄청 납니다. 그러고 샤워하면 됩니다.

김태훈   지금 이야기 중에 '코어'라는 말이 많이 나오는데요. 코어가 구체적으로 어디를 가리키며, 코어운동을 통해 강화되는 부위는 어디인가요?

임종필   코어(core)는 '중심'이라는 의미로, 몸의 중심에 있는 근육들을 가리킵니다. 나무로 치면 뿌리입니다. 뿌리가 썩으면 나무가 잘 자랄 수 없듯이, 우리 몸에서도 코어가 건강해야만 다른 근육들을 강화시킬 수 있습니다. 정확한 부위는 배꼽 주변으로, 고관절 골반 안쪽 근육인데, 잘 쓰지 않습니다. 코어운동은 안에 있는 근육을 활성화시켜서 그 주변 근육까지 같이 활성화시키고, 그 근육들을 기반으로 다른 근육을 사용하게 하거나 그만큼 운동량을 늘려 기능을 활성화하는 겁니다.

코어운동은 등척성(等尺性) 운동입니다. 근육의 수축이나 이완 없이 중심을 잡아주는 것만으로 운동을 하는 거죠. 근육은 움직이지 않지만 계속적으로 에너지와 열이 발생합니다. 손 들고 있으면 근육의 움직임은 없지만 땀이 나잖아요. 태권도를 예로 들면, 굉장히 스피디한 운동인데 시작할 때는 기마자세부터 배웁니다. 다리의 버티는 힘과 허리 코어를 키우는 겁니다. 그래야만 순발력 있게 파워를 낼 수 있기 때문이죠.

김태훈   코어를 강화할 수 있는 운동법으로 대표적인 것이 플랭크라는 건데, 사실 아주 단순한 운동이지만 1분을 버티기가 쉽지 않아요.

임종필   버틴다는 것은 근육을 적절하게 활용하는 겁니다.

김태훈　　　들거나 밀거나 당기거나 하는 게 운동이라고 생각하기 쉬운데, 같은 자세로 버티는 것만으로도 최고의 운동효과를 낼 수 있다는 거죠?

임종필　　　그래서 요가를 하는 겁니다. 나무자세, 독수리자세 등으로 버티는 데 에너지가 발생하고 몸의 균형이 유지되는 거죠. 코어운동에서 중요한 건 밸런스입니다. 몸의 균형이 무너지면 어떤 운동을 해도 다칩니다.

"연예인이나 정치인 따라 하지 말고 자기 자신에게 가장 잘 맞는 운동법 찾기"

김태훈　　　최근 유행하는 운동 형태 중에서, 마치 군대에서 PT체조 하듯이 60초 혹은 3분 아주 격렬하게 운동하면, 15분 혹은 한 시간 이상 운동한 효과가 있다고 합니다. 어떻게 생각하십니까?

임종필　　　3~4분 운동의 기적이라고 불리는 타바타 같은 것들이 나오고 있습니다. 기본적으로 신체가 건강하고 병리적으로 이상이 없는 이들은 전혀 문제가 안 됩니다. 이런 운동을 하는 이들은 비만인 경우가 많은데, 에너지를 태우는 것이 목적이면 맞지만, 안전을 생각한다면 좋지 않습니다.

　　　최근에 또 크로스피트를 많이 하는데, 이 운동은 엘리트 운동선수들이 각 종목의 운동 수행능력을 배가시키기 위해 하는 보조운동입니다. 일반인이 할 수 없는 운동입니다. 물론 배우면 할 수 있지만, 여기서 시행하는 스쿼트나 파워클린은 난이도 높은 기술을 요구합니다. 단순히 칼로리 태우는 숫자만 보고 덤볐다간 여지없이 부상에 노출됩니다.

김태훈　　　운동을 안 하던 사람들이 3분만 운동하면 한 시간 운동한 효과를 볼 수 있다는 말에 혹해서 시작했다가는 운동효과를 보기도 전에 부상을 당하기 쉽겠군요.

임종필　　　영어단어 몇 개 익혔는데 독해학원에 앉아 있는 것과 같은 일입니다. 괴롭고 고통스럽죠. 괜히 운동에 대한 인식만 안 좋아질 수 있습니다.

김태훈　　　최근에 흥미로운 일이 있었는데요. 한 정치인이 감옥에서 '몸짱'이 되어 나타났습니다. '감옥운동', '죄수운동'이라고 하는데, 맨손으로 하는 운동 형태입니다. 운동효과의 극대화라는 측면에서, 이 운동은 어떻게 생각하시나요?

임종필　　　일단 정치인과 연예인은 일반인이 아닙니다. 자기를 대중에게 알려야 한다는 목적의식이 있고, 인지도가 수익과 직결됩니다. 그들의 운동법은 편향된 경우가 많기 때문에, 굳이 따라 할 필요가 없다고 생각합니다.

　　푸시업은 아주 좋은 운동이지만, 잘못하면 어깨 회전근이 다칠 수 있습니다. 각각의 운동방법은 다 합리적입니다. 문제는 제대로 할 수 있는 능력이 있는가, 교육을 잘 받았는가 하는 점입니다. 그렇지 않을 경우 어떤 운동도 독이 될 수 있습니다. 즉, 부작용이 발생할 수 있다는 거죠.

김태훈　집에서 할 수 있는 운동도 어느 정도 학습한 상태에서 레벨이 어느 선 이상 나왔을 때 혼자서 할 수 있는 것이지, 책 한 권 보고 무작정 따라 해서는 안 되겠군요.

임종필　수영을 책으로만 배우면 익사합니다. 태권도를 책으로만 배우면 맞아 죽고, 춤을 책으로만 배우면 나이트클럽에서 쫓겨납니다. 책은 왜 낼까요? 수익을 위해 내고, 동기부여를 하기 위해 냅니다. 저도 책을 냈습니다만, 내 책을 보고 클럽에 가서 운동을 하라는 정도지, 책만 보고 하는 데는 분명 한계가 있습니다.

　다이어트 비디오 보면 누구나 다 살 뺄 것 같죠? 하지만 레슨을 하다 보면 한 동작 제대로 하려면 거품을 물 정도로 힘이 듭니다. 물론 독학으로 하는 사람도 있습니다. 그러나 1퍼센트 정도로 아주 적습니다. 독학으로 서울대 합격했는데, 그 수가 100명이면 TV에 안 나오겠죠. 그렇게 아주 희박한 가능성에 자신의 미래를 걸고 시간과 노력을 투자할 바에는 안전하게 차근차근 배워서 운동하는 것이 좋지 않을까요?

김태훈　어느 날 갑자기 동굴에서 스승을 만나 무림의 고수가 되는 건 무협지에서나 가능한 일이죠. (웃음)

임종필　저도 열심히 공부하면 서울대 입학하고 사시도 합격할 수 있습니다. 다만 100년이 걸릴지, 다음 생에나 가능할지 모르는 거죠. 그런 희박한 가능성에 저 자신을 걸지는 않습니다. 현재 제 상황은 제가 가장 잘 아니까요. (웃음)

> "운동도 유행을 타지만
> 지나친 쏠림현상은 부상의 위험이 있다"

김태훈　　저도 무술책을 여러 권 봤지만 무술의 달인이 된 것 같지는 않아요. (웃음)

　다음으로, 홈쇼핑에 많이 나오는 EMS(Electro Muscular Stimulation) 운동법, 즉 전기근육자극에 대해서는 어떻게 생각하시는지 궁금합니다. 어느 정도 효과가 있나요?

임종필　　전 사실 일반인의 트레이닝에 있어서, EMS 운동법에 대해선 조금 회의적입니다.

김태훈　　그 방법이 몇십 년 전에도 있었다는데, 구체적으로 어떤 건가요?

임종필　　이소룡이 대표적으로 활용했는데, 사실 재활 목적이 컸습니다. 무술인으로서 몸을 많이 쓰다 보니 부상을 자주 당해서, 근육을 빨리 회복시키기 위해 활용한 거죠. 지금도 재활센터나 정형외과에 가면 전기자극을 줍니다.

몸은 가만히 있고 패치 붙여서 전기로 자극하고 에너지를 태우는 건데… 운동은 단지 근육을 키우기 위해서만이 아니라, 움직임 그 자체에서 얻게 되는 여러 가지 효과가 있습니다. 그런데 편리함을 앞세워 전기자극으로 운동을 대신한다는 것은 받아들이기 쉽지 않습니다.

김태훈　　조금 격해지셨는데, (웃음) 편의성 말고 효용성 측면에서는 어떻습니까?

임종필　　일반인에게는 효용성이 거의 없습니다. 환자에게는 있겠죠.

김태훈　　자극을 세게 주면 근육이 세게 움직입니다. 바벨을 들어 올리는 운동효과가 있는 것 아닌가요?

임종필　　아니죠. 유지는 될 수 있지만 절대 성장하지는 못합니다. 열을 발생시켜 소량의 지방을 태울 순 있지만 근육세포를 성장시킬 수는 없어요.

또 하나, 핸드폰도 전자파 때문에 건강에 해롭다고 잘 때는 멀리 두라고 하는데, 이 운동은 슈트까지 입습니다. 남이 사용한 옷을 계속 입게 되니까 위생적으로도 문제가 됩니다.

일종의 쏠림현상 같습니다. 음식이나 옷은 유행하는 아이템에 쏠릴 수 있지만, 운동은 다칠 수 있으니 더 신중해야 합니다. 개인적으로는 바람직하지 않다고 봅니다.

김태훈　　　기구의 발달이 근력운동에 영향을 주는 것이 사실인데, 유의미한 점도 있지 않을까요? 제 주변에도 EMS에 특화된 분이 있고, 일반인들도 많이 빠져 있는 것 같은데요.

임종필　　　에너지를 태운다는 측면에서, 혹은 단기적인 측면에서 도움은 될 수 있습니다.

김태훈　　　일정 수준 이상으로는 어렵다는 의미인가요?

임종필　　　그게 그렇게 지속적인 효과가 있다면 전 세계에 비만 인구는 없겠죠.

김태훈　　　근육이 커지는 것보다 인간이 견뎌낼 수 있느냐가 관건이겠네요.

임종필　　　전기고문이죠. 그런데 사람은 내성이 생깁니다. 다음번에도 같은 효과를 내려면 전기자극의 단계를 올려야 해요. 그러면 당연히 무리가 올 수밖에 없죠.

김태훈　　　새로운 운동방법이나 다이어트 방법 가운데 주목할 만한 부분은 없나요?

임종필　　　여러 가지 다양한 기능의 운동이 소개되고 있는데, 반은 긍정적이고 반은 부정적입니다. 음식이 아무리 몸에 좋아도 맛없으면 안 먹잖아요. 그래서 끊임없이 새로운 요리법이 나오듯이, 운동도 어느 정도 재미있게 구성한 새로운 방법이 계속 나오는 건 좋은 일이라고 봅니다. 다만 그 운동의 기본이 되는 본질을 알고 트렌드를 따라가는 것이 바람직하겠죠. 기본은 모르는 채 트렌드만 따라가면 내 운동이 없어져버립니다. 코어, 즉 기본 운동에 대한 중심이 잡혀 있어야 합니다. 부평초처럼 이리저리 왔다갔다 하면 중심이 없어져요.

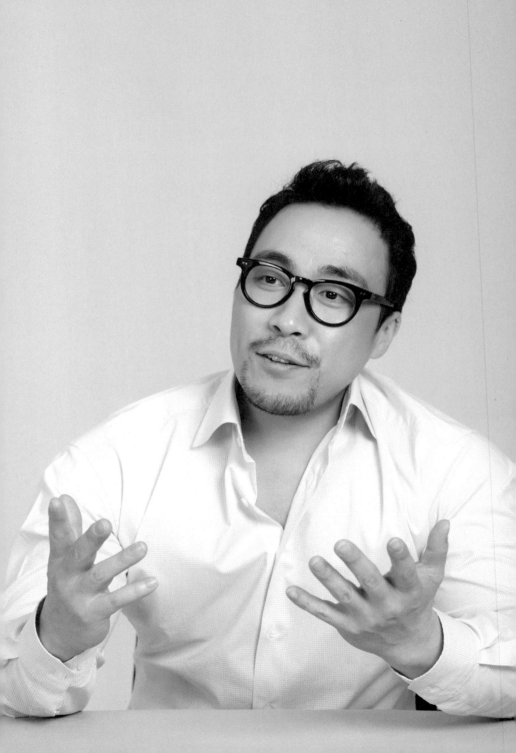

한 가지 꼭 말씀드리고 싶은 것은, 닭가슴살은 '매직푸드'가 아니라는 겁니다. 배용준 씨 몸 만들고 CF 찍고 하면서도 말씀드렸었는데요, 닭가슴살은 단백질을 먹을 수 있는 최소한의 선택입니다. 먹을 수만 있다면 스테이크 먹고 싶어요. 쇠고기 안심이나 신선한 연어 등 해산물로 단백질 섭취하고 싶어요. 상황이 그렇게 안 되니까 제일 간단하고 저렴하게 먹을 수 있는 닭가슴살 먹는 겁니다. 경제적·시간적으로 여유가 된다면, 닭가슴살만 계속 먹지 말고 좀더 다양한 음식으로 양질의 단백질을 섭취하라고 말하고 싶습니다.

무엇을 먹고
어떻게 쉬면서 운동할까

김태훈　　　　연초에 많은 사람들이 운동을 가열차게 시작합니다. 대부분은 의욕과 실력의 차이, 이상과 현실의 괴리 때문에 곧 포기하지만요. 반면 꾸준히 하시는 분들도 적지 않은데요. 그분들이 모두 주목할 만한 성과를 거두는 것 같지는 않습니다. 그렇게 운동효과를 보지 못하는 원인은 무엇일까요?

임종필　　　　일단은 잘못된 운동습관이 가장 큰 영향을 미칠 겁니다. 운동의 방법이 잘못되었거나, 운동량을 넘어서는 식사량이 문제거나… 사례마다 원인이 다를 테니 각각의 경우를 들여다봐야 정확한 원인을 알 수 있겠지요. 사실 밖으로 드러나는 외부적인 변화는 시간이 많이 걸립니다. 시각을 좀 달리 해서 유지 측면을 볼 필요가 있습니다. 운동을 하면서 현재 상태가 더 악화되지 않으면 큰 성과입니다. 몸은 지금

이 순간에도 노화되고 있으니까요.

10년 전에는 매일 회식하고 술 마셔도 다음 날 아침 말짱했는데, 지금은 오후까지 회복이 되지 않습니다. 5년 전에는 아무리 많이 먹어도 날씬했는데, 요즘은 조금만 먹어도 살이 찝니다. 몸 자체가 다른 상태가 되어버린 겁니다. 그러니까 운동을 통해 현재 상태를 유지하는 것만도 엄청난 성과입니다. 여기에 눈에 띄는 변화까지 있으면 좋겠지만, 과욕은 금물입니다.

김태훈　　　우리 주변에서 운동을 통해 새로운 인생, 드라마틱한 삶을 살아가는 모습을 종종 봅니다. 외국 유명 주간지에서 인생을 바꾸는 것 두 가지로 금연과 운동을 꼽았을 정도로, 운동은 우리 인생에서 중요한 계기가 되기도 하죠. 그래서인지 많은 사람이 삶의 변화를 꾀할 때 짐을 찾고 운동을 시작하는 것 같습니다.

"닭가슴살은 단백질 섭취를 위한
최소한의 선택일 뿐, 매직푸드가 아니다"

임종필　　　운동을 한다는 건 일단 규칙적인 생활을 하는 거잖아요. 운동을 시작하고 식습관을 바꾸는 것만으로도 생활에 긍정적인 변화를 불러올 수 있고, 그게 원만한 대인관계 등으로 이어져 삶에 직간접적으로 도움이 되죠.

김태훈　　　식습관 얘기를 하셔서 생각난 건데… 짐에 가면 단백질 보조제를 주기도 하는데요. 그 파우더에 대해서도 찬반양론이 있더라고요. 단백질을 인위적으로 몸에 넣는 것이 좋지 않다, 혹은 현대인들이 균형 잡힌 식단을 유지하기가 쉽지 않기 때문에 몸을 만드는 데 중요한 단백질을 별도로 공급해주어야 한다고 주장합니다. 어떻게 생각하십니까?

임종필　　　여유가 돼서 지중해 식단을 삼시세끼 먹을 수 있으면 보조제 안 먹어도 되죠. 아침에 샐러드에 잡곡밥에 국에 생선, 점심에 양질의 닭가슴살구이, 저녁에 연어샐러드… 당연히 좋죠. 하지만 현대인들은 그렇게 챙겨먹지 못하지 않습니까.

김태훈　　　푸드 방송 '오늘의 요리'에 나오는 식단인데요! (웃음)

임종필　　　제대로 먹을 수 있는 시간이 그나마 점심인데, 김치찌개나 된장찌개를 주로 먹잖아요. 단백질은 저녁에 소주 곁들인 삼겹살로 가끔 보충하는 정도죠. 사정이 이렇다 보니 궁여지책으로 보조제를 먹는 겁니다. 식품 보조 개념으로요. 어쩔 수 없는 최소한의 선택이죠. 양질의 단백질을 먹을 수 있는 시간적·경제적 여력과 정신적인 여유가 있다면 굳이 보조제 먹을 필요 없습니다.

　헬스클럽에 가면 에너지 보충제 주는데, 다 플라세보 효과예요. 먹으면 좋다고 하니 그냥 기분상 먹는 겁니다. 그걸 먹는다고 폭발적인 에너지가 나온다면, 마약이죠. 물론 약간의 효과는 있지만, 드라마틱한 결과를 기대하긴 무리라는 것이죠.

김태훈 에너지 보충제 회사에서 항의 들어오겠는데요. (웃음)

임종필 엄청나게 광고하지만, 광고는 광고일 뿐이죠. 비타민제 마신다고 슈퍼맨 되는 건 아니잖아요. 플라세보 효과와 영양적인 면을 배합한 마케팅 효과로 볼 수 있겠죠. 저도 보조제 먹지만 안 먹을 수만 있으면 굳이 먹고 싶지 않습니다.

김태훈 현실적으로 모든 끼니를 제대로 챙겨먹지 못하니까 대안으로 선택한다는 거군요. 그렇다면 운동하는 사람들에게 제안해줄 수 있는 현실적인 식단으로는 어떤 것이 있을까요?

임종필 한 가지 꼭 말씀드리고 싶은 것은, 닭가슴살은 '매직푸드'가 아니라는 겁니다. 배용준 씨 몸 만들고 CF 찍고 하면서도 말씀드렸었는데요, 닭가슴살은 단백질을 먹을 수 있는 최소한의 선택입니다. 먹을 수만 있다면 스테이크 먹고 싶어요. 쇠고기 안심이나 신선한 연어 등 해산물로 단백질 섭취하고 싶어요. 상황이 그렇게 안 되니까 제일 간단하고 저렴하게 먹을 수 있는 닭가슴살 먹는 겁니다. 경제적·시간적으로 여유가 된다면, 닭가슴살만 계속 먹지 말고 좀더 다양한 음식으로 양질의 단백질을 섭취하라고 말하고 싶습니다.

김태훈 고등어구이나 신선한 연어샐러드, 기름기 없는 안심 등 양질의 단백질을 섭취할 수 있는 음식은 많군요.

임종필 돼지고기 앞다리도 기름이 적은 부분을 잘 요리해서 먹으면 좋은 단백질원이 됩니다. 다만 기름이 많은 부분은 도려내고, 튀김요리는 피하세요. 튀긴 음식은 칼로리가 어마어마해서 득보다 실이 큽니다. 또 하나, 소위 마블링이 좋아야 고급 고기라는 인식이 있는데, 건강 측면에선 최악의 고기입니다. 오히려 기름기가 없는, 먹을 때 퍽퍽한 느낌의 고기가 영양적으로는 더 훌륭합니다.

이런 기본만 지킨다면, 모든 음식을 골고루 먹는 것이 좋습니다. 단적정량을 먹어야겠죠. 간혹 단백질을 보충한다면서 한 끼에 많은 양의 고기를 몰아서 먹는 분들이 있는데, 흡수율을 생각하면 아무 의미가 없습니다. 1인분 정도의 양을 매끼 먹는 것이 훨씬 더 효과적입니다.

김태훈　　　저는 하루 두 끼 식사량을 유지하고 있습니다. 나이 들고 활동량이 적어지면서 살찌는 것을 막기 위한 궁여지책이죠. 현실적으로 많이 먹기 어려운 고기 말고, 또 어떤 것을 먹는 게 건강에 도움이 될까요?

임종필　　　앞에서도 언급했지만, 현대인들은 양질의 단백질을 섭취할 기회가 정말 없습니다. 일상생활에서 달걀이나 두부 등 단백질원을 찾아서 먹어야 합니다.

김태훈　　　단백질은 한 끼에 어느 정도 먹는 게 적절한가요?

임종필　　　단백질 양으로 치면 20~30그램, 고기는 100그램입니다. 쉽게 말해, 고기는 대여섯 점, 생선은 반 토막, 두부 반 모입니다. 매끼 이 정도 챙겨먹으면 좋습니다.

김태훈 달걀은 서너 개면 적당한가요?

임종필 한 끼에 서너 개 먹기는 어렵죠. 달걀은 두 개 정도면 충분합니다.

김태훈 달걀, 생선, 두부로 단백질을 보충하면 되겠군요.

임종필 추가해서 제육볶음 정도 드시면 단백질은 어느 정도 해결될 겁니다.

두 번째로 강조하고 싶은 것은 나트륨이에요. 우리 식단에서 가장 문제가 되는 것이 바로 이 나트륨 섭취입니다. 나트륨은 근육을 수축시키는 데 좋지만, 과하면 고혈압이 오고, 부종이 발생해 삼투압을 막습니다. 우리는 특히 탕과 찌개를 좋아하는데, 이런 음식은 되도록 안 드시는 게 좋습니다.

반면 꼭 챙겨먹어야 하는 것이 섬유질입니다. 야채 안 먹으면 변비 생깁니다. 섬유질은 장에 들어가 연동운동 등을 통해 장을 건강하고 튼튼하게 해줍니다.

김태훈 운동의 효과를 보려면 잘 쉬어야 한다고들 하는데, 어떻게 쉬는 게 좋을까요?

임종필 원래는 여덟 시간 수면을 말하는데, 직장인들이 어떻게 여덟 시간씩 충분히 잘 수 있겠어요. 그래서 쪽잠이 중요합니다. 점심 식사 후 10~15분 쪽잠 자기를 권합니다. 점심때 잠깐의 휴식으로 밤에 한 시간 이상 자는 효과를 볼 수 있습니다.

김태훈　　　근육운동 후 쪽잠도 근육 회복에 도움이 되나요?

임종필　　　근육운동은 스크래치 등 상처를 동반합니다. 휴식을 하면 체내 아미노산이 상처 난 근육에 성장호르몬을 분비시켜 근육 성장을 돕고 강화에도 영향을 미칩니다.

> "100세 시대에
> 허벅지와 엉덩이 운동은 생존운동!"

김태훈　　　사실 성장기나 젊었을 때는 운동의 필요성을 잘 못 느낍니다. 나이 들면서 신체가 변화하고 건강이 안 좋아지면서 운동의 필요성을 절감하게 되죠. 나이 든 사람들이 현실적으로 꼭 해야 할 운동이라면 어떤 것이 있을까요?

임종필　　　나이 드실수록 하체운동, 스쿼트 같은 운동을 해야 합니다.

김태훈　　　가장 고통스러운 운동이잖아요. (웃음)

임종필　　　가장 편하게 할 수 있는 운동이기도 합니다. 의자에 앉았다 일어났다 하면 됩니다. 의자가 꼭 있어야 부상의 위험을 막을 수 있습니다. 하루 100개를 목표로, 막상 하면 10~15분 소요됩니다. 하루에 그만큼 투자해서 당뇨와 간 수치를 조절할 수 있습니다. 외면적인 아름다움을 가꾸는 운동이 대세지만, 100세 시대에 가장 중요한 운동은 코어운동과 하체운동, 그중에서도 허벅지 강화 운동입니다.

허벅지는 엉덩이가 연결되어 있는데, 엉덩이가 가장 중요한 것이, 여자와 남자 통틀어 엉덩이 근육이 제일 먼저 빠집니다. 엉덩이 근육은 앞으로 넘어지지 않도록 잡아주는 핵심 기어로, 대·중·소 세 근육으로 나뉘죠. 세 가지 중 하나라도 상하면 거동하기가 어렵습니다. 균형을 잡기 힘들다는 것이죠.

김태훈　　　　허벅지와 엉덩이 운동은 생존운동이라는 거네요.

임종필　　　　100세 시대에 대비해서 꾸준히 할 필요가 있습니다.

운동을 결심한
이들을 위한 조언

김태훈　　　현직 트레이너로서 가장 큰 어려움은 무엇인가요?

임종필　　　역설적인 이야기일 수도 있는데, 몸 만들기와 관련된 대회가 너무 많아요.

김태훈　　　예전에는 '미스터코리아 대회' 정도였는데, 최근에는 비키니부터 쿨가이를 뽑는 대회까지 무수히 많아졌어요.

임종필　　　저변 확대는 좋지만, 한편으로는 지나치게 성 쪽으로 상품화되는 것 같아 걱정스럽습니다. 미디어에서 너무 자극적인 부분만 어필하는 것은 아닌가 하는 생각도 듭니다. 때문에 운동을 시작하는 사람들도 잘못된 선입견과 인식을 갖고 오는 것 같고요. 하지만 가장 아름다운 몸은 나다운 몸, 나에게 어울리는 몸이라는 사실에는 변함이 없습니다.

"운동은 열심히 하는 게 아니라 꾸준히 하는 것이다!"

김태훈   이번에는 좀 다른 고민에 대해 물어보고 싶습니다. 미스터코리아 대회에도 나가셨던 운동 전문가로서, 극단적인 근육운동과 다이어트를 하면서 가장 큰 고민은 무엇이었나요?

운동 전문가의 고민과 초보자의 고민이 같을 수는 없겠지만, 그래도 같은 운동을 하면서 비슷한 형태의 갈등을 겪게 되지 않을까 싶습니다. 물론 정도의 차이는 있겠지만요. 그렇다면 전문가가 운동을 하면서 맞닥뜨린 수많은 갈등을 어떻게 극복해냈는지, 마인드 컨트롤이나 그 외 방법을 들음으로써 초보자들도 도움을 받을 수 있지 않을까요?

임종필   제 고민은… 살이 안 빠지는 것이었습니다. 전문가나 일반인이나 똑같은 고민이죠. (웃음)

더 본질적으로는, 내가 알고 있는 방법이 맞나, 하는 회의감이 드는 거죠. 그러면서 슬럼프로 접어드는데, 슬럼프는 열심히 하지 않는 사람에게는 찾아오지 않습니다. 열심히 하는 사람에게 오죠. 그리고 그 슬럼프를 극복하는 순간, 계단을 한 단 오르듯이 훌쩍 성장하게 됩니다.

운동을 하다가 슬럼프가 오면 그렇게 생각하세요. '아, 내가 진짜 열심히 하고 있구나! 이제 곧 한 단계 성장하겠구나!' 물론 운동을 처음 하는 사람은 그렇게 생각하기가 쉽지 않지만요. 슬럼프가 왔다는 건 변화의 시기가 왔다는 뜻입니다. 새벽의 끝자락이 가장 어둡다고 하잖아요. 곧 새벽이 올 거라고 긍정적으로 생각하면 됩니다.

경험이 쌓이면 노하우, 노하우가 쌓이면 경력입니다. 다이어트에 실패해도 좋은 경험이 됩니다. 한 번은 실수, 두 번은 실패라고 하는데, 우리는 두 번 실수하지는 않아요.

김태훈　　마지막으로, 운동을 결심한 이들에게 당부하실 이야기가 있으면 해주시죠. 말씀하신 대로, 운동을 하다 보면 반드시 슬럼프가 오게 마련이죠. 그때 어떻게 하면 효과적으로 대처할 수 있을지, 구체적인 팁을 몇 가지 알려주시면 좋을 것 같습니다.

임종필　　운동은 열심히 하는 것이 아니라 꾸준히 하는 겁니다. 생활의 일부로 받아들여야 해요. 아침, 점심, 저녁처럼 말이죠. 밥을 먹고 일을 하듯 반드시 하루의 일과로 시간을 배정해야 합니다. 자투리 시간, 여유 시간에 하겠다고들 하는데, 현대인들에게 그런 시간은 없습니다. 오늘 짐에 갈까 말까 고민될 때는 일단 생각을 중단하고 그냥 가는 겁니다. 가면 하게 됩니다. 운동에서 가장 힘든 일은 운동을 하는 것이 아니라 짐에 가는 것입니다. 그것만으로도 이미 운동은 충분히 시작된 것이죠. 토끼와 거북이의 일화는 운동에 가장 적절한 비유입니다. 꾸준한 것이 최고의 운동방법이죠.

김태훈　　특별한 것이 아닌 생활의 한 부분으로 받아들여야겠군요.

임종필　모든 스케줄에 운동을 최우선으로 배치해야 합니다. 운동하고 미팅, 운동하고 여행… 이런 식으로요. 운동을 앞에 배치하면 멀게 느껴지지 않습니다.

운동 과정에서 슬럼프는 당연히 옵니다. 슬럼프는 운동의 친구예요. 앞에서도 말씀드렸지만, 슬럼프는 열심히 하는 사람에게만 옵니다. 그렇게 생각을 조금만 달리 하면, 슬럼프가 그렇게 고통스럽지 않을 테고, 그러다 보면 어느 순간 극복이 되어 있을 겁니다.

운동 강도를 스스로 너무 올릴 필요도 없습니다. 주변 사람들을 보고 혹해서 강도를 높이면 되레 부상을 입을 수 있습니다. 짐에서 유혹받기 쉬운 것 중 하나가 킬로수 올리고 강도 높이는 건데, 그 이유가 뭐겠습니까?

김태훈　자극을 더 많이 받기 위해서죠.

임종필　그렇죠. 하지만 자극도, 같은 무게로 어떻게 더 자극을 할까를 고민해야 운동이 재미있어집니다. 자극을 더 많이 받기 위해 무게에만 집중하면 운동이 고통스러워져요. 그야말로 쓴맛을 보게 되죠.

김태훈　주변에서 보면, 운동을 할 때 근육에 자극이 쫙쫙 온다고 하면서, 정확한 부위에 자극이 오는 것에 쾌감을 느끼는 사람들도 있습니다.

임종필　운동은 사실 자기와의 싸움이잖아요. 아주 지루하고 고독한 싸움인데, 그걸 조금이라도 재미있게 할 수 있는 자극제가 바로

'적절한 자극'이라고 생각합니다. 물론 너무 자극에만 집중해서 과도하게 킬로수를 올리는 등 무리를 해서는 안 되겠지만, 적절한 자극은 운동을 계속할 수 있는 좋은 동기부여가 되기도 합니다.

> "운동은 몸에서 시작해서
> 머리를 거쳐 내 삶을 변화시킨다!"

김태훈　　평생 운동을 해온 사람으로서, 운동이 자신의 삶을 변화시켰다고 생각하시나요?

임종필　　일단 제가 운동을 하지 않았으면 이 인터뷰도 하지 않았겠죠. (웃음) 어릴 때 척추측만증이 있어 병원신세를 졌습니다. 그런 장애를 갖고 있던 제가 학생부 미스터코리아 대상을 받았으니, 인생이 180도 달라진 거라고 할 수 있죠. 그야말로 탈바꿈한 거예요. 운동은 저한테는 종교 같은 겁니다. 너무 과하지도 멀지도 않은, 내 생활의 안식처이자 의지처죠.

김태훈　　일반인들도 운동을 통해 자기 삶을 바꿀 수 있겠네요.

임종필　　완전히 바꿀 수 있습니다. 운동을 통해 몸이 건강해지고 자신감이 생기면 삶이 바뀝니다. 저는 현장에서 그런 사례를 수도 없이 봤습니다.

매사에 소심하고 늘 의기소침했던 분들이 운동을 통해 자신감을 얻습니다. 일단은 옷차림이 변합니다. 그리고 사람을 만날 때 태도와 표정이 달라지죠. 이런 변화가 찾아오면 운동뿐만이 아니라, 그동안 두려워하거나 미뤘던 다른 일들까지 하고자 하는 의욕이 생겨납니다. 놀라운 변화죠.

운동이 무슨 마술이냐면서 미심쩍어하시는 분들도 있지만, 저는 그렇다고 생각합니다. 운동은 삶이 힘들고 지쳐서 좌절했을 때, 바닥까지 떨어진 자신을 다시 끌어올리고 앞으로 나아가게 하는 기술입니다. 그것이 어쩌면 운동의 가장 큰 목표 아닐까요?

잦은 술자리와 스트레스로 지쳐 있던 분들이 오랜만에 다시 짐에 나옵니다. 그날, 그분들은 다시 결심한 겁니다. 이렇게 엉망이 되어버린 생활을, 다시 정신차리고 돌려놔야겠다고. 실제로 그분들은 다시 운동을 시작하면서 서서히 자기 리듬을 찾아갑니다. 바로 이런 것이 운동입니다. 내 중심을 잡고, 내 리듬을 유지하며, 나를 지켜가는 것이죠. 운동은 몸에서 시작해서 머리를 거쳐 내 삶으로 갑니다.

김태훈 '운동은 몸에서 시작해서 머리를 거쳐 삶을 바꾼다!' 정말 인상적인 말씀이네요. 오랫동안 생각해볼 만한 이야기인 것 같습니다. 긴 시간, 감사합니다.

임종필 감사합니다.